中医临床必读丛书

证治汇补

清·李用粹　编撰
竹剑平　江凌圳　王　英　胡　森　整理

人民卫生出版社

图书在版编目（CIP）数据

证治汇补 / 清 · 李用粹编撰　竹剑平等整理 . —北京：人民卫生出版社，2006.6

（中医临床必读丛书）

ISBN 7-117-07613-5

Ⅰ. 证…　Ⅱ. ①李…②竹…　Ⅲ. 内科杂病 – 中医学临床 – 中国 – 清代　Ⅳ. R25

中国版本图书馆 CIP 数据核字（2006）第 044391 号

中医临床必读丛书
证 治 汇 补

编　　撰：清 · 李用粹
整　　理：竹剑平　等
出版发行：人民卫生出版社（中继线 010-59780011）
地　　址：北京市朝阳区潘家园南里 19 号
邮　　编：100021
E - mail：pmph @ pmph.com
购书热线：010-59787592　010-59787584　010-65264830
印　　刷：北京盛通数码印刷有限公司
经　　销：新华书店
开　　本：850 × 1168　1/32　　印张：13.875
字　　数：290 千字
版　　次：2006 年 6 月第 1 版　2023 年 11月第 1 版第 7 次印刷
标准书号：ISBN 7-117-07613-5/R · 7614
定　　价：25.00 元
打击盗版举报电话：010-59787491　E-mail：WQ @ pmph.com
（凡属印装质量问题请与本社市场营销中心联系退换）

出版者的话

中医要发展创新，提高临床疗效是必由之路。而提高临床疗效的捷径，就是继承前人宝贵的诊疗理论和丰富的临床经验。古今大凡著名医家，无不是在熟读古籍，继承前人经验的基础上而成为一代宗师的。厚积薄发，由博返约，是读书成才的必然过程。步入21世纪，中医的发展与创新仍然离不开继承，而继承的第一步必须是熟读中医古籍，奠定基础。这好比万丈高楼，筑基必坚；参天大树，扎根必深。

为了在新世纪进一步发展中医，提高中医临床疗效水平，针对目前中医现状，国家中医药管理局启动了“优秀中医临床人才研修项目”。该计划首批精选培养名中医200名左右，期望在新世纪再培养一大批中医临床大家，为我国人民的医疗保健再做贡献。做临床，必读古籍；做名医，更需要熟悉古籍并能灵活应用。为了适应中医临床人才培养计划，我们从“优秀中医临床人才研修项目”必读书目中先期精选了中医各科必读的20种予以整理出版，后51种相继出版发行，《中医临床必读丛书》的出版渐臻完备。本丛书共71种，所选精当，涵盖面广，多为历代医家推崇，尊为必读经典著作，在中医学发展的长河中，占有重要的学术地位。

本次整理突出了以下特点：①力求原文准确，每种医籍均由各科专家遴选精善底本，加以严谨校勘，为读者提供精确的原文。②原则上只收原文，不作校记和注释，旨在使读者在研习之中渐得旨趣，体悟真谛。③每书撰写了导读，介绍该书的作者生平、成书背景、学术特点,及对临床的指导意义以及如何学习运用等内容,提要钩玄,以启迪读者。为便于读者检索,书后附以索引。

期望本丛书的出版,能真正起到读古籍,筑根基,做临床,提疗效的作用,有助于中医临床人才的培养和成长,以推动我国中医药事业的发展与创新。

一、经典著作

《黄帝内经素问》
《灵枢经》
《伤寒论》
《金匮要略》
《温病条辨》
《温热经纬》

二、通用著作

《素问玄机原病式》
《素问病机气宜保命集》
《儒门事亲》
《脾胃论》
《兰室秘藏》
《格致余论》
《丹溪心法》
《景岳全书》
《医贯》
《理虚元鉴》
《慎柔五书》
《医宗金鉴》
《石室秘录》
《杂病源流犀烛》
《类证治裁》
《医林改错》
《血证论》
《本草备要》
《医方集解》
《名医类案》
《医学衷中参西录》

三、各科著作

(一)内科

《金匮钩玄》
《秘传证治要诀及类方》
《医宗必读》
《医学心悟》
《证治汇补》
《医门法律》
《张氏医通》
《张聿青医案》

《临证指南医案》

《症因脉治》

《医学入门》

《医醇賸义》

（二）外科

《外科证治全生集》

《外科发挥》

《疡科心得集》

《外科精义》

（三）妇科

《妇人大全良方》

《女科经纶》

《傅青主女科》

《竹林寺女科秘传》

《济阴纲目》

（四）儿科

《小儿药证直诀》

《活幼心书》

《幼科发挥》

《幼幼集成》

（五）眼科

《秘传眼科龙木论》

《审视瑶函》

《银海精微》

《目经大成》

《眼科金镜》

（六）耳鼻喉科

《重楼玉钥》

《口齿类要》

《喉科秘诀》

（七）针灸科

《针灸甲乙经》

《针灸大成》

《针灸聚英》

（八）骨伤科

《永类钤方》

《仙授理伤续继秘方》

《世医得效方》

《正体类要》

《伤科汇纂》

《厘正按摩要术》

（九）养生

《遵生八笺》

《老老恒言》

人民卫生出版社

2006年5月

序

中医药学是具有中国特色的生命科学，是科学与人文融合得比较好的学科，在人才培养方面，只要遵循中医药学自身发展的规律，只要把中医理论知识的深厚积淀与临床经验的活用有机的结合起来，就能培养出优秀的中医临床人才。

近百余年西学东渐，再加上当今市场经济价值取向的作用，使得一些中医师诊治疾病，常以西药打头阵，中药作陪衬，不论病情是否需要，一概是中药加西药。更有甚者不切脉、不辨证，凡遇炎症均以解毒消炎处理，如此失去了中医理论对诊疗实践的指导，则不可能培养出合格的中医临床人才。对此，中医学界许多有识之士颇感忧虑而痛心疾首。中医中药人才的培养，从国家社会的需求出发，应该在多种模式多个层面展开。当务之急是创造良好的育人环境。要倡导求真求异，学术民主的学风。国家中医药管理局设立了培育名医的研修项目，首先是参师襄诊，拜名师制订好读书计划，因人因材施教，务求实效。论其共性则需重视“悟性”的提高，医理与易理相通，重视易经相关理论的学习；还有文献学、逻辑学，生命科学原理与生物信息学等知识的学习运用。“悟性”主要体现在联系临床，提高思想思考思辩的能力，破解疑难病例获取疗效。再者是熟读一本临证案头书，研修项目精选的书目可以任选，作为读经典医籍研修晋阶保底的基本功。第二是诊疗环境，我建议城市与乡村、医院与诊所、病房与门诊可以兼顾，总以多临证多研讨为主。若参师三五位以上，年诊千例以上，必有上乘学问。第三是求真务实,“读经典做临床”关键在“做”字上苦下功夫,敢于置疑而后验证、诠释进而创新,诠证创新自然寓于继承之中。

中医治学当溯本求源,古为今用,继承是基础,创新是归宿,认真继承中医经典理论与临床诊疗经验,做到中医不能丢,进而才是中医现代化的实施。厚积薄发、厚今薄古为治学常理。所谓勤求古训、融汇新知,即是运用科学的临床思维方法,将理论与实践紧密联系,以显著的疗效、诠释、求证前贤的理论,寓继承之中求创新发展,从理论层面阐发古人前贤之未备,以推进中医学科的进步。

综观古往今来贤哲名医均是熟谙经典,勤于临证,发遑古义,创立新说者。通常所言的“学术思想”应是高层次的成就,是锲而不舍长期坚持“读经典做临床”在取得若干鲜活的诊疗经验的基础上,应是学术闪光点凝聚提炼出的精华。笔者以弘扬中医学学科的学术思想为已任而决不敢言自己有什么学术思想,因为学术思想一定要具备有创新思维与创新成果,当然是在继承为基础上的创新;学术思想必有理论内涵指导临床实践,能以提高防治水平;再者学术思想不应是一病一证一法一方的诊治经验与心得体会。如金元大家刘完素著有《素问玄机原病式》,自述“法之与术,悉出《内经》之玄机”,于刻苦钻研运气学说之后,倡“六气皆从火化”,阐发火热症证脉治,创立脏腑六气病机、玄府气液理论。其学术思想至今仍能指导温热、瘟疫的防治。非典型传染性肺炎(SARS)流行时,运用玄府气液理论分析证候病机,确立治则治法,遣药组方获取疗效,应对突发公共卫生事件造福群众。毋庸置疑刘完素是“读经典做临床”的楷模,而学习历史,凡成中医大家名师者基本如此,即使当今名医具有卓越学术思想者,亦无例外,因为经典医籍所提供的科学原理至今仍是维护健康防治疾病的准则,至今仍葆其青春,因此“读经典做临床”具有重要的现实意义。

值得指出,培养临床中坚骨干人才,造就学科领军人物是当务之急。在需要强化“读经典做临床”的同时,以唯物主义史观学习易经易道易图，与文、史、哲，逻辑学交叉渗透融合，提高“悟性”指导诊疗工作。面对新世纪东学西渐是另一股潮流，国外学者研究老聃、孔丘、朱熹、沈括之学，以应对技术高速发展与理论相对滞后的矛盾日趋突出的现状。譬如老聃是中国宇宙论的开拓者，惠施则注重宇宙中一般事物的观察。他解释宇宙为总包一切之“大一”与极微无内之“小一”构成，大而无外小而无内，大一寓有小一，小一中又涵有大一，两者相兼容而为用。如此见解不仅对中医学术研究具有指导作用，对宏观生物学与分子生物学的链接，纳入到系统复杂科学的领域至关重要。近日有学者撰文讨论自我感受的主观症状对医学的贡献和医师参照的意义；有学者从分子水平寻求直接调节整体功能的物质，而突破靶细胞的发病机制；有医生运用助阳化气，通利小便的方药能同时改善胃肠症状治疗幽门螺杆菌引起的胃炎，还有医生使用中成药治疗老年良性前列腺增生，运用非线性方法，优化观察指标，不把增生前列腺的直径作为惟一的“金”指标，用综合量表评价疗效而获得认许，这就是中医的思维，要坚定地走中国人自己的路。

人民卫生出版社为了落实国家中医药管理局设立的培育名医的研修项目，先从研修项目中精选20种古典医籍予以出版，余下50余种陆续刊行，为我们学习提供了便利条件，只要我们“博学之，审问之，慎思之，明辩之，笃行之”，就会学有所得、学有所长、学有所进、学有所成。治经典之学要落脚临床，实实在在去“做”，切忌坐而论道，应端正学风，尊重参师，教学相长，使自己成为中医界骨干人才。名医不是自封的，需要同行认可，而社会认可更为重要。让我们互相勉励，为中国中医名医战略实施取得实效多做有益的工作。

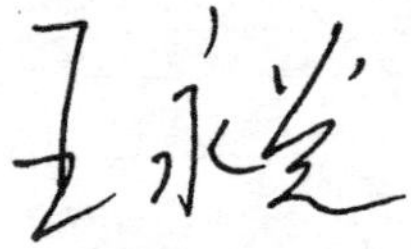

2005年7月5日

导读

《证治汇补》是祖国医学宝库中的一部重要著作，具有较高的学术价值。该书撷采了清初以前历代医家对内科杂病和五官等疾患的证治经验，并补入作者自己的临床实践心得和见解，故名之曰“汇补”。是书对后世临床有着重要的指导作用，影响深远。

一、《证治汇补》与作者

李用粹，字修之，号惺庵。生卒年不详，生活于清初，籍贯宁波，随父（李赞化）徙居上海。幼习举子业，才识明敏，无书不读。三赴考场不中，遂翻然改计，从父学医。克绍家学，博涉医经，因心变化，“息脉处方臻于神妙”（乾隆四十八年《上海县志》卷十）而名动一时。商邱宋荦巡抚江南，延入幕府。临归，书“行贤宰相事”五字赠之。

著有《证治汇补》，成书于康熙二十六年丁卯（1687），初刊于康熙三十年辛未（1691），后光绪九年癸未（1883）、光绪十八年壬辰（1892）、民国二年（1912）等均有翻刻。建国后，上海科学技术出版社、中国中医药出版社曾先后有单行本出版。此外，李氏还著有《旧德堂医案》一卷，亦刊行。

《证治汇补》共8卷，每卷一门，分为提纲门、内因门、外体门、上窍门、胸膈门、腹胁门、腰膝门、下窍门等八类，每门罗列相应的若干病症，每病症之下按大意、内外因、外候、脉法、治法、用药、选方排列，分别予以论述，其编撰特点是既不是广辑类抄，资料汇编，也不是寻章摘句，杂合各家以为己说，而是将重点放在病症的概念、病因病机、诊断、临床表现、治疗方法及方药运用等规范模式中，精选类聚历代各家的不同见解，对其不足之处，能将自己的见解及临床经验补入，去芜存菁，条分缕析，有继承，有发挥，反映出李氏在学术上不拘一格，不恪守一家之言，善于博采众长，并能自出机杼，其精深的理论造诣和丰富的临床实践经验跃然纸上。更难能可贵的是，李氏虽将诸家之论“断章取义”，汇补成册，但他能按题取材，拼接之中，虽有种种段落，却文理贯通，互相接续，浑然一体，使人读来毫无割裂之感。因此，本书可谓是博而不滥，广而有要，述而有作的一部启迪后学的好书。

二、主要学术特点及对临床的指导意义

1. 既尊经又重诸家

李氏生活在清初康熙年间，当时社会上盛行“复古维旧”思潮，中医界也出现了一股“尊经”风气。受其影响，李氏在《证治汇补》一书开首即言：“不揣孤陋，取古人书而汇集之，删其繁而存其要，补其缺而正其偏。每症列成一章，每章分为数节，其间首述《灵》、《素》，示尊经也”（自序）。他认为：“医书之有《灵》、《素》，犹儒家之五经也”（凡例）。所以他在编排上“每章必首述经文，间有经中论症论法，支节分歧者，则亦编入因症条内”。应该说中医药理论体系的形成，是以《内经》的出现作为标志，后世各家学术流派纷呈，均是根据《内经》而结合各自的临床经验加以发挥而成，故李氏的尊经应无疑义。值得指出的是，李氏的“尊经”较之同时代的一些医家有所不同，不像张志聪等一概抹杀后世医家所做的贡献，而多持慎重分析的态度。正如他在“自序”中说：“上参三坟之典，

下考往哲之书，审其异同，穷其辩论，始知古人立说，适所以相济而非相悖也。如仲景治冬寒，而河间发明温暑；洁古理脾胃，而东垣发明内伤；子和攻痰饮，而丹溪发明阴虚。此六家者，古今称为医学之宗。迨夫冬寒之论，至王安道而中寒、伤寒始明；温暑之论，至巢元方而热病、中暑方晰；内伤之论，得罗谦甫而劳伤、食伤乃别。痰饮之中，分湿痰、燥痰，其说明于隐君；阴虚之中，分真阴真阳，其论创自叔和。乃知古人立说，各有一长。取其所长，合为全璧，先圣后圣，其揆一也”（自序）。所以他在编排《证治汇补》时先引《内经》阐其大意（概念），后引诸家之说究其病机、治法、方药。对每一种病症均如此辨析，条理清楚，层次分明，从源到流，从病因病机到治法方剂，详细辨识，系统明了。如眩晕一证，先引《内经》“诸风掉眩，皆属于肝”，以明眩晕为肝风，又引丹溪“无痰不作眩”、仁斋“眩晕出肾虚血虚”、刘纯“眩晕属中气不足”、方隅“外邪乘虚而眩晕”之论，说明眩晕除肝风外，“亦有因火、因痰、因暑、因湿者”，证之临床亦然。可见李氏重诸家以补充《内经》的不足，归根到底是为了临床实际的需要。

2. 博采众长昭来学

李氏尝谓：“夫书以载道，非博无由考其详；学以穷理，非约不能操其要。神明于博约之间，而精一之道坦然昭著矣。岐俞之学，自皇古而递至兴朝，从庙堂而数夫草泽，千载群书，真足充栋。不患乎说不约，而患立说者拘约也”（自序）。有鉴于此，故他“汇集群书，采其至言，摘其要句，故节目多而不繁，法则备而不简”（凡例）而编撰成《证治汇补》一书。但“病机症状变化多端，赖昔贤经历验过，各著简策，昭兹来学。故诸书之中各有一得，而良法美意存乎其中。此集录其紧要，断章取义，所以有摘一二句者，有留一二法者，其余文无当者，则删而不录”（凡例）。例如中风历来是临床上常见疾病之一，因其起病急骤、证见多端、变化迅速，与风性善行数变的特征相似，故名之。本病始见于《内经》，后世对其病因病机却有不同的看法。在唐宋以前是以“外风学说”为主，多以“内虚邪中”立论，唐宋以后，特别是金元时代，突出了以“内风”立说，可谓是中风证治上的一大转折。以前医书在论述中风时，往往纠缠于此，争论不休。李氏采纳元代医家王履的方法，将中风分为真中风、似中风两类，再将诸家之论摘其要而分别汇集于此，虽引用医家达数十家之多，但其文字仅千余字，可谓汇集群芳，要言不繁。此外，由于李氏早年学儒，由儒入医，具有扎实的文学根底，与以前其他同类中医书籍相比较，《证治汇补》一书具有深厚的文化内涵。为便于初学者阅读，李氏在内容上力求深入浅出，由博返约，将义理深奥的中医理论，简化为通俗的语言；在文字上则质朴洗练，畅达优美，注重易诵易记的排比句，还配以韵脚，故读来朗朗上口，至今流传不衰，脍炙人口。李氏的《证治汇补》看起来“浅显”，其实是他长期做学问，在全面了解中医药理论的基础上所创作的，可谓是“厚积薄发”。

3. 诊治善长地域病

李氏世居江南水乡，气候炎热，湿热交蒸，因此，临床上湿证、火证、暑证等病人较多，因此他在这类疾病辨治方面积累了丰富的经验，在《证治汇补》中单一病症所补入的内容最多者，就是暑证、湿证二篇。如对湿证，首先他认为湿症应地域而分内外，其治疗方法当有所不同。他说：“东南卑下，山泽蒸气，湿从外入，自下而上。初宜汗散，久宜渗泄。西北地高，外燥内湿，不得宣越，从内发外。初宜利便，久宜健脾”。其次，认为湿症因所犯部位不同而表现出的临床症候有异，如“湿气伤人，在上则头重目黄，鼻塞声重；在中则痞闷不舒；在下则足胫跗肿；在经络则日晡发热；在肌肉则肿满如泥；在肢节则屈伸强硬；在隧道则重着不移；在皮肤则顽麻；在气血则倦怠；在肺为喘满咳嗽；在脾为痰涎肿胀；在肝为胁满㿗疝；在肾为腰疼阴汗；入腑则泄泻肠鸣，呕吐淋浊；入脏则昏迷不省，直视郑声。又湿家为病，一身尽痛，身如熏黄，身重如板夹为异耳”。此外，又认为因人的体质不同，感湿后又有夹寒、夹热之分，即“黑瘦膏粱之人多湿热，肥白淡薄之躯多寒湿”。在治疗上，李氏提出三条大纲，即“湿宜健脾”、“湿宜利水”、“湿宜风药”，值得我们在临床上效法。

4. 类似病症详辨析

内科杂症中相类似的病症较多，临床上容易混淆，对此，李氏在《证治汇补》中对此类病症进行了详细的辨析。如暑证中的“中暑”、“中暍”、“伤暑”、“冒暑”、“伏暑”、“暑风”、“暑厥”等，他认为中暑是“深居密室，先受暑气，又为房室之阴寒所遏，静而得之，伤心脾二经。外症汗出口渴，背微恶寒，身热头痛，面垢烦躁，其脉弦细芤迟。又有心烦浮热而扪之似无，洒淅无汗，或微有冷汗，小便已则洒然毛耸，手足逆冷，小有劳身即发热”。其病机为“时令之火郁极于内，心胞之阳不行于外，则荣卫之开阖不调。所以腠理开则洒然寒，腠理闭则热而闷也”。故治疗“宜清暑热为主，香薷饮、六和汤加干葛”。中暍是“由劳役辛苦于田野道途，动而得之，伤足太阳膀胱经。重者错迷卒倒，轻者头疼恶热，发热烦躁，扪之肌肤大热，唇干舌赤，前板齿燥，大渴引饮，汗雨大泄，无气以动，无气以言，脉洪大浮数而虚豁”。其病机为“天暑外伤，疏泄肺气”。故治疗“宜清热养津为主，人参白虎汤加麦冬、花粉”。伤暑是“禀质素弱，不任外邪，故略感即病，比中暑稍轻，当分三法治之。若日间发热，夜分乃凉，自汗倦怠，食少脉虚，此暑伤元气，宜清暑益气汤；若头胀眩晕，周身烦躁，肤如针刺，或兼赤肿，此暑伤肉分，宜六和汤；若咳嗽烦渴，寒热盗汗，脉数不减，此暑伤肺经，宜甘桔汤加黄芩、山栀、麦门冬、丹皮、贝母”。冒暑是“禀气充实，但不辞辛苦，暑热冒于肌表，而复传于里以成暑病也。其候腹痛水泻，小便短赤，口渴欲饮，恶心呕吐，有时眩晕，心烦躁热，胃与大肠受之。宜胃苓散加藿香，或六一散。又有内伤饮食，外着暑气，而成暑湿伤脾之病者，其候腹痛作泻，泻下黄糜，口渴溺热，宜理脾清暑，平胃散加连、通、曲、泻”。伏暑是“久而藏伏三焦肠胃之间，热伤气而不伤形，旬月莫觉，变出寒热不定，体倦神昏，头重潮热，甚或霍乱吐泻，膨胀中满，疟痢斑黄，腹痛下血等症，消暑丸主之”。暑风是“由冲斥道途，中暑热极，火盛金衰，木旺生风，脾土受邪。故卒然昏倒，手足抽搐，内扰神舍，志识不清，而瞀闷无知。宜清时令之火，则金清而木有制；开郁闷之痰，则神安而气自宁”。暑厥“即暑暍兼手足厥冷，与伤寒发厥义同”。将暑证中类似病症辨识颇为清晰。其它如似中风中的火中、痰中、气中、食中；郁证中的气郁、火郁、痰郁、血郁、食郁、湿郁等，李氏均进行了清晰的辨识，这对指导当今临床具有现实意义。

三、如何学习应用《证治汇补》

1. 要识其“汇”，更达其“补”

《证治汇补》一书虽汇集他人论述较多，所引用的历代文献多达几十家。这些文献上至秦汉时期的《内经》、《伤寒论》，中逮金元时期的“四大家”、明代李时珍、张景岳等，下迄同时代的《医学入门》、《医宗必读》等，即是本书所“汇”的内容，其中包含古人对中医内科各种病症及部分五官疾患认识及经验，惟有识其“汇”，才能明白本书所述病症的源流；但更要关注的是其中标以“汇补”二字的内容，即是本书所“补”的内容，这是李氏通过长期临床实践的经验，是对前人经验和学术观点的补充和发挥，故应特别加以重视，认真领会和掌握。

2. 编写体例，值得借鉴

中医病证分类比较复杂，有以症状命名者，有以病因病机命名者，如何将其按序排列以便读者查阅则是一大难题。李氏在这方面作了有益的尝试。本书分为提纲门、内因门、外体门、上窍门、胸膈门、腹胁门、腰膝门、下窍门等八类，将相应的疾病分别归属其下，如中风、似中风、伤风、中寒、暑症、湿症、燥症、火症列入提纲门，气症、血症、痰症、饮症、伤食、伤酒、郁症、脾胃、劳倦、虚损、痨瘵、虫病列入内因门，发热、恶寒、汗病、疟疾、斑疹、黄病、水肿、破伤风、疠风、痹症、痛风、麻木、痉病列入外体门等。每证之下“先以病因，详标本也；次以外候，察病状也；次条目，审经络也；次辨证，决疑似也；次脉象，凭折衷也；次治法，调虚实也；次劫法，垂奇方也；次用药，措入门也；续以附症，博学问也；终以方剂，与绳墨也。每症之中，首尾编次，皆列为十事”（自序）。这种分类方法，次序井然，条目清晰，值得我们今后在编写教材时借鉴。

3. 由博返约，掌握要点

《证治汇补》的内容涵盖中医内科各种病症及部分五官疾患。因此，要通读全书必须由博返约，掌握要点。例如“中风”治法，古人有“中血脉用大秦艽汤，中腑用小续命汤，中脏用三化汤，闭证用三生饮，脱证用参附汤”等种种，本书中所选用涉及的方剂除上述外，还有通神散、稀涎散、破棺散、开关散、涤痰汤、乌药顺气汤、活络丹、省风汤、羌活愈风汤、正舌散、转舌膏、史国公浸酒方、长春浸酒方、二陈汤、四物汤、四君子汤、三一承气汤、十全大补汤、补中益气汤、归脾汤、六味地黄汤、还少丹、虎潜丸等四十多首，因此，要全面掌握或从中正确选用确非易事，这就需要抓住李氏所列的“总治”和“用药总法”，即“大概顺气化痰为主，二陈汤加乌药、枳壳、竹沥、姜汁”。如“半身不遂，审是血虚，用二陈合四物汤，气虚用二陈合四君子汤”。“其四肢不举，属湿痰者，三一承气汤泻之；属虚弱者，十全大补汤补之”。“其大便不通，属痰实者，三化汤利之；属津涸者，四物麻仁汤润之”等，归纳了中风使用这些方剂的主证和适应范围，提纲絜领，执简驭繁，对读者临床运用确有较大的帮助。

4. 重视继承，着力创新

中医药已有数千年的历史，古人长期积累的丰富经验固然需要我们继承，但中医药的发展更离不开创新。因此，我们在学习本书时，应该在继承古人及作者的经验基础上有所发扬，有所前进。例如“心痛”一证，本书在治疗上“主以二陈汤”，并谓“二陈汤统治心痛诸症”，比较片面。应该说心痛的发生有多种原因，其治疗方法也各不相同，不可能执一方“统治”。对其中的“厥心痛”治疗，现代采用活血化瘀、理气止痛的方药如速效救心丸、冠心苏合丸、丹参滴丸等，较之前人的治疗方法，有了很大改进，疗效明显提高。再如“黄疸”，本书认为“总以清热导湿为主”，联系临床实际，未必尽然。如现代著名老中医关幼波曾提出“治黄必治血，血行黄易却”、“治黄需解毒，毒解黄易除”、“治黄需治痰，痰化黄易散”的创新理论，使本病的疗效有很大的改观。这些均启发我们更应结合现代研究的成果来阅读本书。总之，要源于古人，又要高于古人，既重视继承，更着力创新，这才是正确的学习态度和方法。因此，学习和应用《证治汇补》，必须吸取和掌握其中的精华，并在临床实践中不断加以提高，以促进中医药理论和临床水平的发展。

竹剑平　江凌圳　王　英　胡　森

2006年4月

整理说明

《证治汇补》为清·李用粹编撰，凡8卷。本次整理，采用清光绪十八年壬辰（1892）简玉山房刻本为底本，清江左书林石印本为校本，进行了整理与校勘。兹就有关事项说明如下：

1. 原书繁体字一律改为现行简体字。

2. 为了保持本书的原貌，对书中的文字原则上不予改动，但出现下列情况者则迳改：凡底本与校本不一致，显系底本错讹者，则据校本改正或增删底本原文；对一些异体字、通假字、不规范的字等一律迳改，以求规范统一。

3. 原书目录与正文中标题有所出入，这次整理以正文为准，予以重新编排。

4. 原书中复见方剂，有注明出处，有未注明出处，即使注明出处者，体例亦不一致，甚或错注，这次整理均予删去，同时将原书中方剂以笔划为序，做成索引，附于书后，以便读者查阅。

通过这次的整理，希望能对广大读者有所帮助。

本书整理过程中承蒙盛增秀老师的指导和审阅，在此谨表衷心的感谢！

序

陶隐居曰：余宅身幽岭，迄将十载。虽每植德施工，多止一时之设。可以传芳远裔者，莫过于撰述。故隐居于修真之余，撰《药总诀》、《肘后方》、《本草》三书。唐·司马子微所称阐幽前秘，击蒙后学者也。自炎帝尝草，轩皇作经，降及后代，莫不有书。故世得其济，民无夭札。是则阐幽击蒙，端赖于撰述矣。苟无传书，虽善息脉如俞跗，善处方如桐君，亦惟自神其伎耳，将何以广其传，以共济群生哉！上海李惺庵先生，才敏识精，以其余学，傍究医术，息脉处方，有验精良。博采轩岐以来诸书，条贯辨晰，标奇举要，集为一编，命之曰《证治汇补》。予读而嘉之，以为越人、淳于，虽神奇难遇，今可以探之枕笥而得矣。《扁鹊传》曰：人之所病，病疾多。而医之所病，病道少。病疾多者，言病其疾之症多也。病道少者，言病其治疗之道少也。拙工抵滞，不能旁通，是以病道少也。兹书别为八门，统以十事，参伍错综，应变无穷，何患其道少乎。钟律至微也，昔人以辨症切脉比之；兵法至变也，昔人以制方用药比之。兹书十事之中，始于病因，终于方剂，临症施治，了然于心目，又何患其微且变乎。甚矣！惺庵之施博而功大也。苏子瞻云：蜀有学医人费之谚。太仓公对诏问，曰：臣意心不精脉，时时失之，不能全也。太仓公，医之圣而至于神者也，心偶不精，犹或失之，况今之为医者乎？吾愿读是书者，用心必精，毋驰于名，毋骛于利，学之万全而后用之。不然，必费人矣。可不惧哉！

康熙辛未七月昆山弟徐秉义书

自 序

夫书以载道，非博无由考其详；学以穷理，非约不能操其要。神明于博约之间，而精一之道坦然昭著矣。岐俞之学，自皇古而递至兴朝，从庙堂而数夫草泽，千载群书，真足充栋。不患乎书不博，而患用书者骛博也。不患乎说不约，而患立说者拘约也。何则？索隐之材，驾前哲而攻已成之论；庸常之质，守一家而泥偶效之方。所以异学争鸣，同人互驳。求其贯通《素》《难》，出入缓、和者，几罕觏矣。予也谬叨家学，上参三坟之典，下考往哲之书，审其异同，穷其辨论，始知古人立说，适所以相济而非相悖也。如仲景治冬寒，而河间发明温暑；洁古理脾胃，而东垣发明内伤；子和攻痰饮，而丹溪发明阴虚。此六家者，古今称为医学之宗。迨夫冬寒之论，至王安道而中寒、伤寒始明；温暑之论，至巢元方而热病、中暑方晰；内伤之论，得罗谦甫而劳伤、食伤乃别。痰饮之中，分湿痰燥痰，其说明于隐君；阴虚之中，分真阴真阳，其论创自叔和。乃知古人立说，各有一长，取其所长，合为全璧。先圣后圣，其揆一也。然广征万卷，恐多歧亡羊；专执一说，是守株待兔。不若内遵经旨，外律诸家者为当耳。于是不揣孤陋，取古人书而汇集之，删其繁而存其要，补其缺而正其偏。每症列成一章，每章分为数节。其间首述《灵》《素》，示尊经也；下注书目，传道统也。冠以大意，提纲领也；赘以管见，补遗略也。稿凡三易，辑成数卷，颜其端曰《证治汇补》。盖欲以汇合古人之精意，而补古人之未备也。大概此集编次法，即为临症审治法。先以病因，详标本也；次以外候，察病状也。次条目，审经络也；次辨症，决疑似也；次脉象，凭折衷也；次治法，调虚实也；次劫法，垂奇方也；次用药，諸入门也；续以附症，博学问也；终以方剂，与绳墨也。每症之中，首尾编次，皆列为十事。如是而大纲毕备，条理井然。合其章句，前后相贯；分其节目，次第成章。庶几浏览诵读，无太繁太简之弊。俾贤智者，俯而就之；即不及者，亦跂而致之。是或继往开来之一助耳。但病机变化，诚难尽于纸上陈言；证治玄融，岂易罄夫心中妙理。予才末学，兹集少文，是知规矩不足尽匠氏之巧，彀率无以喻射者之智。彼临机应变，必俟神圣通心，举措合宜，方为化工在手，斯实望于世之君子。

时康熙丁卯孟冬上浣申江李用粹
修之氏题于杏花春雨书屋

凡 例

——杂症刻本甚多，然繁者连篇累牍，虽详于议论而有汗漫之失；简者短歌叶韵，虽便于记诵而多缺略之文。兹集汇合群书，采其至言，摘其要句，故节目多而不繁，法则备而不简，是幼学必读之书，亦壮行不磨之范。

——病机症状，变化多端，赖昔贤经历验过，各著简策，昭兹来学。故诸书之中，各有一得，而良法美意存乎其中。此集录其紧要，断章取义，所以有摘一二句者，有留一二法者，其余文无当者，则删而不录。

——古今著书立说者，或垂心法，或载新论，或立奇方，是皆有功于来学，岂可没其声称？故每句每段每方之下，必注明出处，传述渊源。间有未备，而余僭增一二以发明之，其下则注汇补二字。

——医书之有《灵》《素》，犹儒家之五经也。故每章必首述经文，间有经中论症论法，支节分歧者，则亦编入因症条内。盖取其条目井井，一览了然，易于分辨也。

——每症章中，各题大意。病因病状，详列脉法治法。虽有种种段落，但取文理贯通，互相接续，俾读者明白显易，便于记诵。抑且启其文思，非好为割裂也。

——古来诸方，先辈或编为类方，或详为专论，虽有各刻，然究意尚未全备，盖方名繁杂也。兹集所选，但存至当至正者，故附方特少，盖欲就乎正之途以示后世耳。然熟玩诸法，则正中有奇，奇中有正，加减变化，存乎其人。善将将者，亦不嫌其少矣。

——用药之法，诸家书中，某症系某方，加减某药，然以一方而垂加减之法，则症候未备。莫若以一症而垂加减之法，则取舍必详。故兹集每章另立用药之规，载备用之品，是法丹溪之意以立言耳。

——病有七事：曰病因，曰见症，曰脉象，曰经络，曰治法，曰用方，曰选药。兹集务欲辨明证候，审量治法，故证治独详。

——脉法为投治之本，故每章列证以后，先载脉之顺逆吉凶，以为学者入门之法。至于脉之体状，另有专本刊行。

——伤寒传变，方法最严。另有特本，以俟续刻，此集不载。

目录

卷之一

提纲门

中风章

大意

风者，百病之始也，又曰百病之长也。善行而数变。《内经》大法有四：曰偏枯，半身不遂也。曰风痱，四肢不举也。曰风癔，卒倒不语也。曰风痹，遍身疼痛也。岐伯四症为风家纲领，故首列之。

内因

人之元气强壮，荣卫和平，腠理致密，外邪焉能为害。惟七情饮食，劳伤色欲，致真元耗散，荣卫空疏，邪乘虚入。用和所以气虚之人，肝木不平而内风易作。汇补

外候

为卒中昏倒，为窜视㖞斜，为搐搦反张，为骨痛筋急。入经瘫痪，入络肤顽。《入门》暴喑暴昧，语言謇涩，痰涎壅盛，皆中风之候也。《医鉴》随其经络脏腑

俞穴而调之，所谓虚之所在，邪必凑之。汇补

中脏

中脏者，内滞九窍。故昏沉不语，唇缓痰壅，耳聋鼻塞，目合不开，大小便闭。《机要》乃邪滞三阴里分，为闭症。实者三生饮以疏上窍，三化汤以利下窍。虚人中脏，见脱症者，急宜大补，参、附、芪、术之类。东垣

中腑

中腑者，外着四肢。故手足不随，拘急不仁，或中身前，或中身侧，痿不能动，有六经形症，头疼发热，恶风恶寒，面见五色，脉浮而弦，或痰涎壅盛，喘声不息。然目犹能视，口犹能言，大小便不闭，仍中腑也。《机要》乃邪着三阳表分，宜发汗以泄其邪，小续命汤主之。东垣

中经

中经者，外无六经形症，内无便溺阻格。但半身不遂，语言謇涩。丹溪若兼口眼歪斜，痰涎不利，乃邪着于血脉之中。宜养血舒筋，大秦艽汤主之。

按：中脏、中腑、中血脉，论病之浅深也。是以《发明》云：中血脉则歪口眼，中腑则肢节废，中脏则性命危。凡中腑之后，幸而得生，若不戒酒色，避风寒，病必复中，中必在脏，由浅入深，虽有仓扁，亦难措手也。

卒倒不语

卒倒不语为风癔，即中脏症也。汇补咽中噫噫，舌强难言，俗称急中风，乃其候耳。发汗，身软者生；汗

不出，身硬唇干者死。视其鼻人中左右上下，白者可治；一赤一黑，吐沫者死。《医贯》以涤痰汤、八味顺气散主之。大汗出，六君子汤加黄芪主之。

半身不遂

半身不遂为偏枯，即中经症也。汇补因虚邪偏客于身半，内居荣卫，荣卫衰，真气去，邪气独留，发为偏枯。《灵枢》在左为瘫，在右为痪。瘫者，坦也，筋脉弛纵，坦然不收；痪者，涣也，气血涣散，筋骨不用。《医贯》其在左者，属死血少血；在右者，属痰壅气虚。《丹溪》未尝必指于风而后能也，但兼风者，其身必痛。纯属虚者，其身不痛。《入门》外症：言不变，志不乱，病在分腠之间。益其不足，损其有余，乃可复也。《灵枢》以理断之，左半虽主血，非气以通之则不流；右半虽主气，非血以丽之则易散。气血左右，不可执泥其治。一偏之病者，法当从阴引阳，从阳引阴，从左引右，从右引左，溉其未枯，旁枝自茂。大概男子在右易治，在左难治；女人在左易治，在右难治。喻嘉言

四肢不举

四肢不举为风痱，即中经脉也。汇补舌强不能言，足痿不能行。河间轻者志不乱，言微知，易治；甚则不能言者，难治。《灵枢》分而言之，有湿痰内滞者，痰火流注者，有肾肝阴虚者，有命门火衰者，有血衰气虚者。《病机》

遍身疼痛

遍身疼痛，即风痹症也。汇补外症：一臂不遂，时复转移一臂。《灵枢》四肢肌肉不为我用，似偏枯而多

痛者是也。三锡因风寒湿气错合而成，寒胜则血凝而不流，故筋骨掣痛，为痛痹；湿胜则血濡而不和，故重着不行，为着痹；风胜则气纵而不收，故走注疼痛，为行痹。三气兼并，血滞而气不通，故周身疼痛，为周痹。久风入中，腠理不营，故肌肉不仁，为顽痹。腰项不能俯仰，手足不能屈伸，《医贯》其邪在经隧而痛者，易治。若举动即痛者，是无血以养筋，名曰筋枯，不治。丹溪

口眼歪斜

手足阳明之脉挟口环唇，手足太阳之脉抵目两眦。《灵枢》风邪入经，邪气反缓，正气反急，牵引口眼歪斜或左或右。《大全》

口禁不开

手三阳之筋结于颔颊，足阳明之筋挟于唇口。风邪乘之则筋挛，故令牙关急而口噤。宜破棺散揩齿数遍，牙热自开。

失音不语

脾脉连舌本，心脉系舌本，肾脉循喉咙夹舌本。故心脾受风，则舌强难言。肾虚脉痿，则口喑不语。二者虚实各不同也。又有风中会厌者，痰塞喉中者，痰迷心窍者，口噤不开者。若风气入脏，见绝症而难言者危。

筋脉瘈疭

瘈者，筋脉急而缩；疭者，筋脉缓而伸。或伸或缩，动摇不止。《纲目》瘈属肝经风热血燥，或肝火妄动耗血。疭属肝经血气不足，或肝火汗多亡血，以致手足抽搐不已。立斋所谓血枯木旺而生风也。

十指麻木

大经小络，贯串一身，谓之脉。脉布四肢，络联百节。脉者，血之隧道；筋者，血所荣养。脉皆起于手足指端，筋皆会于手足肢节。故血气衰耗，痰涎凝滞而作麻木。宜神效黄芪汤，或补中、六君，俱加钩藤、竹沥、姜汁。汇补

预防中风

平人手指麻木，不时眩晕，乃中风先兆，须预防之。宜慎起居，节饮食，远房帏，调情志。更以十全大补汤加羌活，常服自愈。若古法用天麻、豨莶、愈风等汤，开其玄府，漏其真液，适所以招风取中，预防云乎哉！《准绳》

辨真中风

凡中暑、中寒、中湿、痰厥、气厥、食厥、热厥、虚晕，皆卒倒不语，但风必有歪斜搐搦，或偏枯之症为异。《入门》就诸类症之中，惟中气与中风尤相似，但中气身冷、脉沉、无痰涎，中风身温、脉浮、有痰涎也。汇补

辨闭脱症

凡卒仆暴厥，须分闭脱。牙关紧闭，两手握固，即是闭症，其病易治；如口开鼾睡，小便自遗，即是脱症，其病难治。《准绳》闭者，邪气闭塞于外，元气犹然在内，但与开关利气，则邪自散，故治易。脱者，元气泄于外，邪气溷于内，虽予峻补，而脏已伤残，故治难。诸症皆然，不独中风也。汇补

死候

心绝口开，肺绝鼾睡，脾绝手撒，肝绝眼闭，肾绝遗尿。肉脱筋痛，髮直头摇，吐沫直视，面赤如妆，汗出如珠，吐血下血，皆为不治。《正传》若见一二症，尚可救疗。如口开者，不过一时死。汇补

脉法

中风脉浮滑兼痰气。其或沉滑，勿以风治。大法：浮迟沉缓者吉，洪大急疾者凶。又脾脉独缓而无力者，亦难治。

总治

风症皆痰为患，宜化痰为先。初得之即当顺气，日久即当活血。丹溪盖风本于热，热胜则风动，宜以静胜其燥，养血是也。《机要》故治风先治血，血行风自灭。伊川其虚者，又当培脾滋肾，脾土旺而血自生，脾气运而痰自化，肾水足而热自除，肾气固而痰归经也。汇补

审汗下法

其病气实而中腑中脏者，不可失其通塞。或一气之微汗，或一旬之通利。《心法》但须少汗，亦须少下。多汗则虚其卫，多下则损其荣。《机要》

审探吐法

痰涎壅盛，不能言者，皆当用吐。一吐不已，则再吐。然亦有气血虚而不可吐者。《心法》若一旦尽去其痰，则手足骨节皆枯，反成痿废。慎之！仲景

禁服丹剂

古方有用丹剂者，为风入骨髓，不能遽出，故用龙、麝、牛、雄、珀、珠之类，辛香走窜，为斩关夺门之将。原为中脏之闭症设。若施于气虚脱绝之人，反掌

杀人，如油入面，莫之能出。《发明》

利便宜戒

有阳虚自汗，津液外亡，因而小便短少者。若概用利药，使荣卫枯竭，无以制火，烦热愈甚。当俟热退汗止，小便自行。《发明》

通导宜慎

中脏之症，因风痰闭塞脏腑，每多幽道不通，诚宜开导。然有气衰血弱不能润泽致燥者，又当养血。汇补

救卒中法

卒中昏倒，不知人事，牙关紧闭，涎潮壅塞。急以大指掐人中，候醒，用通顶散吹鼻，即提起头髮，有嚏可治，无嚏不治。如口噤不开，以白盐梅蘸僵蚕擦之。如风痰顽结，诸药不入者，稀涎散吐之。如风邪闭固，服药不入者，防芪汤熏之。脉虚自汗，并见前脱症者，参橘汤或参芪膏加竹沥、姜汁灌之。再灸丹田气海二三十壮，亦有得活者。汇补

用药总法

古法：中血脉用大秦艽汤，中腑用小续命汤，中脏用三化汤。又闭症用三生饮，脱症用参附汤。

大概顺气化痰为主，二陈汤加乌药、枳壳、竹沥、姜汁。有六经症，再为加减：如无汗拘急，加羌活、防风；有汗体痛，加芍药、桂枝；恶寒身热，加柴胡、黄芩。头痛目眢，加川芎、蔓荆；口眼歪斜，加全蝎、天麻。头眩烘热，加甘菊、细茶；风痰壅盛，加南星、贝母；恍惚谵语，加菖蒲、远志、茯神、枣仁；手足抽搐，亦加僵蚕、天麻。筋急加木瓜，筋挛加钩藤，在臂

加桂枝，在足加牛膝。如风邪渐退，痰饮渐消，但半身不遂者，审是血虚用二陈合四物汤，气虚用二陈合四君子汤，俱加秦艽、续断、竹沥、姜汁。其四肢不举，属湿痰者，三一承气汤泻之。属虚弱者，十全大补汤补之。其大便不通，属痰实者，三化汤利之。属津涸者，四物麻仁汤润之。久而真气渐复，邪气未除者，更用羌活愈风汤、史国公及长春浸酒等方。若中之轻者自醒，能言能食，惟身体不遂，或手足挛蜷觯曳者，亦用前浸酒二方，常服自愈。以上诸法，以疏风化痰为君，以补养气血为佐，以报使舒筋为使，乃治真中风邪之剂也。若脾肾二经虚而中者，当滋化源。脾虚食少痰多者，六君子汤。中气倦怠而痰多者，补中益气汤加茯苓、半夏。心脾气虚而难言者，归脾汤。肾阴不足而难言者，六味地黄汤。肾经喑痱者，地黄饮子。肝经血燥而拳蜷者，加味逍遥散。若病状虽减，而未能复元者，审其肝脾肾三家，何经气虚血虚，阴虚阳虚，以六味、七味、八味丸、归脾丸、还少丹、虎潜丸服之，再以四君、六君、八珍、十全大补、补中益气、归脾等汤，日服无间。总有虚风，潜消默夺矣。

选方

通神散　治中风痰涎壅塞，用此吐之。

白僵蚕七枚，焙研为末，生姜汁调服，立吐风痰。少时再用七枚，依法再吐。仍用煨熟大黄，含津咽下。若口不开者，用僵蚕煎汁，以竹管灌入鼻中，男左女右。

稀涎散　治中风痰壅，用此吐痰。一方无江子。

江子仁六粒　猪牙皂三钱，切片　明矾一两

先将矾化开，入二味和匀，待矾枯为末，每用一匙，吹鼻内，则涎流口开。若痰涎塞喉者，以五分，灯心汤调灌探吐。

破棺散　治中风咬牙，无门下药。五月五日午时合

南星半钱　龙脑二分半

为末，频揩左右两傍大牙，令牙热自开，然后用药。

一法：用乌梅肉揉南星、细辛末，以中指蘸擦牙，自开。又用香油加麝香一二分灌之，或姜汁亦可。

开关散《宝鉴》　治中风痰盛，用此通关窍。

白僵蚕炒去丝　枯白矾各等分

为末，每服三钱，生姜蜜水调灌下。

涤痰汤　治中风痰迷心窍，舌强不语，中脏症。

胆星姜制　半夏制，各二钱五分　枳实麸炒　茯苓各二钱　橘红钱半　菖蒲　人参各一钱　竹茹七分　甘草五分

加木香三分，生姜五片，水煎。

三化汤洁古　治中脏，风痰瘀塞脏腑，大便不通，人壮实者，用此彻表彻里。

厚朴姜炒　枳实　大黄　羌活各等分

每服一两，水一升，煎半。终日服之，利下为度。

滋润汤　治中脏便燥，人虚血少，不任前下药者，用此润之。

当归二钱　杏仁钱半　桃仁　橘红　枳壳　厚朴一钱　苏子二钱　牛膝钱半

水煎，调白蜜三匙服。

三生饮《易简》 治中脏闭症，口噤喉塞，两手握固，卒然昏倒。

南星一两 川乌去皮 生附各五钱 木香二钱半

每用半两，姜十片煎服。如遗尿手撒，口开鼾睡，为不治，用前药亦有得生者。夫三生饮乃行经络治寒痰之圣药，有斩关夺旗之功，每服必用人参两许驾驱其邪，而补助正气，否则适足以取败耳。

防芪蒸汗法叔微 治卒中风邪，药不能入口者。

防风 黄芪等分

煮汤令沸，盆盛病人榻下，关闭门户，令药气熏蒸口鼻。盖以无形之气，透开有形之窍也。

小续命汤《千金》 治中风不省人事，半身不遂，口眼㖞斜，手足战掉，言语謇涩，肢体顽麻，精神昏乱，头目眩重，痰涎壅盛，筋脉拘挛及脚气缓弱。

麻黄去节 川芎 杏仁 甘草炙 人参 黄芩 芍药 防己各一两 桂枝一两 防风两半 附子炮，五钱

加生姜煎，热服取汗。如恍惚，加茯苓。如骨节疼痛，素有热，去附子，倍加芍药。烦躁，大便闭，去附子，倍芍药，加竹沥。大便利，素有寒，去黄芩，加白术、附子。骨节冷痛，加辣桂、附子。呕逆腹胀，加人参、半夏。自汗去麻黄，加芍药。大便结热，去附子，加枳壳、大黄。痰多，加南星炮切数片。风虚加当归。渴加栝蒌根。身疼痛加秦艽。喘息加炒桑皮。

大秦艽汤洁古 治中经，邪在血脉中，口喑肢废，风邪散见，不拘一经者。

秦艽　石膏各二两　甘草　川芎　当归　芍药　羌活　独活　防风　黄芩　白术　白芷　茯苓　生地　熟地各一两　细辛五钱

每服一两，水煎。

乌药顺气散　治男妇一切风气，攻注四肢，骨节疼痛，遍身顽痹，卒中瘫痪，言语謇涩，先服此药，以疏气道。

乌药　橘红　麻黄各二钱　川芎一钱　枳壳炒　白芷　桔梗　僵蚕炒，各一钱　干姜五分　甘草三分

加姜枣。如一身俱麻，加人参、白术、当归、门冬。手足瘫痪，筋骨疼痛，加防风、羌活、天麻、当归、威灵仙、乳香、没药。腰痛加杜仲、小茴香。手足拘挛，加木瓜、石斛。手足浮肿，加牛膝、五加皮、独活。湿气加苍术、白术、槟榔。左瘫右痪，加当归、天麻。如二三年不能行，合和独活寄生汤。如妇人血风，加防风、荆芥、薄荷。口眼㖞斜，加防风、荆芥、姜炒黄连、羌活、竹沥、姜汁。

活络丹　治中经，口眼歪斜，半身不遂，及风痹手足挛蜷，筋脉不舒，因风寒湿气流滞经络，故周身疼痛，或脚心腰腿一点作痛，邪气壅甚，诸轻剂不效者，用此。

南星炮　川乌　草乌　地龙各六两　乳香　没药另研，各三两

为末，酒糊丸，梧子大。每服二十丸，空心酒下。

愚按：二乌虽走经络，然性太刚。不若用海风藤、灵仙等为稳当也。神效活络丹出《心法》，可同看。

增补省风汤《和剂》 治口眼歪斜，痰涎壅塞，壮实人风邪盛者。

半夏 防风 全蝎 胆星 甘草 白附 川乌 木香

三一承气汤《宣明》 治膏粱之人，湿痰滞于脾经，四肢不举，属邪实症。

大黄 芒硝 厚朴 枳实各五钱 甘草一两

姜三片，煎后纳硝，煎二沸，服之，令微利。

愈风汤洁古 治中风后真气渐复，邪气未尽，用此以养正化邪。

羌活 甘草 防风 黄芪 蔓荆 川芎 骨皮 人参 知母 薄荷 甘菊 细辛 枳壳 大黄 白芷 枸杞 防己 当归 杜仲 秦艽 柴胡 半夏 厚朴 前胡各二两 茯苓 黄芩 生地 苍术 石膏 芍药各四两 肉桂一两

每服一两，姜水煎。

按：此方从小续命汤变化而来，用药繁杂，学者不可执守。若病久正虚邪未去者，当随人见症，以前药加减。或一气之微汗，或一旬之通利，渐次见功，诚不可出其范围者也，是在用之得宜，姑录之以存其法。

正舌散《圣惠》 治中风舌本强硬，语言不正。

蝎梢去毒，二钱半 茯苓 薄荷各一两

为末，每服一二钱，温酒调服。或擦牙颊间亦好。

转舌膏 治中风瘈疭，舌謇不语。

即凉膈散加石菖蒲、远志。为末，蜜丸如弹子大，朱砂为衣。每服一丸，薄荷汤化开，食后或临卧服。

史国公浸酒方 治四肢瘫痪，半身不遂，及风寒湿痹，麻木疼痛。

当归 虎骨酒浸，酥炙 羌活 鳖甲炙 萆薢 防风 秦艽 牛膝各二两 枸杞五两 松节 蚕沙各二两 茄根八两，蒸

绢袋盛药，入酒内，蒸好，窨，服。

长春浸酒方

白术炒，一两 白茯苓 人参 当归 虎胫骨 川椒 肉苁蓉 枸杞 砂仁各五钱 干姜二钱 陈皮 川芎 独活 麻黄各一两 五加皮五钱 牛膝三钱 厚朴 白芷 香附各一两 乌药五钱 枳壳二钱 何首乌 川乌 草乌各五钱 生地 白芍 熟地 羌活 官桂 半夏 天门冬 麦门冬 苍术 破故纸 五味 茴香 防风 沉香 细辛 甘草各一两 酥油 红枣 蜂蜜 核桃仁各八两

上绢袋盛之，用烧酒一大坛，浸三日，放锅中重汤煮三个时辰取出，掘坑埋一二日，出火毒。每日清晨服一二盅，饮酒将尽，渣晒干为末，烧酒打糊为丸，如梧子大。每服三十丸，空心酒下。

秦艽升麻汤《宝鉴》 治风寒客冒，口眼歪斜，恶见风寒，四肢拘急，脉浮而紧。

升麻 干葛 甘草炙 人参各半两 秦艽 白芷 防风 桂枝各三钱 芍药半两

水煎，加葱白三茎。

归脾汤《济生》 治心脾两虚，不能调气摄血，健忘盗汗，不寐惊悸，食少体倦，心脾作痛。

人参　白术　茯神　枣仁炒，各二钱半　远志一钱　当归一钱　木香　甘草炙，各五分　黄芪　桂圆各二钱半　生姜五片

水煎。薛立斋加丹皮、山栀各一钱，名加味归脾汤。

加味逍遥散立斋　治肝脾两虚，血少火旺。

当归　白芍酒炒　茯苓　白术炒，各一钱　柴胡五分　丹皮　甘草炙　山栀炒，各八分

水煎服。

人参养荣汤《和剂》　治脾肺气虚，发热恶寒，面黄肌瘦，倦怠少食，作泄泻者。

人参一两　白芍钱半　陈皮　黄芪蜜炙　桂心　当归　白术　炙草各一钱　熟地　茯苓　五味各七分半　远志五分

姜、枣煎。

六味地黄丸仲景　治肾水不足，发热伤渴，咳嗽痰喘，溺淋癃闭，燥结，头眩，耳聋，齿痛舌痛，腰膝痿软，足跟作痛，自汗盗汗，失血烦躁。

熟地八两　萸肉　山药各四两　丹皮　泽泻　茯苓各三两

蜜丸。加门冬、五味，名凉八味丸，能保肺滋肾。

七味地黄丸　治肾水不足，虚火上炎，发热作渴，口舌生疮，或牙龈溃烂，喉咽作痛，或形体憔悴，寝汗发热。

即六味地黄丸加肉桂。

八味丸仲景　治命门火衰，不能生土，以致脾胃虚

衰，饮食少思，大便不通，脐腹疼痛，夜多漩溺。或阴极格阳，内真寒而外假热。

即七味地黄丸加附子一两。

还少丹杨氏　治脾肾虚寒，饮食少思，发热盗汗，遗精白浊，真气衰损，肌体瘦弱。

怀熟地　甘枸杞各二两　苁蓉酒净　远志　茴香　巴戟酒浸，去心　山药各一两五钱　菖蒲　山萸　牛膝酒浸　杜仲姜汁酒炒　楮实五味子　茯苓各一两

为末，枣肉和蜜为丸，温酒或盐汤下。

虎潜丸丹溪　治肾阴不足，筋骨痿软，不能步履。

黄柏四两　知母　熟地各二两　虎骨酥炙　锁阳　当归各一两　陈皮七钱半　白芍一两半　牛膝三两半　龟板四两。

为末，煮羯羊肉丸，盐汤下。冬月加干姜半两。

天王补心丹　治心血不足，神志不宁，津液枯竭，健忘怔忡，大便不利，口舌生疮。

人参　茯苓　玄参　丹参　远志　桔梗各五钱　五味　当归　麦门冬　天门冬　枣仁　柏子仁各一两　生地四两

为末，炼蜜丸，朱砂为衣。一方加黄连二两，酒洗。

四物汤　治血虚，风中血脉，及偏枯在左者。

熟地　当归　白芍　川芎

挟瘀血，加桃仁、红花、竹沥、姜汁。煎服。

参附汤　治中脏脱症，手撒气喘，遗尿不禁。

二陈汤　治中风痰盛，顺气化痰，此方主之，随症

加减。

四君子汤 治气虚卒中自汗，及偏枯在右者。见气虚

六君子汤 虚甚者加黄芪、钩藤，痰多加竹沥、姜汁。

八珍汤 治气血两虚，恶寒发热，烦躁作渴，大便不实，饮食少进，小腹胀痛，眩晕昏愦，及气血虚。薛院使于四君、四物中，加竹沥、姜汁、钩藤，流行经络，取效颇捷。

十全大补汤 治虚羸之人，血气不充，四肢不举，属正虚者。

补中益气汤东垣 调理脾胃，升举下陷，病后扶元胜邪，功难尽述。

似中风章

总论

中风之有真假，限南北而分治者，不过曰病有标本，初无二途。如百病中俱有因有证，盖因为本而病为标。古人尚论，仅言其证。三贤析论，并道其因。缘西北土地高寒，风气刚猛，真气空虚，卒为所中，名曰真中。已列前幅，颇详审矣。若夫大江以南，两浙八闽，及滇南鬼方之域，天地之风气既殊，人之禀质亦异，且肥人气居于表，瘦人阴亏于内，肥人多痰，瘦人多火，煎熬津液，凝结壅蔽，以致气道不利，蓄积成热，热极生风，亦致僵仆，故曰类中。似与前论稍异，殊不知三贤虽各出一见，开示后学，其言似异，其旨实同。河间

以将息失宜，水不制火；丹溪以东南卑下，湿热生痰，痰热生风；东垣以气虚卒倒，力主培补。究竟真中者亦由气体虚弱，荣卫失调，然后感于外邪。其因火、因气、因湿者，亦未必绝无外邪侵侮而作也。若夫外邪侵侮，则因火、因气、因湿，各自为症。又何暇为歪僻瘫痪，暴仆暴喑之候乎？乃知古今一理，幸毋歧为二途可也。

火中

风自火出，《易经》故火病多因热生。俗云风者，言末而忘其本也。良由将息失宜，五志过极，心火暴甚，肾水虚衰，不能制之，则阴虚阳实，热气怫郁而卒倒无知。轻者筋脉虽挛，发过自醒；重者阴气暴绝，阳气后竭而死。故痰涎者、瘫痪者、口噤者、筋急者，皆为风热之症也。其阴虚者，地黄汤；阴阳两虚者，地黄饮子。若风火相煽，忽然昏冒，脉洪大，发热恶寒者，防风通圣散。不恶寒反恶热而烦躁者，此风热内郁，宜泻青丸。面赤昏闷，心神不爽，此心火太旺，牛黄清心丸。若胸闷烦渴，便闭脉大，此火热内盛，宜滚痰丸。《微论》若发热面赤，脉弦大而虚，足暖者，此肝血虚而肝火旺，宜加味逍遥散。立斋 均一火中有虚实不同如此，可不详辨哉！

痰中

东南之人，气温地湿，多湿土生痰，痰生热，热生风，所谓亢则害，承乃制也。故凡卒然麻眩，舌本强直，痰涎有声，四肢不举，脉象洪滑者，悉属于湿热。重者不醒为痰中，轻者自醒为痰厥，宜导痰汤主之。丹溪醒后见虚症者，清燥汤主之。东垣又有酒湿痹症，口喎眼斜，舌强肢废，浑似中风，当泻湿毒，从微汗微下之法。《元戎》其脉滑数，或沉弦而数，口角流涎，偏枯口噤者，皆痰热在内，上溢于阳明也。筋挛急者，痰凝不利也；筋反纵者，血液衰耗也。然筋挛易愈，筋痿难复。立斋

气中

恚怒太过，逆气上升，每多卒厥，有类暴中。牙关紧闭，身冷脉沉，口无痰沫，此为中气，与中风身温脉浮、口多涎沫为异耳。若作风治则误，宜八味顺气散。许学士重者竹沥、姜汁调苏合香丸。经言：无故而喑，脉不至者，不治自愈。谓气暴逆也，气复则已，此乃轻症。若重者，亦见五绝，死。汇补少壮之人，真水未竭，适因怒动肝火，火畏水而不能上升，所以身凉无痰涎。其须臾自醒者，水旺足以制火也。此名中气。衰老之人，真水已竭，适因怒动肝火，火寡于畏，得以上升，所以身温有痰涎，其多不能治者，水竭无以降火也，此名中痰。然少壮亦有不治者，男子色欲过度，女人胎产经后，血弱水亏，忿怒动火，阳无所附，则随火而发越，可不谅其根本乎。绳山

食中

饮食醉饱之后，或感风寒，或着恼怒，食填太阴，胃气不行，须臾厥逆，昏迷不醒，口喑肢废，绝似中风。但气口急盛，或沉伏，非比中风，左脉浮盛。若作中风中气治之，必死。宜盐汤探吐，吐不出者死。吐后无别症者，平胃散调理。《杂著》大抵忽然仆倒，不可

即断是风，须审其曾着怒气否，曾用饮食否。若系饮食前后感气而发者，藿香正气散。葵山

情志

神伤于思虑则肉脱，意伤于忧愁则肢废，魂伤于悲哀则筋挛，魄伤于喜乐则皮槁，志伤于盛怒则腰脊难以俯仰也。经文此情志所伤，而有似于中腑中经之风症，宜调荣养血，不可用风药。昔有孀妇，十指蜷挛，掌重莫举，肌肤疮驳，风药杂进，绝不奏效。竟以舒郁结，调气血药而愈者，不可不知。立斋

选方

地黄饮子《宣明》　治舌瘖不能言，足痿不能行，肾弱气厥，不至舌下。

熟地　巴戟去心　山茱萸去核　肉苁蓉酒浸，焙　石斛　附子炮　五味子　白茯苓　菖蒲　远志炮，去心　官桂　麦门冬去心，各等分

为末，每服三钱，生姜五片，枣一枚，薄荷七分，水一盏，煎服。

防风通圣散河间　治中风，风热之剂。

防风　川芎　当归　芍药　大黄　薄荷　麻黄　连翘　芒硝各四分　石膏　黄芩　桔梗各八分　滑石二钱四分　甘草一钱　荆芥三分　白术炒，三分　栀子三分

为粗末，加生姜三片，水煎服。自利去硝、黄，自汗去麻黄。解利伤寒两感，每两加益元散一两，葱白十茎，豆豉一撮，姜五片，水煎。

牛黄清心丸《和剂》

白芍药　麦门冬　黄芩　当归　防风　白术　柴胡

桔梗　川芎　茯苓　杏仁麸炒，各一两二钱　神曲　蒲黄　人参各二两半　羚羊角　麝香　龙脑　肉桂　大豆黄卷碎炒　阿胶炒，各一两七钱半　白蔹　干姜炮，各七钱半　牛黄研，一两二钱　犀角二两　雄黄研飞，八钱　山药七两　甘草五两　金箔一千二百片，内四百片为衣　大枣一百枚，蒸捣

各为末，炼蜜和枣膏为丸，每丸重一钱，金箔为衣．温水化下。

滚痰丸

泻青丸

导痰汤《济生》

半夏四两　南星炮　枳实麸炒　赤茯苓　橘红各一两　甘草炙，五钱

每服四钱，水一盏，姜十片，煎服。

清燥汤东垣

黄芪钱半　黄连　苍术　白术各一钱　陈皮五分　五味子九粒　人参　白茯苓　升麻各三分　当归一钱二分　泽泻五分　柴胡　麦冬　生地　神曲炒　猪苓　黄柏酒炒　甘草炙，各二分

每服半两，水煎。

八味顺气散

人参　白术　陈皮　茯苓　青皮　白芷　乌药各一两　炙草五钱

为末，每服三钱，水煎。

苏合香丸　治中风中气，牙紧不省，及邪祟症。

白术　青木香　乌犀角　香附炒　朱砂研，水飞

诃黎勒煨去皮　檀香　安息香另末，酒熬膏　沉香　麝香研　丁香　荜拨各二两　龙脑研　苏合香油入安息香膏内　薰陆香别研，一两

为末，入安息香膏，加炼蜜，丸如桐子大。每服四丸，水下。

平胃散

藿香正气散

伤 风 章

大意

虚邪贼风，阳先受之。伤于风者，上先受之。经文盖肺主皮毛，脾主肌肉，气卫于外，风邪不能为害。惟脾虚而肌肉不充，肺虚而玄府不闭，则风乘虚入。《微论》

病因

更衣脱帽，沐浴当风，皮毛之间，卒然受邪，内舍于肺者，外因也；衣被过厚，上焦壅热，内热生风，似乎伤风者，内因也。肺家素有痰热，复受风邪束缚，内火不得舒泄，谓之寒暄，此表里两因之实症也。有平昔元气虚弱，表疏腠松，略有不谨，即显风症者，此表里两因之虚症也。汇补

见症

轻者，咳嗽有痰，咽干声重，鼻燥作痒，或流清涕，腹胀额闷，口燥喉痛；重者，头痛项强，肢节烦疼，憎寒壮热，头眩呕吐，心烦潮热，自汗恶风。亦有无汗而恶风者。汇补

伤风伤暖辨

伤风所伤，鼻流清涕，咳嗽清痰，舌无苔膜。内热生风，鼻流浊涕，咳嗽稠痰，舌有红点。其余诸症，则相似也。汇补

伤风伤寒辨

风循经络，亦有六经传变。其初起头疼身热与伤寒同，但伤风必鼻塞流涕，且多恶风，居暖室之中，则坦然自如。伤寒恶寒，虽近烈火，仍复怕寒。又伤风在表者，有汗而手足微烦；伤寒在表者，无汗而手足微冷。伤风在里，肺热而皮肤发疹；伤寒在里，胃热而肌肉发斑。皆各异也。汇补

脉法

左寸关浮弦有力者，伤风也；右寸关洪滑有力者，伤暖也；右寸关濡弱无力者，兼虚也。汇补

总治

有汗当实表，无汗当疏邪，内热当清火。实表不可大补，疏邪不可太峻，清火不可太凉。若肺虚伤风者，先与祛邪，遂即养正，先后缓急，不可偏废。士材

大汗宜禁

伤风症，腠理疏泄，但宜轻扬之剂彻越其邪，不可与伤寒家大汗之药，恐蹈亡阳之戒。汇补

久虚宜补

如虚人伤风，屡感屡发，形气病气俱虚者，又当补中，而佐以和解。倘专泥发散，恐脾气益虚，腠理益疏，邪乘虚入，病反增剧也。立斋

用药总法

主以二陈汤加桔梗、前胡、苏叶、桑皮、杏仁。身热加柴胡、黄芩；体痛加羌活、防风；头痛加川芎；胸满加枳壳；痰多加金沸草；气逆加苏子；内热加玄参；咳嗽加瓜蒌。若三时伤风重者，冲和汤；冬月伤风重者，桂枝汤。凡表症恶风，身热自汗自利，当用药中加桂枝，其效尤捷也。体虚易于伤风，不时感冒者，补中益气汤加桔梗、茯苓、半夏。汇补

附：胃风症

胃风者，饮食之后，乘风取凉所致。其症饮食不下，形瘦腹大，恶风头汗，膈塞不通，右关脉弦缓带浮者是也，宜胃风汤主之。《类案》

选方

川芎饮　治感冒风邪，胸满头疼，咳嗽吐痰，憎寒壮热，状似伤寒，脉浮而缓。

川芎　苏叶　枳壳　桔梗　陈皮　前胡　半夏　茯苓　木香

去川芎，加人参，即名苏参饮。

川芎茶调散

川芎　甘草　羌活　荆芥　薄荷　防风　白芷

桂枝汤　太阳伤风，脉浮缓，恶风，发热自汗，鼻鸣干呕，或下利等症。

桂枝　甘草　白芍药

枣、姜煎服，覆之，令微汗。

香苏饮　主四时感冒风邪，头疼发热。

紫苏　香附　陈皮　甘草

姜、葱水煎。

胃风汤

冲和汤

中寒章

大意

寒气客于五脏，厥逆上出，阴气竭，阳气未入，故卒然痛死不知人。气复返则生矣。《内经》

病因

中寒之症，不拘冬夏，或外中天地之寒，或内受饮食之冷，元阳既虚，肤腠空豁，寒邪直入三阴之经。其病骤发，非若伤寒之内有郁热，与邪相拒，循经渐入之缓也。安道

见证

其症卒然战栗，面青咬牙，吐泻腹痛，或四肢冰冷，或手足挛蜷，或昏迷僵直，身凉不热，或有微热而不渴，倦于言动者是也。

中分三阴

寒中太阴，则中脘疼痛；寒中少阴，则脐腹疼痛；寒中厥阴，则小腹至阴疼痛。《机要》

死症

如环口唇青，冷过肘膝，舌卷囊缩，脉绝者，须臾即死。又中寒无汗者吉，有汗者死。《入门》凡跌扑斗殴，轻生投水而中寒，以及房欲劳力，涉水而中寒者，皆难治。《缵论》

脉法

中寒脉沉缓者，属太阴；沉细，属少阴；沉迟，属

厥阴；仲景紧涩者，为寒邪外中；代散者，为阳气内脱。汇补

总治

阳虚阴盛，宜温中散寒。补暖下元，则阳气来复，而寒邪自消。汇补

急救治

仓卒之际，难分经络，急煎姜汁、热酒和匀灌下。更用葱饼熨脐轮，灸关元、气海二三十壮，脉渐渐应手。四肢微暖者生，若脉不还者死，脉暴出者亦死。

冻死人，用硫黄、半夏、皂角各一字，加麝香末，填脐中，放葱饼于上，以熨斗盛火熨之，葱烂再易，得暖气入腹，渐醒为度。或以灰炒暖盛囊中，熨心头，冷即易。数次后，若眼开，始进酒浆，或米饮。不醒者以艾灸门牙缝，候喊声出，即可救矣。若不先温其心，即用火烘，冷与火抟必死。又冻僵人未醒，勿以热汤灌之。濒湖

用药

主以理中汤加半夏、苍术、厚朴、陈皮、木香。如腹痛加吴茱萸；呕吐加藿香；卵缩无脉，加人参、附子；肢节痛加桂枝；足膝冷加肉桂。若阴极发躁，烦扰不宁，口虽渴而不咽水，面虽赤而两足寒，脉虽数而重按空豁者，将前药煎好，浸水中，冷服之，不拒格矣。若不知此，误以口渴面赤烦躁，认是阳症，妄投寒凉者死。盖周身无根之火，得水击而走散也。设倥偬之时，不敢擅用参、附，先以二陈加苍白二术、厚朴、炮姜、

吴茱煎服，则吐利止而痛自除，尤为稳当。然后审元气虚实而调之，庶无差谬也。

附：外感阴毒症

阴毒者，受天地杀厉之气，入三阴经而成病，比中寒稍轻。其症头痛恶寒，面目青黑，咽喉疼痛，身如被杖，手足清冷，短气不得息。四五日可治，六七日不可治。宜用发表之剂，升麻鳖甲汤去蜀椒、雄黄主之。仲景

附：内伤真阴症

内伤真阴症，因房劳伤肾，生冷伤脾，内既伏阴，外又感寒，比之中寒更重。亦有伤寒阳症，过服凉药而变成者。其症五六日后，渐见精神恍惚，身倦懒言，头额手背冷汗时出，舌上生苔，淡黑冷滑，心下结硬如石，四肢寒冷如冰，唇青甲黑，鼻如烟煤，腹痛吐利，咽痛睛疼，身如被杖，囊缩舌卷。宜温经之剂，回阳散、返阴丹，并外灸丹田、气海两穴数壮。《活人书》

选方

理中汤　治气虚中寒，腹痛吐泻，厥冷倒仆，脉沉迟者。

干姜炮　白术各二钱半　人参二两　甘草一钱

水煎服。阴躁者，水中浸冷服之。加参、附，名参附理中汤。

四逆汤　治中寒厥冷，脉细，舌卷囊缩。

附子制，一枚　干姜一两半　甘草二两

水三升，煎升三合，分三服。

三建汤 治中寒六脉不到，而太溪、冲阳尚未绝者。

川乌 附子 天雄等分

生姜，水煎。

五积散《和剂》 治中寒轻症，未离于表，头疼身痛，恶寒，腹痛吐泻，脉迟者。

白芷 茯苓 半夏 当归 川芎 甘草 肉桂 芍药各三两 枳壳炒 麻黄去根节 陈皮各六两 桔梗二两 厚朴姜炒 干姜各四两 苍术二十四两

每服四钱，水一盏，姜三片，葱三茎，煎七分服。

麻附细辛汤仲景 治寒中少阴，脉沉细，足冷，反发热而恶寒者。

麻黄 细辛各四钱 附子二钱半

水煎。

升麻鳖甲汤去蜀椒雄黄方仲景 治外感天地毒气，入阴经而发病者。

甘草 桂枝 升麻 当归 鳖甲

水煎，温服，覆取微汗为度。

回阳散

用附子二枚，炮制为末，生姜酒和匀调服。

返阴丹

硫黄五两 附子 干姜 桂心各半两 硝石 玄精石各二两

为末，糊丸，艾汤下。

暑 症 章

大意

暑之为气，在天为热，在地为火，在人脏为心。故暑者，相火行令也。夏月人感之，自口齿而入，伤心胞络之经。贾元良

内因

有素虚卫弱，纵暑中伤者，必兼内伤之病；有素壮盛，暑气偶侵者，必兼外感之形。故自袭暑气而言，曰中暑；自被日逼而言，曰中暍。《入门》

外候

因于暑，汗烦喘渴，静则多言，体若燔炭，汗出而散。《内经》暑之中人，先着心胞，则为头疼身热，自汗心烦，口渴面垢而已。余症皆后传变，入肝则眩晕顽麻，入脾则昏睡不觉，入肺则喘嗽痿躄，入肾则消渴烦躁，其暑邪归心，则神昏卒倒也。《入门》

中暑

中暑者，深居密室，先受暑气，又为房室之阴寒所遏，静而得之，伤心脾二经。外症汗出口渴，背微恶寒，身热头痛，面垢烦躁，其脉弦细芤迟。又有心烦浮热而扪之似无，洒淅无汗，或微有冷汗，小便已则洒然毛耸，手足逆冷，小有劳身即发热。此乃时令之火郁极于内，心胞之阳不行于外，则荣卫之开阖不调。所以腠理开则洒然寒，腠理闭则热而闷也。宜清解暑热为主，香薷饮、六和汤加干葛。汇补

中暍

中暍者，由劳役辛苦于田野道途，动而得之，伤足太阳膀胱经。重者昏迷卒倒，轻者头疼恶热，发热烦躁，扪之肌肤大热，唇干舌赤，前板齿燥，大渴引饮，

汗雨大泄，无气以动，无气以言，脉洪大浮数而虚豁。此天暑外伤，疏泄肺气。宜清热养津为主，人参白虎汤加麦冬、花粉。汇补

伤暑

伤暑者，禀质素弱，不任外邪，故略感即病，比中暑稍轻。当分三法治之。若日间发热，夜分乃凉，自汗倦怠，食少脉虚，此暑伤元气，宜清暑益气汤；若头胀眩晕，周身烦躁，肤如针刺，或兼赤肿，此暑伤肉分，宜六和汤；若咳嗽烦渴，寒热盗汗，脉数不减，此暑伤肺经，宜甘桔汤加黄芩、山栀、麦门冬、丹皮、贝母。汇补

冒暑

冒暑者，禀气充实，但不辞辛苦，暑热冒于肌表，而复传于里以成暑病也。其候腹痛水泻，小便短赤，口渴欲饮，恶心呕吐，有时眩晕，心烦躁热，胃与大肠受之。《绳墨》宜胃苓散加藿香，或六一散。又有内伤饮食，外着暑气，而成暑湿伤脾之病者，其候腹痛作泻，泻下黄糜，口渴溺热，宜理脾清暑。平胃散加连、通、曲、泻。汇补

伏暑

伏暑者，久而藏伏三焦肠胃之间，热伤气而不伤形，旬月莫觉，变出寒热不定，体倦神昏，头重潮热，甚或霍乱吐泻，膨胀中满，疟痢斑黄，腹痛下血等症。消暑丸主之。亦有夏月晒衣，遽藏箱柜，炎蒸未退，虽移他时，偶尔开视，体惫之人，亦能染之，不可不知。汇补

暑风

暑风由冲斥道途，中暑热极，火盛金衰，木旺生风，脾土受邪。故卒然昏倒，手足搐搦，内扰神舍，志识不清，而瞀闷无知。宜清时令之火，则金清而木有制；开郁闷之痰，则神安而气自宁。慎勿以风药误治。《良方》连薷饮加薄荷、荆芥。若其人先有痰热在内，外又感暑而成昏冒者，可用吐法。盖吐中有发越之义也。汇补

暑厥

暑厥者，即暑暍病兼手足厥冷，与伤寒发厥义同。《入门》大概兼恶寒发热而渐厥者，为心脾中暑症；不恶寒，但恶热而渐厥者，为膀胱中暍症。若夫但恶寒不发热而渐厥者，又为夏月感寒阴症，不与暑暍症同类也。汇补

绞肠痧

绞肠痧者，暑郁中焦，腹痛连心，上下攻绞，不得吐泻，或手足皆冷，乃肠绞缩腹，须臾杀人。急用生熟水调白矾三钱，少顷探吐，去其暑毒即安。或刺委中穴，及指爪甲，令出血。如胸背四肢发红点者，以菜油灯火遍焠之。汇补

暑病脉法

脉虚身热，得之伤暑。《内经》或浮大而散，或弦细芤迟。《杂著》夫暑暍之症，与夏月热病往往相似，但暑脉或洪或虚，重按无力，热病脉盛弦长，重按有力。即或有热病发于阴经，其脉沉小，非若暑脉之见于浮分也。汇补

暑病治法

暑乃六淫中无形之火，大率以五行中有形之水制之。《奇效良方》中暑宜解暑和中，中暍宜泻火益元，伤暑宜补元气，冒暑宜清利二便。汇补

治暑三禁

若发汗，则恶寒愈甚；若温针，则发热愈甚；若下之，则淋涩愈甚。仲景

中暍救法

道途卒例，急扶阴凉干处，掬道上热土，放脐间，拨开作窍，令人尿其中。后用姜蒜嚼烂，以滚水童便送下。不可灌凉水，入腹即死。外用布蘸沸汤，摩心腹脐下。《入门》

杂症宜辨

夏月出汗太过，则津液伤，筋骨失养，或痛或渴，不可便作暑治。即卒倒不省，亦有气郁生痰而厥者，有劳役色欲并伤而厥者，有食滞太阴清浊痞隔而厥者，岂可尽作暑症。如果冲斥道途，劳役而中，身热脉虚，方可以暑风、暑厥治之。三锡

用药总法

暑症主以香薷饮，呕恶加半夏、藿香，身热加黄芩，口渴加干葛。若舌干口燥，去半夏，用花粉、麦冬，燥甚者用石膏、知母；若腹痛胸满呕吐者，不用石膏、知母、花粉、黄芩、麦冬，宜枳壳、木香；若饱胀而兼泻，又不可用枳壳，宜厚朴代之。凡夏月泻泄，干葛为要药，暑火泻者加黄连，泻而胀者加苍术、厚朴，泻而虚者加白术、芍药，暑食泻者加神曲、煨木香，暑

湿泻者加苍术、木通、泽泻，并加干葛为佐。小便赤涩，须加木通、泽泻，烦躁加山栀、辰砂，烦呕用竹茹。暑症初起，汗多面赤者，不可即用黄芪固表，恐滞邪气也，暑清则汗自止。惟日久面色枯白，脉虚自汗，方可以参、芪敛之。暑症初起，脉细或迟者，多由暑湿痰食壅滞而致，不可即用参、术、姜、桂，但当疏理中气，脉自起耳。惟舌色唇色淡白灰黯者，方可用温散之剂。至于虚人着暑，病气元气俱虚者，宜用生脉散、清暑益气汤、十味香薷饮，切不可过投克伐寒凉。设或太过，变现阴寒症者，宜用理中汤温之，乃舍时从症法也。大抵心脾中暑，可饮鲜藿香汤；膀胱中暍，可饮西瓜汁。以上诸法，皆治暑之方。若在暑月而内挟劳役生冷，外挟风露寒湿者，详列后条。汇补

附：疰夏症

天地五行，更迭衰旺，人之脏气亦应之。四月属巳。五月属午为火，火太旺则金衰；六月属未为土，土火交旺则水衰。丹溪金水两衰，不能滋生，所以童男少女，虚弱之人，每遇春夏之交，日长暴暖，患头眩眼黑，或头胀痛，身倦脚软，身热食少，心烦躁扰，自汗盗汗，名曰疰夏。此皆时令之火为患，非纳凉受暑而病也。久而不治，乃劳怯之根。宜滋化源，使脾土转生肺金，肺金转生肾水，乃为根本之治。立斋

附：煎厥说

人身肾与膀胱，竭绝于巳午之际。孙真人故倦怠欲睡，痿弱无力，尔时即宜补益。汇补若或劳役犯房，精血内耗，阴火沸腾，致目盲不明，耳闭不聪，举动懒

倦，失其常度，五心烦热，如火燔灼，名曰煎厥。《内经》此亦虚弱之症，所以古人夏月必独宿、远酒色者，良有意也。

附：湿温症

湿温者，亦外感病中之一症也。因先伤湿而又伤暑，湿与热搏，病在心脾二经。其症恶寒壮热，头目痛，胸腹满，口虽渴而不能饮冷，多汗妄言，不省人事，两胫逆冷。其脉寸濡而弱，尺小而急者是也。宜茯苓二术汤加减，不可汗下。误汗则不能言，耳聋呕恶，身变赤色，不知痛处，名曰重暍者，死。误下则头汗喘急，二便不止者，亦死。《伤寒书》

选方

香薷饮 治暑症，头胀身热，呕恶吐利，心烦口渴。

香薷二斤 白扁豆炒，半斤 厚朴姜炒，半斤

每服三钱，煎后沉冷服。加黄连，名黄连香薷饮。加陈皮、人参、白术、黄芪、木瓜、甘草，名十味香薷饮。

六和汤《澹寮》 治伏暑霍乱吐泻，或寒热，或痢疾。

香薷二钱 砂仁 半夏 杏仁 人参 甘草各五钱 赤苓 藿香 扁豆姜炒 厚朴姜炒 木瓜一钱 生姜五片 枣一枚

水煎服。

消暑丸《和剂》 治伏暑，口渴引饮，脾胃不调。

半夏 生甘草 茯苓

为末，姜汁煮糊丸，桐子大。每服五十丸，热汤下。

清暑益气汤东垣　治脾胃不足，伤暑伏暑之症。

黄芪一钱　苍术一钱　升麻一钱　人参七分　白术五分　陈皮五分　神曲五分　泽泻五分　甘草二分　黄柏三分，盐炒　葛根三分　青皮二分　当归二分　麦冬四分　五味子五粒

水二盏，煎一半，温服。

生脉散孙真人　治元气不足，脾胃衰弱，脉虚无力之暑症。并治疰夏之疾。

人参　麦门冬　北五味

水一盅，煎服。

六味地黄丸仲景　肾水不足人，夏月宜常服之，以壮水之主而制阳光。

平胃散　治夏月暑食伤脾诸症。

茅山苍术　紫厚朴　陈皮　甘草

为末，砂仁汤下。此方亦可红糖丸，小儿夏月每晨服一丸，代肥儿丸方。

胃苓散　健脾利水，为水泻要药。

即五苓散合平胃散。

大顺散《和剂》　治避暑着寒，生冷伤脾，呕吐霍乱。

甘草　干姜　杏仁　肉桂

为末，每服二钱，水煎，温服。如烦躁，井花水调服。

理中汤　治服暑药过度，寒凉伤脾，变阴寒症者。

冷香饮子

升阳汤 治夏月感寒症。

羌活 藿香 苍术 苏叶 厚朴 陈皮 干葛 生姜

清燥汤

补中益气汤

人参白虎汤仲景 治中暍，大热，大渴，大汗，烦躁喘促。

石膏半熟，三钱 知母一钱半 甘草五分 人参一钱 粳米一撮 竹叶十片

水煎服。

益元散河间 治冒暑，口渴溺涩，自汗身热。

滑石水飞，六两 甘草一两

为末，每服三钱，白汤调下。此方一名天水散，又名六一散。加薄荷，名鸡苏散；加青黛，名碧玉散；加辰砂，名辰砂益元散。

辰砂五苓散《金匮》 治水泻烦躁，口渴溺赤。

猪苓七钱半 泽泻一两二钱 茯苓七钱半 白术七钱半 肉桂五钱 辰砂五钱

为末，灯心汤调方寸匕服。

湿症章

湿症大意

诸痉强直，积饮痞满，霍乱吐下，体重跗肿，肉如泥，按之不起，皆属湿土之气。地之湿气，感则害人皮肉筋脉。因于湿，首如裹。湿热不攘，大筋软短，小筋

弛长。软短为拘，弛长为痿。经文

湿病内因

天之湿，雨雾是也，天本乎气，故先中肌表荣卫；地之湿，水泥是也，地本乎形，故先伤皮肉筋骨血脉。饮食之湿，酒饮乳酪是也。胃为水谷之海，故伤乎脾胃。有汗液之湿，汗液亦气化也，止感乎外。人气之湿，太阴湿土所化也，乃动于中。《准绳》大抵居湿涉水，汗雨沾衣，皆湿从外受者也。若嗜饮酒面，多食瓜果，皆湿从内伤者也。《医鉴》

中湿外候

有脾胃素弱，内蓄痰饮，外触水湿，相抟而上冲。重者令人涎潮壅塞，颈强㖞斜，半身不遂，与中风相似，但脉沉缓、沉细、沉涩之不同。《准绳》且湿气伤人，在上则头重目黄，鼻塞声重，在中则痞闷不舒，在下则足胫跗肿。在经络则日晡发热，在肌肉则肿满如泥，在肢节则屈伸强硬，在隧道则重着不移，在皮肤则顽麻，在气血则倦怠。在肺为喘满咳嗽，在脾为痰涎肿胀，在肝为胁满㿗疝，在肾为腰疼阴汗。入腑则泄泻肠鸣，呕吐淋浊；入脏则昏迷不省，直视郑声。又湿家为病，一身尽痛，身如熏黄，身重如板夹为异耳。汇补

湿挟寒热

湿症之发，必挟寒挟热。大概溺赤口渴，为湿热，多患于黑瘦膏粱之人；溺清不渴，为寒湿，多患于肥白淡薄之躯。汇补

湿分内外

东南卑下，山泽蒸气，湿从外入，自下而上。初宜

汗散，久宜渗泄。西北地高，外燥内湿，不得宣越，从内发外。初宜利便，久宜健脾。然南北方土虽异，其内外所感相似者有之，不可执一施治。汇补

湿症脉法

脉浮而缓，濡而小者，皆外湿；沉而缓，细而微者，皆内湿。又迟缓为寒湿，洪缓为湿热，弦缓为风湿。汇补

湿症总治

势轻者，宜燥湿；势重者，宜利便。在外宜微汗，在内宜渗泄，所贵乎上下分消其湿。《入门》凡风药可以胜湿，泄小便可以引湿，通大便可以逐湿，吐痰涎可以祛湿。湿而有热，苦寒之剂燥之；湿而有寒，辛热之剂除之。时珍

湿宜健脾

脾虚多中湿。陈无择脾本喜燥，恶湿者也。惟脾土衰弱，失健运之堤防，湿气停聚不化，使䐜胀四肢，渍透皮肉，喘满上逆，昏不知人。故治湿不知理脾，非其治也。汇补

湿宜利水

湿乃津液之属，随气化而出者也。清浊不分，则湿气内聚。故治湿以利小便为上。汇补

湿宜风药

湿淫所胜，助风以平之。经文有阳气不升，湿邪内陷者，当用升阳风药以辅佐之。不可过服淡渗，重竭其气。东垣

治湿禁戒

凡湿家不可大下，下之额汗出，微喘或哕，小便利者，死。下利不止者，亦死。《伤寒论》

用药总法

主以四苓散。在上加紫苏、防风微汗之，在中加苍术、半夏、厚朴燥之，在下加防己、木通利之。挟风加羌活、独活、藁本、防己散之，挟寒加干姜、肉桂、椒目、附子温之，挟热加黄连、黄芩、山栀、黄柏清之。景明病气实、元气虚者，苍白术同用之；病气、元气俱实者，宜通利之，五子五皮饮、导水丸、舟车丸是也；病气、元气俱虚者，培补之，六君子汤、金匮肾气丸是也。

附：风湿

伤湿又兼风，名曰风湿。因汗出当风，久坐湿地所致。其症头汗面黄，遍身重着，骨节烦疼发热，至日晡转剧，不呕不渴，恶风不欲近衣，身有微汗，小便不利，大便亦难，脉浮虚而涩。症与伤寒相似，但脉不同耳。宜微解之，不可大汗，当用羌活胜湿汤。若解表后，自汗多而身仍疼重者，防己黄芪汤。《伤寒书》

附：寒湿

伤湿又兼寒，名曰寒湿。因先受湿气，又伤生冷。其症头汗身痛，遍身拘急，不能转侧，近之则痛剧，遍身无汗，小便不利。症与风湿相似，但大便转泄耳。宜渗湿汤主之。带表，五积交加散；里寒，附子理中汤；寒多浮肿者，术附汤。《伤寒书》

附：湿痹

伤湿而兼风寒，名曰湿痹。其症头痛脊强，恶寒发热，关节疼痛而烦，皮肤麻木，重着不移，脉沉而细。仲景宜新制蠲痹汤主之。

附：湿热

湿者土之气，土者火之子。湿病多自热生，盖火热能生湿土也。《良方》故六气之中，湿热为病，十居八九。丹溪凡为疸为黄，为肿为胀，为痞为泻，为淋为浊，为带下，体重肿痛，为脓疮，痢疾后重，皆湿热所致也，当分治之。如湿胜者宜清其湿，热胜者宜清其热。夫湿胜其热，不可以热治而用寒药，使湿愈重；热胜湿者，不可以湿治而用燥药，使热愈甚也。然则初受湿者，当以利水为要，使湿不致成热也。久而湿化为热者，当以清热为要，使热不致蒸湿也。汇补

选方

四苓散 治湿气在中，清浊混乱，小便短少，大便溏泻。

白术一钱　茯苓　泽泻各一钱半　猪苓一钱

水煎服。

平胃散 治不服水土，脾胃胀泻。

除湿汤 治脾虚停湿，腰脚重肿，大便泻，小便涩。

半夏　厚朴　苍术炒，各二两　藿香　陈皮　茯苓各一两　甘草七钱　白术生用，一两

为末，每服四钱，姜汤下。

清热渗湿汤 治湿病兼热，口渴，小便少而黄浊。

黄连　赤茯苓　泽泻　黄柏各一钱　苍术　白术各一钱半　甘草五分

水煎服。

和剂渗湿汤 治湿病兼寒，口不渴，小便短少而不黄，胸腹满，食不化。

苍术 白术 甘草炙，各一两 茯苓 干姜炮，各二两 橘红 丁香各二钱半

每服四钱，生姜一片，煎服。

六君子汤 治湿症脾虚，病气、元气俱虚者。

金匮肾气丸 治脾肾虚而湿不化者。

导水丸河间 治湿热，通二便，必高燥之地，湿热之病，强实之人。若柔弱之躯，淡素之家，寒湿之病，必不可服。

大黄二两 黄芩一两 滑石 牵牛各四两

水丸，绿豆大，温汤下二十丸。

舟车丸河间 治湿胜气实，内胀外肿，大便后重，小便赤涩。

牵牛头末，四两 大戟 甘遂 芫花 大黄各二两 青皮 陈皮 木香 槟榔各半两 轻粉一钱

取蛊加芫荑半两为末，水丸麻子大，空心服三丸。如不行，加二丸，至快利为度。

羌活胜湿汤东垣 治外感湿气，头身重痛。

羌活 独活 藁本 防风各一钱 甘草五分 川芎二分 蔓荆子三分

水煎。

防己黄芪汤仲景 治风湿自汗，身疼而重，脉浮。

防己一钱 白术七分半 黄芪一钱二分 甘草五分

姜四片，枣一枚，水煎服。

燥症章

燥症大意

诸涩枯涸，干劲皴揭，皆属于燥。经文燥万物者，莫熯乎火。《易经》火气一熯，五液皆枯。故燥之为病，血液衰少，而又气血不能通畅。《原病式》

燥症内因

燥者，阳明金气所化。金受火制，木旺风生，风火相合，胜湿损津。《原病式》亦有天时久晴，黄埃蔽空，风热怫郁而成者，此属外邪。《六要》其内因所致者，病端不一，有减气而枯，有减血而枯。好古或大病而攻伐太过；或吐泻而津液顿亡；或饥饿劳倦，损伤胃液；或思虑劳神，心血耗散；或房劳太过，肾水干枯；或金石刚剂，预求峻补；或膏粱厚味，炙煿太多，皆能助火烁阴而为燥。《良方》总之金为水源，金受火克，不能生水而源绝于上，则无以荣肤泽毛，而诸燥作矣。《六要》

燥症外候

在外则皮肤皴揭，在上则咽鼻焦干，在中则水液衰少而烦渴，在下则肠胃枯涸而便难。《良方》

燥病变症

风燥，由肝血不能荣筋，故筋痛爪裂；火燥，由脾多伏火，故唇揭便秘；血燥，由心血失散，故头多白屑，髮脱鬚落；虚燥，由肾阴虚涸，故小便数，咽干喉肿。此皆燥之初因也，濡润自愈。若不加啬养，使真水涸竭，为消渴噎膈，为痿痹经闭，为干咳声哑，筋脉劲

强，口噤拳挛，筋缓不收，而千疴竞起。虽欲静摄，则燎原不可遏矣。汇补

燥症脉法

脉紧而涩，或浮而弦，或芤而虚，皆属燥症。《正传》

燥症治法

治燥须先清热，清热须先养血，养血须先滋阴。《绳墨》宜甘寒之品，滋润荣卫。甘能生血，寒能胜热，阴得滋而火杀，液得润而燥除。故曰：莫治风，莫治燥，治得火时风燥了。子和

虚燥宜补

若病后曾服汗下药，及吐后产后，老年瘦羸人，见诸燥症，脉细涩或洪数者，俱属血液不足，当濡润之。纵欲人发燥者，多肾虚，以肾主五液也。汇补

燥症禁戒

切忌香燥动火，及发汗、渗湿、利便、通导之药，《入门》损伤津液。至于苦寒辛凉，亦逐末而忘本。世多此弊，其燥愈增。汇补

燥症用药

主以四物汤加减。如皮肤皱揭，加秦艽、防风，咽鼻焦干，加知母、黄芩，烦渴加麦冬、花粉，便难加麻仁、牛膝，痰燥加贝母、瓜蒌，血燥加天冬、熟地。火燥壮实者，用清凉饮子以治上焦之燥，用脾约麻仁丸以治中下之燥。虚燥在肾经者，用地黄汤丸加天麦冬；在肝脾经者，用加味逍遥散加麦冬，或桔梗，或生地，随症加减，不可胶泥其说也。

选方

四物汤

清凉饮子 治上焦积热，口舌咽干，鼻燥。

黄芩 黄连 薄荷 玄参 当归 芍药各一钱半 甘草一钱

便燥加大黄。水煎服。

脾约麻仁丸《和剂》治脾家伏火，血液燥，大便闭结。

厚朴 枳实 芍药各二两 大黄蒸，四两 杏仁 麻仁各一两半

蜜丸，温水下。

地黄汤

加味逍遥散

大补地黄丸 治下焦虚火，精血枯燥，因而便闭。

熟地四两 当归 山药 枸杞各三两 知母 黄柏各二两 山萸肉 白芍药二两 生地二两五钱 肉苁蓉 玄参各一两半

炼蜜丸，盐汤下。

新制通幽汤 治幽门不通，大便闭结，上冲吸门，呕食不下，肠燥胃闭，将成噎塞之症。

当归 红花 桃仁 韭汁 香附 牡丹皮 苏子 桔梗 陈皮

水煎，磨槟榔五分，调和服。

朱砂芦荟丸 治大便不通。

朱砂研，如飞面五钱 真芦荟研细，七钱

滴好酒少许为丸，每服一钱二分，好酒服。朝服暮

通，暮服朝通，须天晴时修合。

火症章

大意

火乃天地间真阳之气。天非此火，不能生物；人非此火，不能有生。故凡腐熟五谷，化精气神，皆赖此真阳之火，名曰少火。及情窦既开，动过乎静，动始阳生，动极阳亢，亢则火暴，偏胜而病者，皆亢阳之火，名曰壮火。汇补壮火食气，少火生气。《内经》所以少火之火，无物不生；壮火之火，无物不耗。可见火与元气，势不两立，一胜则一负，故曰：火为元气之贼。东垣

内因

恚怒则火起于肝，忧思则火起于脾，醉饱则火起于胃，房劳则火起于肾，悲哀则火起于肺，过喜则火起于心。心为君主，自焚则死矣。《内经》

外候

诸痛疮疡，诸腹胀大，诸病有声，鼓之如鼓，诸呕吐酸，暴注下迫，皆属于热。诸热瞀瘛，诸逆冲上，诸躁狂越，诸禁鼓栗，如丧神守，诸病胕肿，疼痠惊骇，诸转反戾，水液浑浊，皆属于火。《内经》言属热者，君火之病；属火者，相火之症，不可不辨。

火分各经

掉眩瘛疭，胁痛目赤，肝火动也；悲笑谵妄，口舌疮疡，心火动也；腹胀有声，口臭唇肿，脾火动也；喘咳烦闷，鼻塞衄衄，肺火动也；梦遗精浊，躁扰牙宣，

肾火动也；目黄口苦，耳鸣胀痛，胆火动也；多作腹痛，血淋溺浊，小肠火也；呕吐嘈杂，面浮龈肿，胃家火也；暴泻黄赤，便结不通，大肠火也；癃闭淋沥，遗溺混浊，膀胱火也；喉痹昏昧，头眩格食，三焦火也；阳事频举，不交精泄，命门火也。《六要》大概属肝者，诸风之火；属脾胃者，诸湿痰火；属心肺者，诸热实火；属肾者，诸虚阴火。散于各经浮游之火，入气分；无根之火，入血分，消阴伏火。故曰：诸病寻痰火，痰火生异症。《入门》

火升有三

气从左边起者，肝火也；气从脐下起者，阴火也；气从涌泉穴起者，虚之甚也。丹溪要知上升之气，自肝而出，中挟相火。自觉冷者，非真冷也，乃火极似水耳。《原病式》

虚火有五

有劳倦内伤，身热无力，为气虚火者；有失血之后，阴分转剧，为血虚火者；有遇事烦冗，心火焦灼，为阳强火者；有房室过度，肾水不足，阳光上亢，为阴虚火者；有老弱病后，吐泻脱元，上热下寒，为阳虚火者。汇补

郁火有三

有平素内热，外感风寒，腠理闭塞而为郁热者。有恚怒不发，谋虑不遂，肝风屈曲而为郁火者；有胃虚食冷，抑遏阳气于脾土之中，四肢发热，扪之烙手而为火郁症者。汇补

虚实分辨

大约实火之热，日夜无间，口渴能饮，大便坚闭；虚火之热，向夜潮热，口燥不饮，大便不闭。《入门》然实火亦有日晡潮热者，如外感阳明里症是也；虚火亦有昼夜俱热者，如气血两虚之症也。实火亦有大便泄泻者，如暑湿气食之症也；虚火亦有大便干燥者，如产后、病后及老弱血枯便燥是也。当合兼症脉息辨之。汇补

脉法

脉浮虚数为虚火，脉沉实数为实火，各随部位以断何经之火。汇补

死候

卒病暴死，皆属于火。《内经》盖因喜、怒、悲、恐、惊五者，偶有过中，心火暴甚，肾水不能救之，则阳亢阴竭，卒然不省。故曰：五志之火动极，不治。丹溪

又有多谋、多怒、多欲之人，厥阳之火，无时不动。既已有病，尚尔不息，煎熬真阴，渐致危殆。阴虚则愈，阴绝则死。盖一水不能胜五火也。丹溪

火宜静养

火之为物，静则退藏，动则亢上。不拘五脏六腑十二经中，动皆属火。当恬憺虚无，镇之以静，使道心常为一身之主，而人心听命焉。彼诸火者，将寂然不动，何酷烈暴悍之有？《六要》

总治

火之性不同。在心者，位尊丽上，主宰一身，谓之君火；在肾肝者，感心而动，代君行令，谓之相火。君

火正治，相火反治。故虚火补之，实火泻之，郁火发之，浮火敛之。又曰：降有余之火，在于破气；降不足之火，在于滋阴。汇补

分治

心火者，譬诸柴薪之火，可以湿伏，可以水灭，可以直折，宜苦寒凉剂，逆其性而正治之，所谓热淫所胜，治以咸寒也，三黄汤、当归六黄汤、天王补心丹之类。命门火者，譬诸亢龙之火，遇雨则焚，得湿则燔，人身阳虚之火，不可以寒凉直折，宜辛温之品，随其性以反佐之，所谓据其窟穴而招之也，八味丸、附子理中汤之类。肝火者，譬诸雷电之火，郁蒸愈发，阴湿愈炎，或出地而上升，或与龙而并见。人身肝家之火，挟气郁者，宜顺气以导之，所谓气降则火自降也。挟血燥者，宜养血以濡润之，所谓肝气为阳为火，肝血为阴为水也，逍遥散之类。挟湿热者，宜清湿以解之，所谓湿病多自热生，热去而湿自除也，左金丸、当归芦荟丸之类。挟脾虚者，宜培脾以调肝火，所谓木来侮土，则当培土以泻木也，六君子加黄连、白芍之类。肝自虚者，宜补肝以胜其火，所谓肝气太旺，肝亦自伤，则当敦土以培木也，六君子加当归、白芍。挟肾虚者，宜滋肾以抑肝，所谓乙癸同源，肾肝同治也，地黄汤加当归、白芍，或加柴胡、山栀之类。肾火者，譬诸灯烛之火，得水则爆，添火则竭，惟以膏油加之，则光明不绝，人身下焦阴火上炎，得苦寒之品则真水愈虚，宜滋其精液，所谓壮水之主以制阳光也，地黄丸加麦冬、五味之类。脾火者，譬诸红炉之火，得湿则灭，得木则烟，以灰覆

之则温暖长存，人身脾家之火，得苦寒之剂则食少泻多。得恼怒之气则面青口苦，故劳倦伤脾发热者，宜培补中气，养其化源，所谓甘温能除大热也，补中益气加减。生冷滞脾发热者，宜升阳开胃，佐以舒脾，所谓火郁发之也。火郁汤

用药总法

大率肝火用柴胡、赤芍，胆火用柴胡、胆草，心火用黄连、连翘，肺火用黄芩、山栀，脾火用黄连、白芍，肾火用黄柏、知母，大肠火用条芩、大黄，小肠火用木通、灯心，胃火加石膏、花粉，膀胱火用山栀、泽泻，三焦火用玄参、山栀，此皆治热淫邪胜实火之药也。若稍涉虚者，不拘此法。凡君火炽盛，尺寸脉俱大，用诸寒药直折其火。转甚者，须用姜汁炒药，或酒制炒，则火自伏。此寒因热用之法也。凡相火炽盛，两尺俱大，寸脉反静者，不可用寒凉，惟黄柏同肉桂并用，随其性而下行，使心肾之火交于顷刻。然左尺脉独大者，不可用黄柏；右尺脉独大者，不可用肉桂。又两手尺寸脉不大，但微无力，或浮数无伦者，亦不可用黄柏。虽有烦躁火盛，乃虚阳发露，宜用肉桂、附子，同诸补药，煎成冷服，则无拒格之患，此热因寒用之法也。如误用寒药者，死。凡火症左尺脉微细者，宜地黄汤丸加麦冬、五味；右尺脉微细者，八味地黄汤丸。左关肝脉无力者，宜逍遥散，或加人参、麦冬、生地、陈皮；右关脾脉无力者，宜补中益气汤，加白芍、丹皮、麦冬。左寸心脉无力者，宜归脾汤；右寸肺脉无力者，宜生脉散。其出入加减，于各方中与病合宜者采用之。

凡火过盛，必缓之以生甘草。童便降火甚速，火症见血者宜之。人中白降龙雷之火，阴虚者宜丸药中用之。火起脐下，小腹唧唧有声者，阴火也，败龟板主之。火从足底涌泉穴起，用附子末，津调抹足心下，加蓖麻子尤验。

选方

三黄汤东垣　治膏粱醇酒太过，积热上中二焦，变诸火症。

黄连　黄芩　黄柏各一钱　炒山栀　玄参各八两　知母一钱半　石膏二钱　甘草七分

灯心水煎服。

单用前四味，名解毒汤。为丸，名栀子金花丸。去栀子，又名三补丸，一名三黄丸。

泻白散钱氏　治肺火实盛。

桑白皮炒　地骨皮各一两　甘草炒，五钱

王海藏加黄芩、山栀。

泻青丸　治肝火实盛生风之症。

当归焙秤　川芎　山栀　龙胆草焙秤　羌活　防风　大黄煨各等分，末之，蜜丸鸡豆大。每服一丸，煎竹叶汤同砂糖温水化下。

清胃散　治胃火。

生地三分　当归三分　丹皮五分　黄连三分　升麻一钱

加连翘、甘草、赤芍药。水煎。

回令丸丹溪　治肝火。

黄连六两　吴茱萸一两

为末，粥丸。

导赤散钱氏　治小肠火。

生地　木通　甘草等分

为末，每用三钱，入竹叶七片，煎服。

泻心汤钱氏　治心火。

黄连一味，酒炒，加大黄、黄芩，名三黄泻心汤。

凉膈散　治火郁上焦。

大黄　朴硝各五钱　甘草　连翘　栀子　黄芩　薄荷各一两半

为末，每服一两，水二盏，竹叶七片，煎服。

白虎汤

黑奴丸　治热毒发斑，烦躁大渴倍常，时行热病，六七日未得汗，脉洪大而数，面赤目胀，身痛大热，狂躁欲走。又五六日以上不解，热在胸中，口噤不能言，为坏伤寒病，医所不治，弃为死人，精魂已竭，心下才暖，拨开其口，灌药下咽即活。

黄芩　釜底煤　芒硝　麻黄　灶突墨　梁上尘　小麦奴各一两　大黄一两二钱

为末，蜜丸如弹子大，新汲水化下，饮尽，当足寒汗出乃瘥。若时顷不汗出，再服一丸。见微利，若不大渴，不可与此药。以上诸方，皆治实火之剂。

大补阴丸　治下焦相火。

黄柏一味，炒褐色，粥丸，或水丸。

坎离丸丹溪　一名滋肾丸，治相火上炎。

黄柏　知母　肉桂

四物汤　治血虚火症。

四君子汤 治气虚火症。

补中益气汤 治元气下陷，阴火上炎。

逍遥散《易简》 治肝脾二经血虚火症。

当归 白芍药 白术 白茯苓 柴胡各一钱 甘草五分

水煎。薛立斋加牡丹皮、山栀，名加味逍遥散。古方逍遥散，即前方，中无牡丹皮、山栀，有薄荷、陈皮、地骨皮。

地黄汤 治肾虚火症，用此壮水之主以制阳光。

上渴足冷者，方中加肉桂、五味子；上渴足暖者，加麦冬、五味。

十全大补汤 治火症气血两虚者。

人参养荣汤 治心、脾、肾三经俱虚火症。

火郁汤东垣 治火郁于中，不得舒散，因内伤生冷，抑遏阳气于脾土中而发热者。

升麻 葛根 白芍药 柴胡各一钱 甘草 防风各五分

加独活，名升阳散火汤。每服三四钱，水二盏，加连须葱白三寸，煎服。

防风通圣散河间 治郁火症，因内有积热，外为风寒所束而发热者。

防风 川芎 当归 赤芍药 连翘 薄荷 麻黄 大黄 芒硝各半两 桔梗 石膏 黄芩各一两 白术 山栀 荆芥各二钱半 滑石三两 甘草二两

上为末，每服二钱，水一盏，姜三片，煎服。又名双解散。

卷之二

内因门

气症章

大意

气者，氤氲浩大之元气。当其和平之时，源出中焦，总统乎肺。《原病式》在外则护卫皮毛，充实腠理；在内则导引血脉，升降阴阳，周流一身，运行不息。《指掌》脏腑之所以相养相生者，皆此气也。盛则盈，衰则虚。顺则平，逆则病。《绳墨》

内因

百病皆生于气也。怒则气上，喜则气缓，悲则气消，恐则气下，寒则气收，热则气泄，惊则气乱，劳则气耗，思则气结，忧则气沉。《内经》凡七情之交攻，五志之间发，乖戾失常，清者遽变而为浊，行者抑遏而反止，营运渐远，肺失主持，气乃病焉。《原病式》

外候

气之为病，生痰动火，升降无穷，燔灼中外，稽留血液，为积为聚，为肿为毒，为疮为疡，为呕为咳，为痞塞，为关格，为胀满，为喘呼，为淋沥，为便闭，《绳墨》为胸胁胀疼，为周身刺痛。久则凝结不散，或如梅核，窒碍于咽喉之间，咯咽不下，或如积块，攻冲于心腹之内，发则痛绝。汇补

脉法

下手脉沉，便知是气。沉极则伏，涩弱难治。《玄要》大凡气病轻者，肺脉独沉；重者，六脉俱沉。又气病轻者，肝脉独弦；重者，脾脉亦弦也。汇补

女人多气

男子属阳，得气易散；女子属阴，得气多郁。故男子气病少，女子气病多。《正传》况娇养纵妬，性偏见鄙，或孀媳婢妾，志念不伸，恚愤疑忌，抑郁无涯，皆足致病。汇补

七情病异

喜乐惊恐，属心胆肾经。病则耗散正气，为怔忡失志，精伤痿厥，不足之病；怒忧思悲，属肺脾肝经，病则郁结邪气，为颠狂噎膈，肿胀疼痛，有余之病。《玉册》

五志相胜

五志所伤，以所胜者平之。悲可以治怒，以怆恻苦楚之言感之；怒可以治思，以污辱欺罔之言触之；思可以治恐，以虑彼忘此之言夺之；恐可以治喜，以迫遽危亡之言怖之；喜可以治悲，以谑浪亵狎之言娱之。凡此法者，必诡诈谲怪，无所不至，然后可以动其耳目，易其视听也。又热可以治寒，寒可以治热，逸可以治劳，

习可以治惊，若徒事汤药，失所务矣。子和

气症总治

调气之法，结者散之，散者收之，损者益之，逸者行之，上之下之，摩之浴之，薄之劫之，开之发之，气虚者掣引之。《素问》滞者导之，郁者扬之，热者清之，寒者温之。偏热偏寒者，反佐而行之。挟湿者，淡以渗之；挟虚者，补而养之。《六要》虚甚者，补敛之；浮越者，镇坠之。汇补

气病变火

气本属阳，亢则成火。《六要》气有余，便是火也。《原病式》故滞气、逆气、上气，皆气得炎上之化，有升无降，蒸熏清道。甚至上焦不纳，中焦不化，下焦不渗，宜清降气道，化气丸加黄连、山栀。若概用辛香燥热之剂，是以火济火矣。丹溪

气病成痰

有寻常外冒四气，内着七情，或偏食厚味，致清浊相干，噫气少食，或痞或痛，此属气也。然有屡用辛温，暂开复结，愈劫愈滞，蔓延日久，为吞酸，为嘈杂，此乃气生痰之症也。若徒用香燥，则津液枯涸，痰凝血瘀，结成窠囊，为痛为呕，乃反胃噎膈之渐也。惟当平补调疏，使脾胃清和，则气道健行，痞塞自解。《六要》

气兼痰火

气与痰火，同出异名。三者凑合，重则卒暴眩仆，轻则胀痛痞塞。故治气者，不治其火则气不降，不治其痰则气不行，故清痰降火，为治气之关节也。汇补

辛香暂用

辛香之剂，但治初起郁结之气，借此暂行开发，稍久气郁成热，便宜辛凉以折之，最忌香燥助火。如明知伤冷受寒而病者，方敢温散，亦暂法也。丹溪

气病和血

气主煦之，血主濡之。《难经》一切气病，用气药不效者，乃气滞而血不能波澜也，宜少佐芎、归活血，血气流通而愈，乃屡验者。三锡故妇人宜调血以理气，男子宜调气以养血。《医鉴》

气虚补脾

气因于中，《内经》故中州为元气之母。俗云气无补法者，此为气实人言也。如脾虚正气不行，邪着为病，当调理中州，复健运之职，则浊气降而痞满除。如不补气，气何由行？丹溪六君子汤加减之。汇补

气虚和肝

上升之气，自肝而出。《原病式》故性躁多怒之人，肝木必旺，肝旺则乘脾，宜用伐肝之药。然克削太过，肝木未平，而脾土先受其害，脾益虚矣。《准绳》况造物之理，太刚则折，肝气过旺，肝亦自伤，不但脾虚，而肝亦虚矣。所以气病久而肝脾两虚者，宜调脾和肝，逍遥散出入治之。汇补

气虚补肾

肺为主气之标，肾为主气之本。肾虚气不归元，冲脉之火，上冲清道，为喘呼，为呃忒，为呕哕，为不得卧下，皆当从下焦补敛之法。不知者泛用调气、破气，而终不下降者，气之所藏无以收敛也。必佐以补肾，而

气始归元。《入门》气喘，用观音应梦散；呃逆，用桂附理中汤；卧不下，用八味丸。大凡纳气归元，用砂仁、补骨脂、五味、胡桃肉之类。

气症用药

主以宽中散。胸满加苏梗、枳壳，心下满加枳实，腹胀加厚朴、大腹皮，胁痛加柴胡、橘叶，腹痛加乌药、枳壳，小腹痛加青皮，郁气加抚芎、苍术，怒气加木香、沉香，挟冷加干姜、肉桂，挟热加姜炒山栀，挟虚加人参，实满加大黄。大约青皮破肝气，多用损真元之气；枳壳泻滞气，过服泻至高之气。香附散郁气，须制过；木香调诸气，兼泻肺。橘红专泻，陈皮兼补。厚朴平胃气，前胡下气推陈，沉香降诸气。乌药、川芎、紫苏，俱能散浊气从汗而散；槟榔、大腹皮，能使浊气下行而去后重，有积者宜之。莱菔子、苏子、杏仁，下气润燥，肺气滞于大肠者宜之；豆蔻、沉香、丁香、檀香，辛热能散滞气，暴郁者宜用。稍久成火者忌用，须以姜炒山栀从治之。以上皆疏肝有余气病要药。若兼痰火，兼积滞，兼血有余不足，各随加减。调气用木香，然木香性温上升，如郁气不舒，固宜用之。若阴火上冲胸喉，似有气滞而非气者，则不可用木香以助火，当加黄柏、知母，少佐枳壳。血虚气滞，四物汤加香附、陈皮；阴虚气滞，地黄汤加沉香、石斛、砂仁；阳虚气滞，四逆汤加肉桂、补骨脂；气虚气滞，六君子汤加益智、苏梗。肥人气滞必挟痰，以二陈汤加香附、枳壳，燥以开之，甚者加苍术、白芥子；瘦人气滞必挟火，宜苏子、山栀、归、芍，降以润之。妇人性执属阴，易于动气，痞闷胀满而痛，上凑心胸，或攻筑胁肋，腹中结块，月水不调，或眩晕呕吐，往来寒热，一切气候，正气天香散、四七汤酌用之。如气不升降，痰涎壅盛者，苏子降气汤。气不归元，以补骨脂为主，取其壮肾气，以收浊气归就膀胱，使气化而出也。或白术亦可，以其能和胃，胃和则气自归元。此为脾肾两虚者立法也。若肺肾两虚，气不归元，喘促不卧者，宜五味子、胡桃、人参之类。气郁久则中气伤，不宜克伐，宜归脾、逍遥二方，佐以抚芎、香附、枳壳以舒郁。胎产同法。

选方

宽中散 统治气症。

白豆蔻二两 甘草炙，五两 木香三两 厚朴一斤 砂仁三两 丁香 青皮 陈皮各四两 香附三两

为末，每服二钱，生姜水煎服。脾胃虚人，不可多用，当以六君子兼之。

四磨汤 治怒忧悲思，气滞于中。

乌药 枳壳 槟榔 沉香

四件，各磨半小杯，温和服。一法：以二陈汤同用，或煎或磨入，同服更效。《济生方》中所载，内有人参，无枳壳。

正气天香散河间 治九气。

乌药三两 香附八两 陈皮 紫苏 干姜各一两

为末，每服一钱，淡盐汤调下。

苏子降气汤《和剂》 治虚阳上攻，气不升降，痰涎壅盛。

苏子二钱半 厚朴一钱 陈皮一钱 半夏二钱半 前

胡二钱　沉香七分　甘草一钱

生姜水煎服。虚冷人加肉桂五分，当归、黄芪各一钱。

一法：去肉桂，加桑白皮、白术，治哮喘嗽症。愚意哮喘嗽症初起，不宜用白术，当以茯苓代之。若久而易感常发者，丸方中竟用白术以治痰之源。

忿气饮　治忿怒太过，肝气上升，肺气不能降者。

紫苏　半夏　青皮　陈皮　大腹皮　赤苓　桑皮　白芍药　木通　甘草

四七汤《和剂》　治七情结成痰涎，状如破絮梅核在咽喉之间，或中脘痞满，气不舒快，痰涎壅盛，上下喘息，或呃逆恶心。兼治忧思过度，小便白浊者。以此药下青州白丸子，最效。

厚朴九分　茯苓一钱二分　半夏一钱半　紫苏六分

生姜、水煎服。治妇人恶阻，大效。

木香化滞汤　治气食湿面，结于中脘，腹内微痛，心下痞，不思食。

枳实五分　柴胡四分　木香三分　陈皮五分　甘草一分　半夏一钱半　草豆蔻五分　当归二分　红花一分　生姜

流气饮子　治心胸痞满，膨胀呕吐，面目四肢浮肿，二便闭塞，及忧思太过，郁结成疾。又治脚气肿痛，上喘作胀，大便不通，及气攻肩背胸胁，走注疼痛。

苏叶　青皮　当归　芍药　乌药　茯苓　桔梗　半夏　川芎　黄芪　枳实各一钱　甘草　陈皮　木香　大

腹皮　槟榔　防风　枳壳各五分

生姜、枣子、水煎服。

木香流气饮《和剂》　治清浊不分，膨胀浮肿，二便不利，口苦咽干。但此方药味太多，似难执定，用者因时制宜可也。

半夏制，二两　青皮　厚朴制　紫苏　香附炒　甘草炙，各二斤　陈皮二斤　肉桂　蓬术煨　丁香　槟榔　麦门冬去心　木香　草果各六两　木通八两　藿香　白芷　赤苓　白术　木瓜　人参　石菖蒲各四两　大腹皮制，六两

每服四钱，姜、枣、水煎服。

四炒枳壳丸　治气血内滞，胸腹膨胀。

枳壳一斤，分四分，以苍术、茴香、莱菔子、干漆各炒一分，令焦，拣去四味，止用枳壳，为末，将原四味煎汁，打糊丸如桐子大，每服五十丸，白汤下。

四制香附丸

推气散　平肝降气。

枳壳　肉桂　芍药　青皮

熘葱散《和剂》　治冷气不行，攻刺心腹。

延胡索三两　肉桂　干姜炮，二两　苍术炒，八两　甘草炙，八两　砂仁　丁皮　槟榔各四两　三棱煨　蓬术煨　茯苓　青皮各六两

为末，每服二钱，葱白煎服。

盐煎散　治冷气攻冲，胸胁刺痛，及脾胃虚冷，呕吐泻利。

砂仁　甘草　茯苓　草果　肉果　川芎　茴香　澄

茹　麦芽　槟榔　良姜　枳壳　厚朴　陈皮　羌活　苍术

入盐少许，煎服。

栀子解郁方　治气有余便是火之症。此药能解五脏结气，益少阴阴血。

栀子一味，炒黑为末，以姜汁入汤同煎，饮之。凡郁热症药中，加姜炒山栀，其义实出于此。

沉香化气丸　治气郁久而成热，便闭不通，用此润下之。

坚大黄　黄芩　沉香　人参　白术

为末，入竹沥、姜汁少许，为丸，淡姜汤下一钱。

越鞠丸丹溪　治气郁久病，用此开郁清解。

茅山苍术米泔炒　抚芎　香附各二两　山栀炒　神曲各一两五钱

为末，滴水丸如绿豆大，白汤下百粒。

以上诸方，治气家有余实症。若虚弱者，以后法治之。

四君子汤　治气症脾胃虚而食少泻多，脉虚濡，不可克削破气者。

六君子汤　治气症脉虚，属脾虚挟痰者。

生脉散　治气虚脉虚。

归脾汤　治喜恐惊劳，气散于内，并治房劳后着气，厥逆不省，少顷复醒，而脉虚细者。用此养元，不可服破气药。

补中益气汤　治劳倦后着气，或久病后气逆不通。用此补气而气自行。

观音应梦散《夷坚志》 治气虚脉弱，喘呼不卧者。

人参一寸 胡桃二枚

水煎服。一方加五味子、杏仁。

理中汤 治中风虚寒，馁弱不振，虚胀虚泻，胸腹胀满，按之濡而不硬者。

八味丸 治气虚属房劳伤肾，真火不能生脾土，因而腹胀足肿，腰痛溺短者。

养正丹《和剂》 治上盛下虚，气升不降，元阳亏损，气短身羸，及中风涎潮，不省人事，伤寒阴盛，自汗唇青，妇人血气久冷。

水银 黑锡去渣净秤，与水银结砂子 朱砂研 硫黄研，各一两

用铁盏一只，火上熔黑铅成汁，下水银，以柳条搅，次下朱砂搅，令不见星，放下少时，方入硫黄末，急搅成汁，和匀。如有焰起，以醋洒之，候冷取出，研极细，煮糯米糊丸绿豆大，每服三十丸，盐汤、枣汤任下。

血症章

大意

血者，水谷之精气也。《玉机》饮食入胃，取汁变化，生于脾，总统于心，藏于肝，宣布于肺，施泄于肾。《内经》和调五脏，洒陈六腑，其入于脉也，源源而来，灌溉一身。《玉机》目得血而能视，耳得血而能听，手得血而能摄，掌得血而能握，足得血而能步，脏得之而能液，腑得之而能气。《内经》是以出入升降之

道，濡润宣通者，皆血之使然也。生化旺，则诸经由此而长养；衰耗竭，则百脉由此而空虚。《玉机》

内因

天地之道，阳常有余，阴常不足，故人身精血难成而易亏。丹溪女子二七而经行，七七而经断；男子二八而精通，八八而精竭。《内经》可见阴气之成，止供三十年之运用，已先亏矣。况人之情欲无涯，丹溪喜怒不节，起居不时，饮食自倍，荣血乱行，内停则为蓄血，外溢则为渗血。汇补

外候

妄行于上则吐衄，衰涸于内则虚劳，流渗于下则便血，热蓄膀胱则溺血，渗入肠间为痔血。阴虚阳搏为崩中，湿蒸热瘀为血痢，热极腐化为脓血。火极似水，色紫黑。热胜于阴为疮疡，湿滞于血为瘾疹，热极沸腾为发斑。蓄在上，令人喜忘；蓄在下，令人如狂。堕恐跌仆，则瘀恶凝结，内滞痰污，则癥瘕积块。《玉机》

血分经来

从肺而溢于鼻者为衄，从胃而逆于口者为吐，从肾而夹于唾者为咯，从嗽而来于肺者为咳。又痰涎血出于脾，牙宣出于肾，舌衄出于心，《绳墨》肌衄出于心肺，腘血出于膀胱。汇补

血分轻重

大概血病于内，瘀则易治，干则难医。血走于外，下流为顺，上溢为逆。凡血症身无潮热者轻，有潮热者重。如九窍出血，而兼身热不能卧者，死。惟妇人产后瘀血妄行，九窍出血，有用逐瘀之药而生者，不可遽断

其必死。若无故卒然暴厥，九窍出血者，死。久病之人，忽然上下见血，亦死。所谓阳络伤则血外溢，阴络伤则血内溢也。汇补

血症脉法

脉者，血之府也。注于脉，少则涩，盛则滑，充则实，衰则虚，虚甚则微细，此其常也。若失血而脉反洪大中空者，即为芤脉。盖阴血既亏，阳无所依，浮散于外，故见此象。所以产后失血后，恒得芤大之脉。设不明辨，误用寒凉则谬。叔承故崔氏曰：诸症失血，皆见芤脉。随其上下，以验所出。又尺脉滑而疾者，亦为血虚；肝脉弦而紧，症兼胁痛者，有瘀血。大凡失血，脉滑小沉弱者生，实大急数者死。《脉经》

总治

血症有四：曰虚，曰瘀，曰热，曰寒。治血之法有五：曰补，曰下，曰破，曰凉，曰温是也。血虚者，其症朝凉暮热，手足心热，皮肤干涩甲错，唇白，女子月事前后不调，脉细无力，法宜补之。血瘀者，其症在上则烦躁，漱水不咽；在下则如狂谵语，发黄，舌黑，小腹满，小便自长，大便黑而少，法宜下之。在女子则经停腹痛，产后小腹胀痛，手不可按，法宜破之。血热者，其症吐衄咳咯溺血，午后发热，女子月事先期而来，脉弦而数，法宜凉之；血寒者，其症麻木疲软，皮肤不泽，手足清冷，心腹怕寒，腹有块痛，得热则止，在女子则月事后期而痛，脉细而缓，法宜温之。又有吐衄便血，久而不止，因血不能附气，失于归经者，当温脾肾二经。脾虚不统摄者，用姜、附以温中焦；肾虚不

归经者，用桂、附以温命门，皆温之之法也。《六要》

调气

气血者，同出而异名也。故血随气行，气行则行，气止则止，气温则滑，气寒则凝。凡凉血必先清气，气凉则血自归经；《入门》活血必先顺气，气降而血自下行；温血必先温气，气暖而血自运动；养血必先养气，气旺而血自滋生。汇补

血虚补气

阳生则阴长，血脱则益气。仲景凡上下血溢，大出不止者，宜甘补之品，急补元气。三锡盖血病每以胃药收功，胃气一复，其血自止。《入门》昧者不知调理脾胃之法，概用滋阴。致食少泻多，皆地黄纯阴泥膈之故也。三锡

血气所本

脾为后天之本，三阴之首也，脾气健则元气旺而阴自固；肾为先天之本，三阴之蒂也，肾水足则龙火潜而阴亦宁。故血症有脾虚者，当补脾以统其血；有肾虚者，当壮水以制其阳；有肾中阳虚者，当益火以引其归。能于三法而寻绎之，其调摄血门一道，思过半矣。汇补

血家禁戒

亡血家不可发汗，汗之则筋脉失养，变为筋惕肉瞤，甚者必发痉。仲景宜养荣以救之。汇补

血症用药

常法：以四物汤为主。血瘀加桃仁、红花、苏木、丹皮，血滞加玄胡索、香附、蒲黄、牛膝，血溢加藕

节、柏叶、小蓟汁、童便、茅花、京墨汁，血崩加续断、荆芥穗、阿胶、艾叶，便血加地榆、槐角、阿胶。血痛在肢节，加乳香、没药；在心腹，加蒲黄、五灵脂。血虚加枸杞、苁蓉，血燥加乳酪、蜂蜜，血热加天冬、生地，血寒加干姜、肉桂。活血加韭汁、牛膝，养血加丹参、秦艽。其间审择采用，以为佐使，存乎其人。至于君主之方，当遵虚实大法。实热者，犀角地黄汤；虚热者，四生丸、生地黄散；虚寒者，建中汤、理中汤。细而分之，血症肝虚者，逍遥散；肺虚者，麦冬饮子；肾虚者，地黄汤；心虚者，归脾汤；脾虚者，异功散。若再进而五脏兼病者，又当推而互之。肾虚而肺家有火者，地黄汤加麦冬、山栀、贝母、沙参；肾虚而肺气衰耗者，地黄汤加麦冬、五味，肺脉虚甚者，再加人参；肾虚而下焦寒冷者，地黄汤加肉桂、五味；脾虚而元气下陷者，补中益气汤；脾虚而荣卫两弱者，人参养荣汤。脾肾两虚，上焦有热者，清宁膏；脾肾两虚，下焦阴寒者，八味丸；脾肾两虚，中下二焦俱寒者，理中汤加肉桂、补骨脂。夫血症而用炮姜、肉桂、附子、理中、建中、八味者，因外有假热，内有真寒，孤阳浮露，血不能藏。故用温剂以吸血归元，乃变病变法也。汇补

选方

四物汤 统治血症。

丹溪方 治一切火载血而上升之症。

四物汤加山栀、童便、姜汁，或用韭汁、童便，相和服之。

犀角地黄汤《活人》 治上焦实热血溢之症。

犀角 白芍药各一钱 生地黄四钱 丹皮一钱半

水煎服。一方有黄芩、黄连、大黄，无芍药、丹皮。

四生丸 治火症上焦吐衄。

生荷叶 生柏叶 生艾叶 生地黄各等分

捣为丸，鸡子大。每服一丸，水煎服。

生地黄饮子 治虚热血症。

生地 熟地 黄芩 地骨皮 天门冬 白芍药 甘草 银柴胡 麦门冬 黄芪各等分

水煎。

理中汤 治血症久不止，属中焦脾胃虚寒不能统血者。

建中汤仲景 治脾虚肝旺，中气衰馁而失血，症属虚寒者。

肉桂 甘草炙，各一钱半 芍药三钱 大枣二枚 胶饴半合 生姜一钱半 水煎服。加当归、白术、人参，以治血家虚寒症。

逍遥散 治肝虚内热血症。

麦冬饮子 治肺虚内热血症。

麦冬 黄芪 当归 生地 人参 五味子 阿胶

挟痰，加贝母。水煎服。

地黄汤 治肾家阴虚血症。

归脾汤 治劳心过度血症。

异功散 治脾虚血症，食少泻多者。

人参 白术 茯苓各一钱半 甘草 陈皮各七分

姜三片　枣二枚

即六君子汤减去半夏，以血家忌用半夏也。

生脉散　能养脾保肺，随所见症，或与地黄汤同用，或与异功散合用。

补中益气汤　治失血久而元气下陷者。

人参养荣汤　治血症心、肝、脾三经荣卫两虚者。

清宁膏　治血家脾、肺、肾三经俱虚，不可寒凉，又不可温燥者。

葳蕤　橘红　百合　贝母　甘草　桔梗　龙眼　薏苡仁　麦门冬　石斛　生地　白术

河水煎膏。空心，滚汤化下五匙。此方亦可作煎剂服。如病人胸膈不宽，食少作胀者，减去生地；如咳痰不清，嗽甚见血者，减去白术。

八味丸　治血病上热下寒，两足清冷，尺脉微细者。

痰　症　章

大意

痰属湿，津液所化。《杂著》行则为液，聚则为痰；流则为津，止则为涎。《绳墨》百病中多有兼痰者。丹溪

内因

人之气道，贵乎清顺，则津液流通，何痰之有？若外为风暑燥湿之侵，内为惊怒忧思之扰，饮食劳倦，酒色无节，荣卫不清，气血浊败，熏蒸津液，痰乃生焉。《汇补》

外候

痰之为物，随气升降，无处不到。为喘为嗽，为呕为泻，为眩晕心嘈，为怔忡惊悸，为寒热肿痛，为痞满膈塞，或胸胁辘辘如雷鸣，或浑身习习如虫行，或身中结核，不红不肿，或颈项成块，似疬非疬，或塞于咽喉，状若梅核，或出于咯吐，形若桃胶，或胸臆间如有二气交纽，或背心中常作一点冰冷，或皮间赤肿如火，或心下寒痛如冰，或一肢肿硬麻木，或胁梢癖积成形，或骨节刺痛无常，或腰腿痠刺无形，或吐冷涎绿水黑汁，或梦烟火剑戟丛生，或大小便脓，或关格不通，或走马喉痹，或齿痛耳鸣。以至劳瘵癫痫，失音瘫痪，妇人经闭带下，小儿惊风搐搦。甚或无端见鬼，似祟非祟，悉属痰候。王隐君

痰分五脏

生于脾，多腹痛膨胀，或二便不通，名曰清痰。或四肢倦怠，或久泻积垢，或淋浊带淫，名曰湿痰。若挟食积瘀血，内成窠囊癖块，外为痞满坚硬，又名食痰。留于胃脘，多吞酸嘈杂，呕吐少食，噎膈嗳气，名曰郁痰。或上冲头面烘热，或眉棱鼻额作痛，名曰火痰。若因饮酒，干呕嗳气，腹痛作泻，名曰酒痰。升于肺，则塞窍鼾睡，喘息有声，名曰中痰。若略有感冒，便发哮嗽，呀呷有声，名曰伏痰。若咽干鼻燥，咳嗽喉痛，名曰燥痰。久之凝结胸臆，稠粘难咯，名曰老痰。七情过多，痰滞咽喉，咯之不出，咽之不下，胸胁痞满，名曰气痰。迷于心，为心痛惊悸，怔忡恍惚，梦寐奇怪，妄言见祟，癫狂痫喑，名曰惊痰。动于肝，多眩晕头风，眼目瞤动，耳轮瘙痒，左瘫右痪，麻木蹉跛，名曰风

痰。停于膈上，一臂不遂，时复转移一臂，蓄于胁下，胁痛干呕，寒热往来，名曰痰饮。聚于肾，多胫膝痠软，腰背强痛，骨节冷痹，牵连隐痛，名曰寒痰。又名虚痰。《入门》

痰病分辨

痰症初起，停留中焦，头痛寒热，类外感表症。久则停于脾肺，潮热咳嗽，类内伤阴火。又痰饮流注，肢节疼痛，类风家痹症。但痰病胸满食减，肌色如故，脉滑或细为异。《入门》

痰症察色

昔肥今瘦者，痰也；眼胞目下如烟熏黑者，痰也；目睛微定，暂时转动者，亦痰也。眼黑而行步呻吟，举动艰难，遍身疼痛者，痰入骨也；眼黑而面带土色，四肢痿痹，屈伸不便者，风湿痰也。汇补

痰分形色

新而轻者，形色清白稀薄，咯之易出，气味亦淡；久而重者，黄浊稠粘，咯之难出，渐成恶味。《入门》但伤风者，痰必清薄而上有浮沫小泡；伤热者，痰必浓厚而难化；内虚者，痰亦清薄而易于化水。又味甜者属脾热，味腥者属肺热，味咸者属肾虚，味苦者属胆热。色青者属肝风，色黑者属肾水。大抵黑色为肾虚水泛，气不归元；色红为火盛凌金，血不及变，所以红痰必劳损病症居多，最宜慎重。汇补

痰症脉法

左右关上滑大者，膈上有痰。又关脉洪者，痰随火动；关脉伏者，痰因气滞。若痰症得涩脉者，卒难得

开，必费调理。有病人一臂不遂，时复转移一臂，其脉沉细者，非风也，必有痰饮在上焦。

痰似杂症

痰饮变生诸症，形似种种杂病，不当为诸杂病牵掣作名，且以治痰为先，痰饮消则诸症愈。如头风眉棱角痛，累用风剂不效，投痰药收功；如赤眼羞明涩痛，与以凉药弗瘳，畀痰剂获效。凡此之类，不一而足，散在各症，不能繁引，智者悟之。三锡

痰症总治

热痰则清之，湿痰则燥之，风痰则散之，郁痰则开之，顽痰则软之，食痰则消之。在胸臆者吐之，在肠胃者下之。节斋此为实人立法也。若肺虚有痰者，宜保肺以滋其津液；脾虚有痰者，宜培脾以化其痰涎；肾虚有痰者，宜补肾以引其归藏。汇补

痰兼火治

有因热而生痰者，有因痰而生热者，故痰即有形之火，火即无形之痰。绳山然究而论之，痰之未病，即身中真阴也。火之未病，即身中真阳也。苟不能平调，六欲七情，交相为害，偏胜浮越，痰得火而沸腾，火得痰而煽炽，或升于心肺，或留于脾胃，或渗于经络，或散于四肢，或滞于皮肤，或溢于咽喉，种种不同。治者欲清痰之标，必先顾其本。欲辨火微甚，须明气盛衰。盖元气盛者火必实，元气虚者火必虚。能调元气之盛衰，而痰火相安于无事矣。汇补

痰兼气治

痰之在内者，为涎为饮，为癖为积，攻冲胀痛，皆

属气滞。时珍然有二种之分，痰随气升者，导痰先须顺气。严氏积痰阻气者，顺气须先逐痰。《玉机》可见逐痰理气，各审先后。有理气而痰自顺者，治其微也；有逐痰而气方畅者，治其甚也。徐春甫

痰分燥湿

痰之外出者，为咳为咯，皆属于肺；为嗽为吐，皆属于脾。亦有二者之分，从嗽吐来者为湿痰，因脾为湿土，喜温燥而恶寒湿，故二陈、二术为要药；从咳咯来者为燥痰，因肺为燥金，喜清润而恶温燥，故二母、二冬、桔梗为要药。二者易治，鲜不危殆。汇补

痰兼脾肺

脾肺二家，往往病则俱病者，因脾为生痰之源，肺为贮痰之器，脏气恒相通也。故外症既现咳嗽稠痰，喉干鼻燥之肺病，又现心嘈倒饱，食少泻多之脾虚。此时若以燥药补脾则碍肺，以润药利肺则碍脾。当斟酌于二者之中，拣去苦寒香燥，务以平调为主，泽及脾胃，而肺痰自平，不必专用清肺化痰诸药。盖脾有生肺之功，肺无扶脾之力也。汇补宜异功散加苡仁、麦冬、石斛、桔梗、山药、扁豆、莲心之属。

虚痰补脾

痰之动，出于脾。丹溪凡衰弱之人，脾虚不运，清浊停留，津液凝滞，变为痰饮者，其痰清晨愈多，其色稀白，其味亦淡。宜实脾养胃，使脾胃调和，饮食运化而痰自不生。故治痰不知理脾，失其治也。汇补

虚痰补肾

痰之源，出于肾。故劳损之人，肾中火衰，不能收

摄邪水，冷痰上泛者，宜益火之源；或肾热阴虚，不能配制阳火，咸痰上溢者，宜壮水之主。汇补

虚痰忌吐

痰之在身，如木之津，如鱼之涎，遍身上下，无处不到。节斋故虚痰上溢者，宜补气行痰。若过用吐药，则无以滋养经络，变为肾枯骨痿。仲景

虚痰忌下

虚弱之人，中焦有痰而生病者，胃气亦赖所养，卒不可攻。攻尽则愈虚。丹溪所以治痰用利药过多，中气受伤，而痰反易生。汇补

痰症用药

主以二陈汤，取半夏燥脾湿，橘红利滞气，茯苓渗湿和中，甘草益胃缓中。盖湿渗则脾健，气利则中清，而痰自化也。后人不知古人精微，谬谓药燥，而以贝母代之，殊失立法之义。夫贝母乃心肺二经药，性能疗郁，亡血家肺中有郁火，及产乳余症，消渴，阴虚咳嗽之人，忌用燥剂，姑以贝母代之，非半夏所长。若风痰，肝脉弦，面青，四肢满闷，便溺秘涩，心多燥怒，水煮金花丸、川芎防风丸；热痰，心脉洪，面赤燥热，心痛，唇口干燥，多喜笑，小黄丸、小柴胡汤加半夏；湿痰，脾脉缓，面黄，体倦沉重，嗜卧，腹胀食不消，白术丸、《局方》防己丸；气痰，肺脉涩，面白，气上喘促，洒淅寒热，悲愁不乐，人参逍遥散、观音应梦散。食积痰，加山楂、神曲、麦芽、枳实，甚者必攻之。久病虚者，加参、术，兼补以运之。酒痰，用瓜蒌、青黛，蜜丸噙化之，如酒积痰，白龙丸。脉滑数或

弦急，症兼口干面赤，心烦嘈杂等火症者，二陈加芩、连、山栀。便秘者，加玄明粉；不已者，滚痰丸。盖痰火盛于上焦，非滚痰丸不可。脉濡缓，身体倦怠觉重者，属湿痰，宜二陈、二术、羌活、防风。气虚加参、术。若多郁悒人，胃中湿痰，或周身走痛，饱闷恶心者，坠痰丸、小胃丹。脉沉滞，或滑，或结涩，兼恶心饱闷，或刺痛，属郁气挟痰，宜开郁行气，七气汤、越鞠丸。脉浮滑，见于右关，或两手关前浮大而实，时常恶心，吐清水，痞塞者，就欲吐时，以探吐之，后以小胃丹徐服。痰在膈上咽下，泻亦不去，必用吐法。胶固稠浊，非吐不可也。又痰在经络中，亦有吐法，吐中有发散之意。须先升提其气，后乃吐之，如防风、川芎、桔梗、芽茶、韭汁之类。其吐药亦有数种：瓜蒂吐热痰，蒜白吐寒痰，乌尖吐湿痰，莱菔子吐气痰，藜芦吐风痰，常山吐疟痰，参芦吐虚痰。必俟清明时，于不通风处，以布勒紧其肚，乃可吐之。若脉涩年高虚人，不可用吐法也。有人坐处，率吐痰满地，其痰不甚稠粘，此气虚不摄而吐沫也，不可用利药，宜六君子加益智以摄之。若面有红赤光者，乃阴火上炎，又当用滋阴药，地黄汤加麦冬、五味。凡人身中有块，不痒不痛，或作麻木，乃败痰失道，宜随处用药消之。外以生姜时擦之，亦不必治。若有痛处，按之无血色，坚硬如石，破之无脓，或出清水，或如乳汁，此属虚症，急于益气养荣汤中加星、半以和气血，则已成者，使化脓速破为良，其轻而未成者，必自内消，切忌刀针之类。脾家湿热生痰上逆者，治火为先，白术、枳实、黄芩、石膏之类。痰挟瘀血，结成窠囊，膈间胀闷，诸药不效者，由厚味积热，肠胃枯涸，又加怫郁，胃脘之血，为痰浊所滞，日积月累，渐成噎膈反胃。若用燥剂，其结愈甚，惟竹沥、姜汁、韭汁可以治之。日进三五杯，后用养血健脾药。一法用神术丸，大效。痰在肠胃可下者，枳实、大黄、芒硝之属；痰在胁下，非白芥子不能达；痰在四肢，非竹沥、姜汁不能行。在皮里膜外，亦必用之。二味在阴虚有痰，大获奇效。痰在膈上，颠狂健忘，噎膈反胃，阴虚劳嗽，半身不遂，必加竹沥，盖竹沥能养血清金润燥也。又痰饮流入四肢，令人肩背痠痛，两手软痹，医误以为风则非矣，宜导痰汤加姜黄、木香。痰入经络成结核者，用夏枯草，人实者用海藻、昆布。阴血不足，相火上炎，肺受火凌，津液凝滞，生痰不生血者，当润剂中加麦冬、地黄之属滋其阴，使上逆之火得返其家而痰自息。投以二陈，立见危殆。瘦人多此症。有热在肺经而不在脾胃，致使咽喉干燥，稠痰凝结，咯不出，咽不下，当用节斋化痰丸，涤痰润燥，开结降火为上。但五液皆本于肾，肾虚无以制火，则火炎上，又当滋阴补肾以治本。尝治老年男妇，一切燥痰，噎膈不舒，大便干燥，或痰结喉中咯不出，悉用清化膏以培肾壮水，兼噙化痰丸以治标，其效甚速。气虚有痰饮，肾气丸补而逐之。凡尺脉浮大，按之则涩，气短有痰，小便赤涩，足跟作痛，皆肾虚不能行，浊气泛上而为痰也，肾气丸屡验。若脉沉濡，清气不升，致浊液不降成痰者，二陈汤加枳、术、升麻；若脉细滑兼缓，痰清薄，身倦怠，肢痠软，此脾气虚而不能运化有痰也，六君子加姜汁、木香；若脉浮濡，易于伤风痰嗽，此肺气虚不能清化而有痰也，六君子加桔梗。若脾经气滞而痰中有血者，异功散加麦冬、白芍药；肝经血热而痰中有血者，加味逍遥散；肝肾阴虚而痰中有血者，六味丸。若过服寒凉之剂唾血者，四君子汤。

选方

二陈汤《和剂》 统治痰饮之症。谓其健脾燥湿，化气和中也。

陈皮 半夏各五两 白茯苓三两 甘草一两半

为剂，每服四钱，水一盏，姜五片，煎六分服。加南星、枳壳，名导痰汤。加南星、黄芩、黄连，名润下丸。以盐水拌煮诸药，故名润下。治痰热症。

新制润下丸 降痰极效。

陈皮四两，以盐水拌，煮透晒干为末 炙甘草一两

水酒糊丸，绿豆大，清茶下。

半夏丸 治肺热咳嗽生痰。

瓜蒌仁 熟半夏等分

各为末，和匀，淡姜汤丸。

神术丸 治膏粱郁结，胃槁肠燥，凝痰不顺，将成噎膈者。

茅山苍术五钱 生芝麻五钱，水研 大枣十五枚，水煮

以术为末，捣二味为丸。加真广皮五钱，更效。

四制化痰丸 治肥人因醇酒厚味，肺胃上口有痰生火者。

半夏一斤，分作四分，一分用生姜、黄连煮。一分用知母、贝母煮。一分用人参、杏仁煮。一分用桔梗、

桑皮煮。各拣去余药，单用半夏为末，水糊丸。

汝言化痰丸 治肺家老痰在于喉中，咯之不出，咽之不下者。

瓜蒌 杏仁 海粉 桔梗 连翘 五倍子 香附 蛤粉 瓦楞子 风化硝

以姜汁少许，和竹沥捣入药，加蜜丸，噙化。或作小丸，清茶下。

抑痰丸 治痰结胸喉，用此顺降，功与化痰丸相似，而药味简要，可摘入煎剂中用之。

瓜蒌仁一两 贝母六钱 半夏三两

以蒸饼丸如麻子大。每服百丸，淡姜汤下。

黄瓜蒌丸 治食积痰饮，胸膈胀闷，吐痰如胶，或五更发咳之症。

瓜蒌 半夏 山楂 神曲

等分为末，以瓜蒌水丸，竹沥和淡姜汤下。

搜风化痰丸丹溪 治风痰，半身不遂，歪斜蹉挛，颠狂眩晕之症。

胆南星二两 僵蚕一两 白矾一两 天麻一两 荆芥一两 白附子 陈皮 辰砂各五钱 半夏一两

上为末，姜汁丸，以辰砂为衣。每服四十丸，淡姜汤下。瘫痪症，酒下。

稀涎散 治风痰壅盛，不语。

千缗汤《大全》

半夏七个 皂角去弦皮 甘草各一寸 生姜如指大

水煎。

黄芩利膈丸 治热痰眩晕，嘈杂吞酸，呕吐，咯痰青黄色者。

生黄芩　炒黄芩各一两　半夏　泽泻　黄连各五钱　南星　枳壳　陈皮各三钱　白术二钱

蒸饼丸。

星半蛤粉丸　治湿痰，倦怠痿弱，泻利肿胀，上为咳嗽，下为白浊之症。

南星　半夏　苍术九蒸洗　白术各一两　蛤粉二两　橘皮一两半

神曲糊为丸，姜汤下。

中和丸　治湿热气痰。

苍术　黄芩　半夏　香附

姜桂丸洁古　治寒痰。

南星　半夏　官桂各三两

为末，蒸饼丸如桐子大，每服五十丸，姜汤下。

枳术丸　治脾虚食积生痰。

六君子汤　治气虚挟痰之症。

茯苓丸　治中脘停痰伏饮，手臂一肢麻木不举，不可作风症虚症治者，此方主之。

半夏二两　茯苓一两　风化硝二钱五分　枳壳五钱

姜汁、竹沥和糊丸。

控涎丹　治痰涎在心膈上下，使人胸背手足颈项腰胁引痛，有似瘫痪者。

甘遂去心　大戟去皮　白芥子各等分

小胃丹　上取胸膈之痰，下利肠胃之痰，胃弱者戒之。

甘遂面裹，水浸半日，酒晒　大戟长流水煮　芫花醋

拌，瓦器内炒，各五钱　大黄酒蒸拌，一两五钱　黄柏炒，三两

粥丸。此方与坠痰丸，俱为脾家湿痰膨胀之剂，可与沉香化气丸相间服，则不伤元气而胀渐平。

坠痰丸　治湿痰在脾胃成胀满者，用此下之。

黑牵牛　枳实　白矾　朴硝　枳壳　牙皂

萝卜汁丸，每服五十丸，鸡鸣时服。初则有粪，后则有痰。元气实者，每日一服；元气虚者，间一日服。以大腹和软平复为度。

滚痰丸王隐君　治一切壮实人痰滞肠胃，变成诸般奇怪之症。

大黄略蒸　黄芩各八两　青礞石以焰硝同煅黄金色　沉香　百药煎各五钱

上为末，滴水丸如桐子大，每服三十丸，清晨白汤下。服后仰卧片时，使药气少停膈上，然后下行。妊妇忌用。

瓜蒂散　痰在膈上，用此吐之。

瓜蒂七枚　赤小豆七粒　甘草三分

为末，每服一钱或五分，空心，以齑汁或豆豉汤下。鹅翎探吐，令快为度。

润字丸　开结润肠，通痰去垢，亦可为外感家秘结症，代承气汤功用。

橘红一两　杏仁二两　牙皂一两　前胡　天花粉　枳实　山楂肉各二两　甘草三钱　槟榔七钱　半夏一两　生地黄十二两

水发丸，空心，白滚汤下二三钱。

白龙丸　治酒积有痰。

半夏　滑石　茯苓　白矾等分

神曲糊丸。

饮 症 章

大意

太阴所致为积饮。因而大饮则气逆，形寒饮冷则伤肺。《内经》

内因

水者，阴物也。积水不散，留而为饮。有愤郁而停者，有困乏而停者，有思虑而停者，有痛饮而停者，有因热而伤冷者。子和揆其所由，皆因气郁中州，水浆入胃，不能运化，随脏腑虚处而留着焉。汇补

外候

大抵停水则生湿，停酒则生热，湿则成痞，热则发躁。其变现也，或形寒饮冷而得，则类外感症；可困乏忧思而得，则似内伤症。或流于四肢，则似风家痹症；或流于关节，则似跌扑伤症。其他五脏六腑所受，见症各出。汇补

饮分各经

在心则怔忡眩晕，在肺则喘急咳嗽，在脾则短气痞闷，在肝则胁满嚏痛，在肾则脐下悸动。《金匮》在上则面浮，在下则跗肿。在胃中则胸满口渴，而水入即吐；在经络则一臂不遂，而复移一臂；在肠间则雷鸣泄泻，或为溺结，与癃闭相似。在阳分不去，久则化气，与黄肿相似；在阴分不去，久则成形，与积块相似。在

左胁者，形同肥气；在右胁者，形同息贲。汇补

饮分六症

夫饮一也，而分五饮六症，皆因形而定名也。痰饮：水停肠胃，辘辘有声，令人暴肥暴瘦；悬饮：水流胁下，咳唾引痛，悬悬思水；溢饮：水流四肢，身体重痛；支饮：水停膈上，呃逆倚息短气；留饮：水停心下，背冷如掌大，或短气怔忡，四肢历节疼痛，胁痛引缺盆，咳嗽转甚；伏饮：水停膈满，呕吐喘咳，发热恶寒，腰背痛，身惕瞤而泪出。仲景

饮与痰分

饮者，蓄水之名，自外而入；痰者，肠胃之液，自内而生。其初各别，其后同归，故积饮不散，亦能变痰。是饮为痰之渐，痰为饮之化也。若其外出，则饮形清稀，痰形稠浊，又不同也。汇补

停饮脉法

脉偏弦者，饮也；又脉浮而细滑者，伤饮；又沉而弦者，悬饮内痛。《要略》

停饮总治

停饮之初，挟寒挟气者俱多。故症现寒热者，汗之；在胁肋四肢者，分利之；在胸膈者，吐之；在肠胃者，下之。《入门》若挟虚症者，补之温之。汇补

初宜分消

凡大饮之后，当风着寒，水气凝结不运，外有表症，内有饮症者，果当温散。然或发汗太过，阳气空虚，水饮仍未解散，致心下悸，头眩筋惕，身瞤动振振欲擗地者，又当温之。不可再行分消也。汇补

次宜调养

若血气亏乏之人，痰饮客于中焦，以致四肢百骸胸腹，发为诸病者，宜导去痰饮，随即补元气，不可专任汗、吐、渗下之法。汇补

虚宜温中

更有脾虚之人，每遇饮后，即觉停滞于中，肠鸣于内，甚或作泻，屡用分利不效者，法当温理中焦。汇补

久宜暖肾

久有肾虚不能纳气归元，则积饮于外，或泛于上焦为涎沫，或停于心下为怔忡。或留于脐腹，筑筑然动气者，均宜益水之剂。汇补

用药

汗以香苏饮，吐以二陈汤，分利以四苓散，下以蠲饮枳实丸。凡前五饮症，元气稍旺者，三花神佑丸、控涎丹逐之；元气稍虚者，五饮汤；虚甚者，六君子汤；虚寒者，理中汤；下焦肾阴虚者，六味丸；肾家阳虚者，八味丸；外感夹饮，发汗过多致虚症者，真武汤。

饮症选方

香苏饮 治外感风寒，内停水饮，用此发汗。

二陈汤 治停饮胃口，恶心欲吐，怔忡口渴，服此探吐。

四苓散 凡饮停肠内，或泄泻，或小便不利，以此渗利之。

三花神佑丸 一切湿热，积成痰饮，变生体麻肢痹，走注疼痛，风痰涎嗽，气壅不行。

甘遂 大戟 芫花各五钱 黑牵牛二两 大黄一两

轻粉一两

滴水丸小豆大，先服三丸，后二丸，以利为度。

控涎丹 治痰饮在膈，胸背手足颈项腰胁引痛，似风症者。

蠲饮枳实丸 逐痰消饮，导滞清膈。

枳实 半夏 陈皮 黑丑各三两

炊饼丸，姜汤下。

青木香丸 治胸膈噎塞，气滞不行，肠中水声，呕吐痰沫，不思饮食，服此宽中利膈。

黑牵牛二十四两，取头末十二两 木香三两 补骨脂 荜澄茄各四两 槟榔二两

清水丸绿豆大，每服三十丸，茶汤下。气滞湿痰留饮，大效。

十枣汤仲景 治悬饮内痛，直达水气结聚之处。

芫花 甘遂 大戟

为末，枣子十枚，煮汤去枣，调药末。强壮者服五分，平旦服之。不下，加五分，以利为度。虚人勿服。

五饮汤海藏 治五饮留滞心胸胁下。

旋覆花 人参 陈皮 枳实 白术 茯苓 厚朴 半夏 泽泻 猪苓 前胡 桂心 白芍药 炙甘草各等分

生姜、水煎服。

泽泻汤仲景 治饮水太过，肠胃不能传送。

泽泻五两 白术二两

水煮服。

六君子汤 治脾胃虚弱，遇饮停留，成胀满吐呕泻

利者。

理中汤 治脾家大虚挟寒，停饮不化者。

真武汤仲景 外寒挟水症，发汗过多，心下悸，头眩筋惕，身瞤动，振振欲擗地者。

茯苓三钱 白术二钱 芍药 生姜各三钱 附子八分

水煎，分服。

八味丸 治肾经阳虚，不能制水，水饮停留，或泛为痰，或浸为肿，或动为悸。

伤食章

大意

饮食自倍，肠胃乃伤。《内经》一或有伤，脾胃便损，饮食减少，元气渐惫。《杂著》

内因

有过食生冷瓜果鱼腥寒物者，有过食辛辣炙煿酒面热物者，有壮实人恣食大嚼者，有虚弱人贪食不化者。《指掌》有饮食不调之后，加之劳力，劳力过度之后，继以不调者。安道

外候

令人腹胀气逆，胸膈痞塞，咽酸噫气，如败卵臭；或呕逆恶心，欲吐不吐，恶闻食气；或胃口作痛，或手按腹疼；或泄泻黄白，而绞痛尤甚；或憎寒壮热头疼，似外感疟疾。但外感则身多疼痛，左脉浮盛；伤食则身无疼痛，右脉滑大。汇补亦有旧谷未消，新谷遽入，脾气虚弱，经宿不化者。巢氏其有热者，令人吞酸；其无热者，令人噫臭。吴崑

脉法

气口紧盛，伤于食。《内经》右关浮滑，或沉滑，按之有力者，宿食不消。《脉经》凡人上部有脉，下部无脉，当问其胸满恶心，欲吐欲呕者，此食填胸中，气不下降，故尺部无脉，乃天道不能下济之象，探吐自愈。如胸中无食，又不欲吐，而尺无脉者，此根本已废，短期迫矣。又停食脉沉滑，伤冷硬物，宜温以克之；脉洪数，伤辛热物，宜苦以胜之；脉缓滑，伤腥咸物，宜甘以胜之；脉弦紧，伤酸硬物，宜辛以胜之；脉洪滑，伤甜烂物，宜酸以胜之；脉微迟，伤冷物，且有积聚痰涎，宜温剂和之。若见单伏者，主食不化，且有外寒凝滞，宜辛温发之。汇补

治法

在上者，未入于胃，乃可吐之；在中者，消导之；在下者，已入于胃，宜下之。《玉册》然皆不可过剂，恐损元气也。汇补

峻剂宜戒

肠胃为市，所伤食物，过在中焦。设用破气之剂，徒损上焦清气，峻烈之品，复伤下焦阴血，皆谓之诛伐无过。惟当顺气化痰，助脾腐化，更视元气何如，所伤何物，徐徐消导，润而去之。滞去之后，犹当补养脾胃，以复健运之常。若概用牵牛、巴、黄，损伤脾气，潜耗津液，积聚转固，而药之余毒留于肠胃，渐变呕吐肿泄痿黄。即或暂时痊可，而暗夺其纪者多矣。汇补

挟寒挟热

其有身受寒气，口伤生冷而暴病者，初时便宜辛温

开导。盖食得寒则凝，得热则化也。稍久寒郁成热，当兼一二辛凉降火之味。丹溪所以伤食之人，腹痛日久，时作时止，口干唇燥，小便短赤，大便干结，亦有泄泻黄糜，肛门如火者，皆湿中生热之症，反以苦寒取效。可见伤食亦有挟寒、挟热之异，犹之外感有寒实结胸、热实结胸之别，故凡临症之顷，大宜审察。汇补

伤食成痞

食伤之后，物滞虽消，元气受损。或已经攻下而脾阴受伤，至高之气乘虚下陷，而为蓄满痞塞者，宜理脾胃，和气血，治以辛发升散之剂，则痞结自解。不可再用枳、朴等类，重损中州。《入门》

脾虚甘补

平人饮食入胃，脾能运之，故随食随化。病人饮食入胃，脾匆能运，则食反磨脾。故有食入即痛者，不可与伤食同治，致变不测，但补脾胃，其食自化。汇补

肾虚温补

饮食虽入中焦，其变化精微，实赖少火上蒸。中年之后，大病之余，元阳亏损，不能熟腐，因而衰馁，易于停食，作痞作痛，为呕为泻，宜补火以生土。譬之锅底加薪，水谷尽熟也。《玉机》

胃枯平补

又有专事清虚，素食粗粝，肠胃无以滋养。久久枯涩，易于停食。治者不求其本，喜攻速效，妄用辛香燥热，徒快一时，变生噎膈膨胀，背痛嗽脓等症。若早知胃枯，但与平补，久而自效。汇补

用药

食填上焦，宜单盐汤，或二陈汤加桔梗芦吐之，吐后以二陈加香砂和之；食停在中，保和丸主之。肉食伤，加草果、山楂；面伤，加神曲、莱菔；水果伤，加肉桂；豆粉伤，加杏仁；瓜果伤，加糯米；糯米伤，加酒曲；饭食伤，加陈六安茶；炙煿伤，加淡豆豉。外着暴寒，加苏叶、干葛；内伤生冷，加干姜、桂枝。挟气滞，加木香、乌药、枳壳、槟榔；挟寒湿，加苍术、厚朴。久而挟郁热，加姜汁炒山栀；郁热便秘者，加大黄；挟热便泻者，加黄连炭。如初起自吐者，二陈加藿香、豆蔻、厚朴、砂仁；自泻者，二陈加白芍、木香、木通、神曲。吐下未净者，枳术丸消之；吐下已虚者，六君子补之。至于伤食感寒腹痛，有用备急丸攻下者，有用理中汤温补者，虚实之间，最当详辨。久病不运化者，以六君子加谷芽、益智、砂仁之类。

凡伤食，必问所食何物，寒者热者？是喜食而太过耶，当助脾消导；或乘饥困而食之耶，当补中益气；是气恼后得食，或食后着气耶，当舒气解郁，兼以消化。若病后、疮溃后、产妇高年，凡有食滞，只宜补益消化，若概用攻下，立见倾危。凡左脉微弱，右脉弦滑或弦大，形气俱虚，又兼饥馁，骤得饮食，食而过节者，此不足中有余也。以受伤言不足，以停滞言有余也，故标本当审缓急。更有物停气伤，宜消补兼行者；有物停气不甚伤，当消导独行者。有既停滞，不能自化，但须补脾使之运行，不必消导者，当临时消息，不可一偏。至如枳术丸，虽曰消导，固有补益之功存乎其间，和中最妙。其他如木香分气丸、枳实消导丸、大枳壳丸，虽无补益，然施于有余实症，无不获效，但不可视为常法。若所滞之物，非枳术丸等所能去者，安可泥常而不通变？则备急丸、煮黄丸、感应丸、瓜蒂散等，东垣、丹溪亦未常委之勿用也。安常

附：恶食

恶食非止一端。有胸中痰滞者，宜导痰以助脾；有伤食恶食者，宜消化以助脾；有病久胃虚者，宜参术以健脾。汇补

附：不能食

不能食有虚有实。实则心下痞满，恶心口苦，宜消导；虚则倦怠，面色萎黄，必心下软和，宜异功散加砂仁。有虚痰者，六君子汤。用补脾不效者，宜二神丸，虚则补其母也。若善饥不能食，属胃热。脉洪而虚者，异功散加竹茹、黄连；脉洪而实者，人参白虎汤治之。汇补

选方

保和丸丹溪　治食积酒积。

山楂肉二两　半夏　橘红　神曲　大麦芽　白茯苓各二两　黄连　莱菔子　连翘各五钱

末之，滴水丸，白汤下。加白术，名大安丸。

枳术丸洁古　消食强胃，治痞宽胸。

枳实一两　白术二两

末之，荷叶裹烧饭为丸，陈茶、姜汤任下。

三黄枳实丸　治食郁成热，腹胀便秘壮实者。

大黄　黄连　黄芩　白术　陈皮　枳实　神曲

各等分，末糊丸，姜汤下，以利为度。

枳实导滞丸 行湿热之物，去积滞闷痛。

大黄十两 神曲五两 枳实五两 茯苓 黄芩 白术 黄连各二两半 甘草一两 泽泻二两

炊饮丸。

和中丸 治胃虚食滞，厌厌不食，大便或秘或溏。

厚朴一两 白术一两二钱 半夏一两 陈皮八钱 木香二钱半 甘草三钱 枳实三钱

姜汁糊丸，桐子大。每服三四十丸，白汤下。

备急丸 治胃停生冷，心腹急痛，手不可按，右寸关脉紧盛者。

大黄 干姜 巴豆各等分

末之，蜜丸如豆大。姜汤下三丸，得吐利为度。此方并治中恶客忤，心腹胀痛，卒如刀刺，气急口噤卒死者。以暖水下。或不下，捧起头，得下咽，须臾便差。再与三丸，以腹中鸣转，得吐下，即愈。

感应丸 化积化滞，不动脏腑。

丁香 木香 肉果 干姜各一两 杏仁一百四十粒 百草霜二两 巴豆去皮膜，七十粒

同研入药内和匀，加糯米糊，入药杵千余下，丸如莱菔子大。每服十丸。食滞，陈皮汤；气滞，茴香汤；呕吐，生姜汤下。

大枳壳丸 治一切酒食伤胃，胸膈闷痛，饮食不下，两胁刺痛，呕逆恶心。

蓬术 厚朴 人参 青皮 黑牵牛 枳壳 茯苓 木香各一两 大黄二两 陈皮 白术各一两 槟榔 半夏 神曲各三两 三棱 麦芽各一两

姜汁糊丸。

资生丸缪仲淳　健脾开胃，消食止泻，调和脏腑，醉饱之后服之，大能消食。

白术三两　人参三两　茯苓一两半　陈皮二两　山楂肉二两　神曲二两　黄连姜汁炒　豆蔻　泽泻各三钱　桔梗　炙甘草　藿香各五钱　白扁豆一两　莲肉一两　薏苡仁三两　山药　麦芽　芡实各一两半

炼蜜为丸，每丸重二钱，每服一丸。醉饱后细嚼，淡姜汤下。

大健脾丸。

白术三两　广皮一两　黄连八钱　木香七钱半　人参一两半　山药　肉果各一两　甘草七钱　山楂肉　神曲　砂仁　谷芽炒，各一两　茯苓二两

为末，蒸饼丸，如绿豆大。空心，午后陈皮汤下五十丸。

二陈汤

六君子汤

白术菟丝丸

平胃散

人参白虎汤

理中汤

二神丸

补骨脂炒，四两　肉果二两，生用

为末，枣子五十枚，生姜四两，同切片，煮烂，去姜取枣，剥去皮核，以肉研入药，和丸桐子大。每服三四十丸。

瓜蒂散

异功散

伤 酒 章

大意

酒之为物，气热而质湿。《内经》气味俱阳，阴寒之时，少饮能御邪助神，壮气活血；恣饮则生痰益火，耗气损精，令暴病暴死。世人认为痰厥中脏，而不知酒色自戕之所致也。三锡

内因

酒入于胃，则络脉满而经脉虚。酒气与谷气相抟，热盛于中，故热遍于身内热而溺赤也。《内经》

外症

轻者，头痛眩晕，呕吐痰逆，神昏烦乱，胸满恶心，饮食减少，小便不利。《医鉴》甚者，大醉之后，忽然战栗，手足厥冷，不省人事，名曰酒厥。汇补

酒伤各经

酒循经络，留着为患。入肺则多嚏多痰，入心则多笑多言，入肝则善怒有力，入脾则思睡，入肾则思淫。及其久也，伤肺则变咳嗽消渴，伤心则变怔忡不寐，伤脾则变痞满疸胀，伤肝则变胁痛吐血，伤肾则变腰软阳痿。此五脏之受病也。又酒后汗多者，胃受之；酒后面青者，胆受之；酒后多溺者，小肠受之；酒后溺赤者，膀胱受之；酒后积利者，大肠受之。数者皆能成病。惟胃与小肠受酒者，汗多则从表而泄，溺多则从便而出，所以善饮不醉，而变病亦少也。《说约》

酒毒损肺成痈

酒毒留于肺者，缘肺为清虚之脏，酒多则损其清虚之体。由是稠痰浊火，熏灼其间。轻则外为鼻齇准赤，内为咳嗽痰火重则肺叶受伤，为胸痛胁胀，咳唾脓血，痰出腥秽，肺痈溃烂，宜化痰清肺，庶可保全。汇补

酒毒传胆成痈

酒毒传于胆者，缘酒性清洌，不随浊秽下行，惟喜渗入，从胃至胆。胆为清净之腑，同气相求者也。其次虽入小肠、膀胱，化溺而出，然酷烈之性，惟胆受之。故湿热郁于经隧，为环跳疼痛，久成痈肿。宜清彻之剂，和解少阳之邪，或冀免焉。喻嘉言

酒湿成疸

醉卧卑湿之处，或食乳面等物，寒湿外郁，束其湿热，无从发泄，而成痞胀酒疸。初则两目小便俱黄，后则遍身牙爪亦然，速宜分解湿热，久则难治。汇补

酒湿成痹

好酒之人，湿热内积，生痰动火。往往发为口眼歪斜，舌强肢废，混似风中血脉。宜解酒除湿，消痰清火，不可以风药误治。汇补

脉法

脉浮而数为伤酒，若挟宿食，必兼滑数。

治法

当初醉昏妄时，治宜发汗。醒后则热去湿留，莫如利便，乃上下分消其湿热也。《兰室秘藏》若传于内脏，则宜本病药中，兼去湿热。盖酒之形质可化，而湿热之气终久不变，非若他症，六淫七情，传变不齐。《说约》

伤酒忌下

酒性纯阳，最耗元气。若复下之，徒损津液，反生痰火。元气消烁，卒成虚损，所以慎下。《兰室秘藏》

用药

初宜汗，以二陈汤加干葛、苏叶、黄芩；继宜渗，以四苓散加干葛、山栀、花粉。其有他症，俱以二方酌用。如哕呕，加竹茹、生姜；痰盛，加黄芩、贝母；胸满，加厚朴、枳壳；腹痛，加木香、砂仁；泄黄，加芍药、黄芩；酒癖块痛，加蓬术、木香；小便不利，调益元散。东垣治中酒，制葛花解酲汤。其方多用辛热之味，盖为饮酒时，食冷物太过，郁其毒于胃中，吐而烦躁不宁者设也，非酒家常用之药。昧者不知，但遇饮酒致病，必曰解酲汤最效，殊失立方本旨。盖葛花、葛根，乃阳明经轻扬之药，酒客恶心懊侬，头痛如破，乃毒在阳明经，用此药顺其性而扬之，使毒从毫毛而出，非葛根能解酒毒也。若酒病传于肺脾肝胆肾者，则葛根又何与乎？汇补

赵以德云：饮酒人发热者，用枝距子最效。此药一名鸡距，一名枳椇，一名木蜜。俗呼癞汉指头，北人名烂瓜，江南谓之白石树。杭人货卖，名蜜屈五，又称蜜金钩。《诗》所云枸是也。树形似白杨，其子着枝端，如小指屈曲相连，春生秋熟，味如饧蜜。以此木作屋，则一室之酒皆淡，其意可思。凡酒伤各经者，俱宜加用。中酒，呕恶头痛，脉弦大或弦滑，以二陈汤加姜炒黄连、山栀、苏叶、干葛，煎成，加姜汁热服。酒积痛，泄黄沫者，以酒蒸大黄作丸服，或用香连丸，加大

黄最效。其余调摄，六君子汤、半夏茯苓汤，或理中汤俱加干葛。或缩脾饮，随人虚实选用。

选方

二陈汤

四苓散

葛花解酲汤东垣　治酒食太过，呕吐恶心，胸闷溺涩。

赤苓一钱半　葛花五钱　白术二钱　人参　橘皮　猪苓各一钱半　木香五分　神曲　泽泻各一钱　豆蔻　砂仁　青皮各一钱　生姜七片

末之，每服三钱，白汤调下。

半夏茯苓汤《和剂》

半夏　茯苓各二钱五分　生姜五片

水煎服。

理中汤

益元散

缩脾饮《和剂》　治恶心烦渴。

砂仁　乌梅肉　草果煨，去壳　炙甘草各四两　干葛　白扁豆炒，各二两

每服四钱，水一碗，煎八分服。

丹溪方　治酒积作痢，下血不止，成脏毒。病脉滑而有力，见内热实症者。

苍术　枳壳各一钱　当归　槐花各一钱半　地榆　干葛各二钱　炙甘草三分　黄连五分

水煎，食前服，戒酒可愈。

附：简易法　酒后发厥，四肢俱冷，不省，先以姜

汤灌下，然后服药，不可即投寒剂。凡大醉不省，用生熟汤浸身，则汤皆酒气而苏。烧酒醉死，急以新汲水浸其髮，又以青布浸湿贴胸背，仍以盐调井水细细灌之，至苏乃已。

伤酒食停滞不快，以盐花擦牙，温汤漱下，即时通快。酒积作痛，以官料酒药炒研，空心，汤调下二钱，三服可效。

益脾丸 古云：服此饮酒不醉，亦好事之说，备之参考。

葛花二两 小豆花一两 绿豆花一两 木香二钱五分 草豆蔻一两

蜜丸。夜饮，津下五丸。

脾气虚衰，色欲伤肾，每每饮酒不化，精神潦倒异常，呕泻不食者，竟以独参汤浓煎呷之。

郁症章

大意

气血冲和，百病不生。一有怫郁，百病生焉。丹溪 郁者，结聚而不得发越也。当升不升，当降不降，当变化不得变化。《医鉴》故有病久而生郁者，亦有郁久而生病者，或服药杂乱而成者。

内因

郁乃滞而不通之义。或七情之抑遏，或寒暑之交侵，而为九气怫郁之候；或雨雪之浸淫，或酒食之积聚，而为留饮湿郁之候。汇补其因有六：气、血、湿、热、痰、食是也。然气郁则生湿，湿郁则成热，热郁则

成痰。痰郁而血不行，血郁而食不化。六者，又相因也。丹溪

外症

气郁胸满胁痛，噫气腹胀；痰郁胸满喘促，起卧倦怠；血郁能食肢倦，溺淋便赤；食郁嗳酸作胀，恶食痞硬；湿郁关节重痛，首如物蒙，遇阴则甚；热郁目蒙溺涩，口干烦燥，遇暖便发。戴氏

五脏郁症

有本气自郁而生病者。心郁昏昧健忘，肝郁胁胀嗳气，脾郁中满不食，肺郁干咳无痰。肾郁腰胀淋浊，不能久立；胆郁口苦晡热，怔忡不宁。汇补

七情郁症

七情不快，郁久成病。或为虚怯，或为噎膈，或为痞满，或为腹胀，或为胁痛。女子则经闭堕胎，带下崩中。可见百病兼郁如此。何氏

脉法

郁脉多沉，在上见于寸，在中见于关，在下见于尺。又郁脉或结、或促、或代，盖血气、食积、痰饮，一有留滞于其间，脉必因之而止矣。《脉经》

总治

郁病虽多，皆因气不周流，法当顺气为先，开提为次。至于降火化痰消积，犹当分多少治之。汇补

郁宜调中

治郁之法，多以调中为要者，无他。盖脾胃居中，心肺在上，肾肝处下，四脏所受之邪，过于中者，中气常先受之。况乎饮食不节，寒暑不调，停痰积饮，而脾

胃亦先受伤，所以中焦致郁恒多也。治宜开发运动，鼓舞中州，则三阴三阳之郁，不攻自解矣。汇补

郁分五行

五行之理，木性条达，火性发扬，土性冲和，金性清肃，水性流通。一有怫郁，失其性矣。滑氏故木郁达之，火郁发之，土郁夺之，金郁泄之，水郁折之，然调其气，过者折之，以其畏也，所谓泻之。《内经》

木郁治法

胠胁胀满，目赤暴痛，此木郁也，治宜达之。达者，通畅之义。如怒动肝气，火因上炎，治以苦寒辛散而不愈者，则用升发之品，加厥阴报使之药以从治之。又如久风入中为飧泄，及清气在下为飧泄者，则用轻扬之剂举而升之。又如木实为病，脉弦而急，用降气苦寒不愈者，则吐以提之，使木气舒畅，则痛自止。此皆达之之法也。

火郁治法

咳嗽痰喘，风疹潮热，此火郁也，治宜发之。发者，汗之也，升举之也。如腠理外闭，邪热怫郁，则解表取汗以散之。又如生冷抑遏，火郁于内，非苦寒降沉之剂可治，则用升浮之品，佐以甘温，顺其性而从治之，势穷则止。此皆发之之义也。

土郁治法

食滞中焦，痰凝脾脏，热壅肠胃，皆土郁也，治宜夺之。夺者，攻下也，劫而衰之也。如邪热入胃，用咸寒以攻下之。如中满腹胀，湿热内甚，其人壮实者，则亦攻下之。其或势甚而不能顿除者，则劫夺其势而使之

衰。又如湿热为痢，非轻剂可已。或行或通，以致其平，皆夺之之义也。

金郁治法

癃闭气喘，胀满不眠，皆金郁也，治宜泄之。泄者，渗泄而利小便，疏通其气也。如肺受火烁，化令不行，致水源郁而渗道闭者，宜清肃金化，滋以利之。又如肺气膹郁，胸满仰息不得卧下，非利肺气不足以疏通之。此皆泄之之法也。

水郁治法

水肿胀满，二便阻隔，皆水郁也，治宜折之。折者，制御之也，伐而挫之也，渐杀其势也。如胀满之病，水气浸淫而渗道以塞，乃土弱不能制水，当实脾土，资运化，使能制水而不敢泛滥，则渗道自通。或病势方锐，非上法所能遽制，则用泄水之药，伐而挫之，或动大便，或利小水，或发表汗，三法酌举迭用，以渐平之。此皆折之之义也。

调气总法

五郁之治，各有其法。然邪气之客，正气必损，故必调平正气，以复其常于治郁之后。苟调其气而尚未平复，则当益其所不胜以制之。如木郁不已，当清肺金；火郁不已，当滋肾水；水郁不已，当补脾土；金郁不已，当引火归源；土郁不已，当养肝调气。此皆以其所畏而治之，即过者折之之理也。汇补

用药

主以二陈汤加香附、抚芎。如湿郁，加苍术、白芷；热郁，加黄芩、山栀；痰郁，加枳实、贝母；血

郁，加桃仁、红花；食郁，加山楂、麦芽；气郁，加枳、朴、乌药、木香。盖气血痰食之病，多有兼郁者，故必以开郁药佐之。古方越鞠丸，是得治法之要也。汇补若夫思虑成郁，用归脾汤；恚怒成郁，用逍遥散，俱加山栀。盖郁则气涩血耗，故用当归随参补血，白芍随术解郁，复用炒黑山栀，取其味清气浮，能升能降，以解五脏热，益少阴血。若不早治，劳瘵之由也。《入门》

附：失精脱营

饮食居处，暴乐暴苦，始乐后苦，皆伤精气，病从内生。其先富后贫而病，曰失精；先贵后贱而病，曰脱营。外症身渐瘦，无精神。钱氏又有郁结在脾，不思饮食，午后发热，酉戌时退。或烦闷渴呕，或坐卧如痴，喜向暗处，妇人经少，男子溺涩，皆郁病也。更有失名利之士，有志恢图，过于劳倦，形气衰少，谷气不盛，上焦不行，下脘不通，胃气热，热气熏胸中，因而内热，亦郁病也。宜归脾汤随症调之。《入门》

选方

越鞠丸丹溪　一名芎术丸。统治诸郁。

香附　苍术　抚芎各二两　山栀　神曲各一两半

为末，水泛成丸，如绿豆大。白汤下百粒。

气郁汤　治郁怒，气滞胸膈不行，胀满嗳气作酸。

香附　苍术　橘红　半夏各一钱半　贝母　茯苓　抚芎　山栀　苏子　甘草　木香　槟榔各五分

水煎，加姜五片。如胁膈痛，此血滞也，参血郁汤。

湿郁汤　治湿气熏蒸，身重倦卧疼痛，天阴则发。

苍术三钱　白术　香附　橘红　羌活　独活　抚芎　半夏　厚朴　茯苓各一钱　生姜三片　甘草五分

水煎服。

血郁汤　治挫闪跌仆，身有痛处，胸膈不宽，大便黑色。

香附二钱　丹皮　苏木　山楂　桃仁　赤曲　穿山甲　降香　通草　麦芽各一钱　红花七分

水酒煎，入姜汁半盏，和匀服。

火郁汤　治火郁于中，四肢发热，五心烦闷，皮肤尽赤。

连翘　薄荷　黄芩　山栀　干葛　柴胡　升麻　芍药

水煎服。

保和丸　治食郁吞酸，腹满噫臭，身热便硬。

润下丸　治痰郁肠胃，脉滑而沉，变生百病。

南星一两　半夏三两　黄芩　黄连各一两　橘红五钱　白矾三两　姜汁、竹沥和丸。

逍遥散

归脾汤

二陈汤

脾 胃 章

大意

脾胃者，仓廪之官，五味出焉。《经文》脾胃盛则善食而肥，多食不伤，过时不饥；脾胃衰则少食而瘦，多食易伤，过时易饥，或虽肥而四肢不举。此脾实而邪

气亦盛也。或善食而四肢削瘦，此脾强而邪火旺也。脾胃盛衰可见也。东垣

内因

胃可纳受，脾主消导。一纳一消，运行不息，生化气液，《指掌》乃传于脏腑，故胃为五脏之本，六腑之大源也。经文若饮食饥饱，寒暑不调则伤胃。胃伤则不能纳；忧思恚怒，劳役过度则伤脾，脾伤则不能化。二者俱伤，纳化皆难，而恶心胀满，面黄倦怠，食不消化等症作矣。汇补

外症

胃病则气短，精神少而生大热，有时显火上行，独燎其面；脾病则怠惰嗜卧，四肢不收，肠鸣泄泻。脾胃既病，下流乘肾，土来克水，则骨乏无力，是为骨蚀。令人骨髓空虚，足不能履地。东垣气血精神，由此而日亏。脏腑脉络，由此而日损。肌肉形体，由此而日削。《指掌》

受病分辨

饮食劳倦则伤脾胃。经文故有劳倦受伤者，有饮食受伤者，有劳倦后继以食伤者，有食伤后加以劳倦者。大抵劳役伤脾者，心口按之不痛；饮食伤脾者，心口按之刺痛。谦甫又食伤，则其症初寒，后变郁热者多；劳倦，则其症初热，后变虚寒者多。故经曰：始受热中，末传寒中。即是谓欤。

变病分辨

脾属阴，主湿化；胃属阳，主火化。伤在脾者，阴不能配阳而胃阳独旺，则为湿热之病，如痈肿疮疡，食

佈黄疸，消渴肉痿，噎膈痰火，食少之类是也；伤在胃者，阳不能配阴而脾阴独滞，则为寒湿之病，如身重肢麻，面黄浮肿，痞胀噫气，倦怠积块，泻利之类是也。又不能食者病在胃，能食而不能化者病在脾。汇补

四肢不用

脾病而四肢不用者，以四肢皆禀气于胃，而不能自至其经，必因于脾乃得禀也。今脾病不能为胃行其津液，四肢不得禀水谷之气，脉道不利，筋骨肌肉皆无气以生，故不用焉。经文

头足浮肿

四肢属脾，眼胞上下亦属脾。脾衰则清气不化，浊液不输，水湿停留，故头足浮肿。东垣

九窍不利

凡人饮食入胃，先行阳道，阳气升浮，散满皮肤，充塞巅顶，则九窍通利；病人饮食入胃，先行阴道，阴气降沉，遽觉流于脐下，辄欲小便，当脐有动气，隐隐若痛状。是真气谷气不能上升，故九窍不利也。东垣

食后嗜卧身重

脾旺则饮食运动，脾衰则动动迟难。故凡食入后，精神困倦，沉沉欲睡者，脾气馁而不能运动也。至于身重，亦属脾湿。或因内受，或从外袭，俱当健脾分利。若无湿气，止属脾虚，并宜补益中气，升腾下陷。大禁渗利。汇补

脉法

脾气受伤者，脉浮大而无力。胃气受伤者，脉沉弱而难寻。此皆不足之脉，易于寻按者也。更有脉大饱

闷，有似食滞，误用克伐疏利，而郁闷转甚者，此乃脾虚而现假象，即洪大之脉阴必伤，坚强之脉胃必损也。宜温理黄宫，发育自治。若再用攻伐，变患蜂起矣。汇补

脾气变现

脾附于胃之外，形如马刀，闻声则动，动则磨食，以健运为体，喜燥而恶湿。其味甘，其臭香，其色黄，其声歌，其液涎。有病则五者变现，发露于外。《六要》

瘥剧日期

脾病者，愈于庚辛，加于甲乙；甲乙不死，持于丙丁，起于戊己。日昳慧，日出甚，下晡静。经文

治法

脾之合，肉也，其荣唇也。损于脾则肌肉削瘦，饮食不能为肌肤。故宜调其饮食，适其寒温。脾欲缓，急食甘以缓之，以甘补之，以苦泻之。经文

脾虚升阳

阴精所奉其人寿，阳精所降其人夭。《内经》奉者，脾胃和，谷气升，行春夏之令，故人寿；降者，脾胃不和，谷气下流，行秋冬之令，故人夭。升降之理，所关甚钜，所以脾虚久病，宜升阳扶胃药中，每寓升发之品。汇补

脾虚补肾

脾肾交通，则水谷自化。杨仁斋若房劳过度，下焦阳虚，不能上蒸脾土，熟腐五谷，致饮食少进，胸膈痞塞，或不食而胀，或食而呕吐，或食而不化，大便溏泄，用补脾不效者，当责之少火不足，以火能生土故

也。其症必兼肾泄遗精，宜八味丸，或四神丸治之。汇补

胃症补心

在前富后贫，身心悲苦，或锐志功名，或劳神会计，气散血耗，皆令心主不足，无以生长胃气。由是饮食减少，肌肉瘦减，宜补养心脏。盖脾为己土，以坎中之火为母。胃为戊土，以离宫之火为母。所以补胃必兼补心也。其症每多惊悸怔忡，健忘不寐，宜归脾汤加益智仁。寒症见者，加炮姜。汇补

用药总法

凡养胃必用参、术，健脾必用枳、术。健者，运也，动也。脾气不运，而助其健运也，与天行健之义同。故七情郁结，饥饱失常，膏粱厚味，酿成痰火，使脾胃不和，必用枳、术二味。若饮食伤脾，用二陈、四君之类；劳倦伤脾，用补中、建中之类。各以见症有余不足加减。补火生土，以八味丸、理中汤，补下焦阴火；以归脾汤、人参养荣汤，补心火。寸关滑数无力，恶心口渴，不喜饮食，胃有虚火也，二陈汤加姜炒黄连、枳、术，后加人参。气口缓弱，或迟而无力，或虚大无神，呕吐不食，胃有虚寒也，必过服寒凉生冷所致，宜香砂六君子加厚朴、苍术，甚者加炮姜。气口滑实，呕吐不食，体厚多郁，属湿痰，仍宜吐之，吐定，以二陈、二术、香附、川芎，开郁行气。气口脉芤，胸间作胀，口中血腥臭，或胃脘痛，面萎黄，乃胃有死血，加韭汁。后以越鞠丸加血郁药，倍山栀。凡过食炙煿厚味，多怒人，有此症。若四肢倦怠，饮食不进，乃

脾虚也。以参、术、白芍补脾，山楂、麦芽健运。关脉沉缓，能食不化，停滞心下，痞满嗳气，咽酸噫臭，乃脾弱食滞也，宜二陈、枳、术、山楂、麦芽，后用补剂。平时食不消化，枳术丸最效。随症加减，痰加半夏，火加黄连，寒加砂仁。久病后，吐泻后，食不消化，脉涩或弦，重取无力，属脾阴血少，津液不能濡润，以致转运失常，宜养血润燥健脾。若四肢倦怠，面黄手心热，脉大无力，宜补中益气汤。久病不食，或食不消化，或过服克伐，致损脾胃，六君子汤。脾胃两伤，纳化皆难，或吐或泻，面色萎黄，倦怠乏力，参苓白术散。衰年久病，脾胃不和，食少不磨，或吐或泻，补脾药中加砂仁、肉果、补骨脂等，温暖下焦，或用八味丸以补命门，皆虚则补其母也。所以健脾不应者，用之屡效。浅见者去桂、附，即不效。肥人体倦，脾胃不和，食少饱闷，胃中有湿痰也。宜燥之，二陈、二术、香附、厚朴，少加枳实。气下坠不行，加升、柴。丹溪谓升柴二陈二术汤，能使大便顺而小便长。盖为湿痰滞于中，致清阳不升，浊阴不降，痞塞填闷，以致二便阻塞，甚至小水不通者设。二术燥脾湿，二陈化痰气，升、柴引清气上升。清气一升，浊气自降，郁结开通，津液四布，湿流燥润，而小便长矣。瘦人脾胃不和，传化失常，大便干燥，口中燥渴，心下饱闷，多属血虚。宜健脾养血，忌渗涌分利。以白术、白芍、陈皮、甘草、麦芽、厚朴、姜炒黄连、当归、麦冬之类。如中焦湿热太盛，即是有余，须五苓、平胃之类，削其敦阜之土。若病久，或禀赋怯弱，生冷油腻伤脾，而虚闷痞满不食者，必以白术为君，茯苓、陈皮、香砂和中药为佐。若喜食而运化迟者，以枳、术加神曲、山楂、二陈、谷芽之类。砂仁、白蔻，气味辛香，俱能快膈开胃，但恐积湿成热，故无火者宜之。如胃弱面青，面白淡黄，手冷脉缓者，稍加二味于参、苓、术、草中，最效。今人不知其性，动言白蔻太克，岂知杨仁斋云：虚人脾胃弱而痰食交滞成疟者，加白豆蔻使元气运动，而脾胃流通，寒热自解。且东垣于补中调中诸方，尚用草豆蔻之辛烈者，何惮白豆蔻之辛平乎。又食入倦怠迷闷，辄欲小便者，此元气下陷，补中益气汤倍升、柴。膈间痞闷不食，面惨脉沉，此是气郁。当从郁治，不可填补。凡补脾胃药中，须入补心药。盖火能生土也。即古方用益智仁之意。

选方

二陈汤

六君子汤

八味丸

补中益气汤

枳术丸

平胃散

小建中汤

参苓白术散 治脾胃虚弱，食少不进，呕吐泻利，或大病后，扶脾助胃，极效。

人参 白术 茯苓 山药 扁豆姜炒，各一两半 甘草 桔梗 薏苡仁 莲肉各一两

末之，每服二钱，枣汤下。张三锡加麦芽一两，砂

仁三钱，山楂五钱，为丸，屡效。有痰加半夏八钱。若脾弱多燥结者，以前本方入猪肚中，缝紧煮烂，捣丸服。

健脾丸 如无他症，但食后不能传化，因而食少者用之。

人参 白术各四两 山楂肉一两半 麦芽 橘皮各一两

或再加砂仁，或木香、荷叶煮陈谷芽，米粥为丸。如四肢倦怠，面色萎黄，口淡食少，耳鸣，本方加炙甘草五钱，茯苓二两；便泻，加山药、扁豆、莲肉、肉果；如有湿痰，加半夏一两，胆星一两半，蛤粉、赤苓各一两，以神曲糊丸。如有火，嘈杂恶心，加炒山栀一两，黄连五钱，水泛丸。如多郁，心下不舒，食少倦怠，妇女多有此症。去人参，加香附五两，川芎一两半，神曲糊丸。如血少肠胃枯涩，口干便秘，皮肤枯燥，食不能运，妇人经血衰少，淡白色，加当归、白芍各二两，抚芎、麦冬、柏子仁各一两，建糖丸。

治中汤 治脾胃不和，中满呕逆，恶心泄泻。

人参 干姜 白术各一钱 陈皮 青皮 甘草各七分

水煎。

枳缩二陈汤

即二陈汤加枳壳、砂仁。

厚朴温中汤 治脾胃着寒，停食。

陈皮 厚朴 干姜 茯苓各八分 甘草 木香各五分

水煎。

人参开胃汤 治脾虚停食。

人参 白术 茯苓 甘草 陈皮 半夏 神曲 麦芽 砂仁 厚朴 丁香 藿香 莲肉 生姜 枣肉

水煎。

七味白术散 治脾胃虚而伏火。

人参 白术 茯苓 甘草 干葛 藿香 木香

椒术养脾丸 治脾胃虚而着湿。

人参 白术 茯苓 甘草 川椒 麦芽 苍术 干姜 砂仁

实脾饮《济生》 治脾虚挟寒湿肿胀。

白术 茯苓 厚朴 木香 木瓜 草果 干姜 大腹皮 附子炮，各一两 甘草炙，五钱

每服四钱，水一盅，姜三片，枣一枚，煎服。

劳倦章

大意

人受水谷之气以生。所谓清气、营气、元气、卫气、春升之气，皆胃气之别名也。若劳役过度，胃气本弱，则元气不能自生，诸病生焉。东垣

内因

劳力过度，起居不时，皆损其气。气衰则火旺，火旺则乘其脾土。脾既病，胃不能独行其津液，故亦从而病焉。脾胃俱病，纳化皆难。东垣形气衰少，谷气不盛，上焦不行，下脘不通，而胃气热，热气熏胸中，故内热。《内经》

外候

中气不足，下流肝肾，阴火独旺，上乘土位，故发热头疼。营卫失守，故恶风恶寒，气短而烦，气高而喘，口不知味，怠惰嗜卧，四肢不收，自汗不敛，无气以动，无气以言。东垣

症似阳明

有体虚怯弱之人，饥困劳役之后，肌肤壮热，燥渴引饮，目赤面红，谵语闷乱，或日晡转甚，或昼夜不息，症虽有余，脉实不足，洪大空虚，重按全无。经曰：脉虚则血虚，血虚则发热。证似白虎，而脉不长实为异。《准绳》

症似伤风

有劳役辛苦，肾中阴火沸腾。或脱衣，或沐浴，歇息凉处，其阴火不行，还归皮肤，腠理极虚，无阳以护，被风与阴凉所遏，以此表虚不任风寒，与外感恶风相似。但气息短促，懒于言语，困倦无力有别。《准绳》

始受热中

火与元气，势不两立，一胜则一负。脾胃气衰，元气不足而心火独盛。心火者，阴火也，起于下焦，其系系于心。心不主令，相火代之，上乘阳分，为头痛，为口渴，为烦躁，为肌热，脉洪大无力，名曰热中。《准绳》

末传寒中

人之元气，依胃为养。脾胃久虚，阳气衰少，心腹两胁隔噎不通，腰脊背痛，足不任地，骨乏无力，两丸清冷，或涎唾，或清涕，或多溺，或多汗，不渴不泻，

脉盛大以涩，名曰寒中。《准绳》

脉法

平人脉大为劳，脉虚极亦为劳。劳之为病，其脉弦大，手足烦热。《金匮》右寸气口脉急大而数，时一代而涩。此饮食失节，劳役太过，太虚之脉也。右关脉大而数，数中显缓，时一代也。此饮食失节，劳役病之轻脉也。右关胃脉损弱，则隐而不见，但内显脾脉之大数微缓，时一代。此饮食失节，寒热失所之脉也。内伤劳役，豁大不禁，若损胃气，隐而难寻。

治法

治以辛甘温剂，补中升阳，甘寒泻火则愈。大忌苦寒，损伤脾胃。所谓劳者温之，损者益之是也。东垣

治忌克伐

苟内伤不足之病，误认外感而反泻之，是虚其虚也。盖内伤脾胃，乃伤其气；外感风寒，乃伤其形。伤其形者有余，有余可泻；伤其气者不足，不足当补。故汗之、吐之、下之、克之之类，皆泻也；温之、和之、养之、调之之类，皆补也。当补而泻，祸如反掌。《医贯》

内外伤辨

夫劳倦内伤而认作外感者，因有恶风恶寒、发热头疼之症也。殊不知外感寒热，齐作无间；内伤寒热，间作不齐。外感头疼，如破如裂；内伤头痛，时作时止。外感恶寒，虽近烈火不除；内伤恶寒，得就温暖即解。外感恶风，不耐一切风寒；内伤恶风，偏恶些少贼风。外感发热，无有休歇，直待汗下方退；内伤发热，昼夜

不常，或自袒裸便凉。外感筋骨疼痛，不自支持，便着床褥；内伤四肢不收，无力倦怠而已。间有气衰火旺，变为骨消筋缓者，然非初病即显是症也。内伤神思昏怠，语言懒倦，先重而后轻；外感神思猛壮，语言强健，先轻而后重。内伤手心热而手背不热。外感手背热而手心不热。内伤症显在口，故口不知味；外感症显在鼻，故鼻息不利。内伤从内而出，故右脉洪大；外感从外而入，故左脉浮盛。

用药

主以补中益气汤。挟外邪，随六经见症治之。挟痰，加半夏、茯苓、姜汁；头痛，加蔓荆；头眩，加天麻；巅痛，加藁本、细辛；心下痞，加黄连；腹痛，加芍药；脐下痛，加熟地；便滞，加归梢；腹胀，加枳实、厚朴；胸中滞气，加青皮。至于似阳明症者，当归补血汤。夏月劳役内伤，兼冒暑气，汗泄脉虚者，清暑益气汤。

选方

补中益气汤

加白芍药、五味子，名调中益气汤。加半夏、神曲、黄柏、草豆蔻，名升阳顺气汤。

小建中汤 治脾胃劳伤，肝木太过，及阳气不足诸病。

桂枝 甘草 生姜各三两 芍药六两 大枣二枚 饴糖一斤

加黄芪，名黄芪建中汤。

理中汤 治脾胃虚寒，大理中焦，兼益元阳。所谓大虚必挟寒也。

补中宁嗽汤 治内伤中气，胃弱恶食，或食不生肉，不长气力，常常微热，怯冷神疲，或带痰嗽。

白术炒，一钱半 茯苓一钱 半夏八分 干葛七分 陈皮八分 山楂一钱 人参一钱 砂仁五分 炙甘草三分

加姜、枣煎。

人参养卫汤 治劳役辛苦，用力过多，以致内伤发热。

人参 白术炒 麦门冬各二钱，去心 黄芪蜜炒 陈皮各一钱半 五味子十粒，研 炙甘草七分

加姜、枣煎，食前服。如劳倦甚者，加熟附子五分。

白雪糕 养元气，健脾胃，生肌肉，润皮肤，益血秘精，安神定智，壮筋力，养精神，进饮食。功同参苓白术散。

白茯苓 怀山药 芡实仁 莲肉去心皮，各四两，共为末 陈仓米半升 白砂糖斤半

先将药、米二末，用麻布袋盛放甑内，蒸极熟，取出。入白砂糖，同搅匀，印饼晒干。男妇小儿，任意取食。

虚损章

大意

虚者，血气之空虚也。损者，脏腑之损坏也。《绳墨》大抵七情五脏之火飞越，男女声色之欲过度，是皆虚损之所致也。《正传》

内因

由足三阴虚损，当炎夏金衰水涸，不能啬养，至冬月火气潜藏，时亲帏幙。或精血未满而早年斫丧，或气血方长而劳心亏损，皆能致之。立斋

外候

外症食少体倦，潮热自汗，身热咳嗽，腰胁作痛，男子则遗精寝汗，女人必带漏经枯。《素问》云：二阳之病发心脾，有不得隐曲，女子则不月。此之谓也。汇补

外因新损

感寒损阳，自上而下。一损于肺，则皮聚毛落；二损于心，则血脉不荣；三损于胃，则饮食不为肌肤。感热伤阴，自下而上。一损于肾，则骨痿不起；二损于肝，则筋缓不收；三损于脾，则饮食不能消化。《难经》

内因久虚

积虚成损，积损成劳，经年不愈，谓之久虚。有五劳、六极、七伤之分。五劳应五脏，曲运神机则劳心，尽力谋虑则劳肝，意外过思则劳脾，预事而忧则劳肺，矜持志节则劳肾。六极应六腑，血极则面枯咽肿，髪坠善忘；筋极则拘挛转筋，爪黯甲痛；肉极则体瘦肉削，倦怠嗜卧；气极则喘嗽少气，皮枯毛焦；骨极则面垢齿浮，腰痠脊痛；精极则目暗耳鸣，遗浊茎弱。七伤者，推原劳极之由，如久视伤血，久卧伤气，久坐伤肉，久立伤骨，久行伤筋，房劳思虑伤心肾。《入门》

辨因

凡阴阳亏损，皆因水火不济。《入门》真阴内亏，

虚火炎灼，肺金受伤，无以生肾水，肾水枯竭，无以济心火。心火一旺，肾火从之，而梦遗精脱之病作；肺气一虚，则腠理疏豁，而盗汗自汗之病生。火动其血，血随火升，而咳嗽吐红之症起。《指掌》

辨症

虚损之症，因名以责实，不过气虚、血虚、阴虚之异耳。凡脾肺不足，皆气虚也；心肝不足，皆血虚也；肾水不足，即阴虚也。《指掌》故心肺损而色惫，汗多为阳虚；肾肝损而形痿，汗多为阴虚。《机要》

脉法

虚脉多弦，弦大无力为血虚，弦微无力为气虚，沉微为气虚甚，沉涩为血虚甚。寸微尺大，为血虚有火；浮急中空，为血脱气孤。汇补

治法

阳有余而阴不足，则当补阴；阴有余而阳不足，则当补阳。子和损其肺者，益其气；损其心者，补其营血；损其脾者，调其饮食，适其寒温；损其肝者，缓其中；损其肾者，益其精。《难经》

用药

气虚主以补中益气汤，血虚主以四物汤，气血俱虚，主以归脾汤。阳虚主以黄芪建中汤，阴虚主以六味地黄汤，阴阳俱虚，主以八味丸。

选方

补中益气汤

四物汤

六君子汤

归脾汤

逍遥散

建中汤

四君子汤

八珍汤

人参养荣汤

十全大补汤

八味丸

琼玉膏 治劳虚干咳。

生地黄洗净，十斤，石器内杵烂，取自然汁，忌铁器 人参十二两 白茯苓去皮，三十五两 白沙蜜五斤，煎去沫 沉香五钱 琥珀五钱

臞仙曰：今予所制此方，加沉香、琥珀二物，其功效异于世传之方。上以参、苓、香、珀，俱为细末，先将地黄汁与白蜜搅匀，用密绢滤去渣，入药末，搅匀，入磁瓶，用绵纸十数层，加箬封扎瓶口，入砂锅内，以长流水浸没瓶颈，用桑柴火煮三昼夜，取出，换油纸扎口，以蜡封固，悬井中一日，取起，仍煮半日，白汤点服。

龟鹿二仙膏 大补精髓，益气养神。

鹿角血取者，十斤 龟板自败者，五斤 枸杞子三十两 人参十五两

用铅坛如法熬膏。初服酒化一钱五分，渐加至三钱，空心下。

还少丹

补天大造丸 补诸虚百损，五劳七伤，阴精干涸，

阳事痿弱。能生精养血，益气安神，顺畅三焦，培填五脏，聪耳明目，益智宁神，乌须黑髪，固齿牢牙，润肌肤，壮筋骨，除腰痛，健步履，却诸疾。不寒不燥，诚补养之圣药也。

紫河车一具，长流水洗净，用乌铅匣拌蜂蜜八两，藏入匣中，仍将匣口烙没，隔水煮一炷香，候冷开出，石臼中捣烂，拌入诸药末中，捶千下，烘脆重磨　嫩鹿茸酥炙，二两　虎胫骨酥炙，二两　大龟板酥炙，二两　怀生地九蒸九晒，八两　怀山药四两　泽泻去毛，三两　白茯苓去皮，乳汁拌晒干三次，三两　牡丹皮去骨，酒洗，三两　山茱萸酒洗，去核，四两　天门冬去心，三两　麦门冬去心，三两　辽五味三两　枸杞子四两　补骨脂盐酒炒，二两　当归身酒洗，四两　菟丝子酒煮，三两　怀牛膝去芦，酒洗，三两　川杜仲去皮，酒炒，三两　肉苁蓉酒浸，三两

上磨细末，入炼蜜为丸，如梧子大。每服百丸，空心，温酒下，盐汤亦可。加人参，尤捷。

金液五精丸《医圣》　能补虚助阳，壮神气，暖丹田，增颜色，和五脏，润六腑，除烦热，治淋浊，消积块，暖子宫。

秋石十两，金精　白茯苓去皮，二两，木精　莲肉去心，八两，水精　川椒去目，二两，炒，火精　小茴香五两，盐酒炒，土精

上为末，酒糊为丸，梧子大。每服二十丸，空心，酒或椒盐汤下。以干物压之。

凤髓膏《医鉴》

人参四两　山药四两　白茯苓去皮，四两　胡桃肉四

两　杏仁去皮尖，四两　酥油四两　白沙蜜一斤

上将人参三味为细末，次将桃、杏仁捣一处，再将油蜜化开，磁器内搅匀，竹叶封固，大锅内五七分水煮沸成膏，每服三钱，好酒下。

接命膏

人乳二盏　甜梨汁一盏

上二味。倾入锡银镟中，入汤锅内顿滚，有黄沫起开青路为度。每日五更后服，能消痰补虚，其功不能尽述。

痨瘵章

大意

男子之痨，起于伤精；女子之痨，起于经闭；童儿之痨，得于母胎。《指掌》未有不因气体虚弱，劳伤心肾而得之。以心主血，肾主精，精竭血燥，气衰火旺，蒸疰日久，则痨生焉。《心法》

内因

嗜欲无节，起居不时，七情六欲之火，时动于中。饮食劳倦之过，屡伤乎体。渐而至于真水枯竭，阴火上炎，而发蒸蒸之躁热。《正传》

外候

睡中盗汗，午后发热，烦躁咳嗽，倦怠无力，饮食少进，痰涎带血，咯唾吐衄，肌肉削瘦。《杂著》

蒸分上下

蒸上则见喘咳痰血，唇焦面红，耳鸣目眩，肺痿肺痈；蒸中则见腹肋胀痛，四肢倦怠，多食而饥，善食而

瘦；蒸下则见遗精淋浊，泄泻燥结，腰疼脚痠，阴茎自强。《入门》

痨有阴阳

阳病口干舌疮，咽痛声哑，能嗜滋味，五心烦疼，小便黄赤，大便燥结；阴病胃逆恶心，饮食难化，痰涎白色，四肢懈惰，小便常多，大便溏泄。又有嗽痰，仰卧不得者，必阴阳俱病也。汇补

五脏传变

凡阴病阳病，日久皆能传变。男子自肾传心、肺、肝、脾，女子自心传肺、肝、脾、肾，五脏复传六腑而死。亦有始终只传一经者，有专着心肾不传者，大要以脉为症验。《入门》

五脏形症

如精滑胫痠，腰背拘急，邪在肾也；惊悸不寐，自汗心烦，邪在心也；嗽痰咳血，皮枯声嘶，邪在肺也；胁痛善怒，颈项结核，邪在肝也；泄泻食少，腹胀嗜卧，邪在脾也。丹溪

病宜静养

经曰：静则神藏，躁则消亡。欲延生者，心神宜恬静而无躁扰，饮食宜适中而无过伤，风寒暑湿之宜避，行立坐卧之有常，绝欲以养精，内观以养神，毋劳怒以耗气，则真阴之水自充，五内之火常熄，而痊安可期。惟其嗜欲无节，使神散而精竭，血涸而气亡，发热不休，形骸骨立，则难为力矣。《指掌》

死候

大抵虚痨之病，两颧赤者死，喉哑失音者死，大肉

脱尽者死，泄泻不食者死，一边眠者死，咳吐白血者死，气促难眠者死，浊溺精脱者死，面目黧黑者死，下部忽发痈肿者死，病后复患痔漏者死，参、芪不受补者死，喉痛不能药者死。《医统》

脉法

痨脉或弦或大，大而无力为阳虚，甚则脉细；弦而无力为阴虚，甚则脉数。又大者易治，血气未衰，可敛而正也；弦者难治，气血已耗，滋补殊难也。尺脉洪大，为阴衰火旺。左脉微细，右脉劲紧，为正虚邪盛，必死。如脉细而数，濡而散者，皆在不治。男子久病，气口脉弱则死，强则生；女人久病，人迎脉强则生，弱则死。汇补

治法

万病莫难于治痨。若不究其源本，或投以大寒之药，或疗以大热之剂，殊不知大寒则愈虚其中，大热则愈竭其内。滋阴降火，是澄其源也；消痰和血，是洁其流也。《十药神书》向后势穷力竭，莫可如何。惟壮水丸以填阴，异功散以培脾，庶不失中和正治。汇补

脾肾分治

夫人之虚不属于气，即属于血，五脏六腑，莫能外焉。以水为万化之源，无形之本。土为万物之母，有象之基。二脏安和，一身皆治。故救肾者，必本乎阴血。血主濡之，血属阴，主下陷，虚则上升，当敛而抑。救脾者，必本乎阳气。气主煦之，气为阳，主上升，虚则下陷，当升而举。《必读》故邵氏曰：死生之机，升降而已。汇补

脾肾合治

孙真人云：补脾不若补肾。许学士云：补肾不如补脾。以二脏为生人之根蒂，有相赞之功能。故脾安则土能生金，金为水源，水安其位，不挟肝上泛而凌土，故曰：脾安则肾愈安也。设以甘寒补肾，其人减食，又恐不利于脾。以辛温扶脾，其人阴伤，又恐愈耗其水。两者并衡，而较重于脾者，以脾土上交于心，下交于肾故也。《必读》

肺脾审治

如扶脾保肺，两不可缺。然脾喜温燥，肺喜清润，保肺则碍脾，补脾则碍肺。惟燥热而甚，能食不泻者，润肺为先，而补脾之药亦不可缓。倘虚羸而甚，食少泻多，虽喘嗽不宁，但宜补脾，而清润之品，则宜戒矣。以脾有生肺之能，肺无扶脾之力。故补脾之法，尤要于保肺也。《微论》

治宜甘温

虚者，必补以人参之甘温，此阳生阴长，血脱益气之义也。自好古肺热伤肺，节斋服参必死之说，印定后人眼目，甘用苦寒，喜行清润，直至上呕下泻，犹不悔悟。不知肺脉实者，上焦伏热，非参所宜；肺脉虚者，金气大伤，非参不保。前哲有言曰：土旺而金生，勿拘拘于保肺；水壮而火熄，毋汲汲于清心。信夫！《必读》

治禁苦寒

近世治痨，专以四物加知、柏，不知四物皆阴，行秋冬之令，非所以生万物者也。且血药常滞，非痰多食少者所宜；血药常润，久用必致滑肠。况知、柏苦寒，

能泻实火。名曰滋阴，其实燥而损血；名曰降火，其实苦先入心。久而增气，反能助火。至其败胃，所不待言。《必读》

用药

心虚，主以归脾汤；脾虚，主以补中益气汤；肺虚，主以生脉散；肝虚，主以逍遥散；肾虚，主以地黄汤。随症加减。若肺脾兼病，主以清宁膏；肝肾俱虚，主以生熟地黄丸；心肾俱虚，主以人参养荣汤；气血俱虚，主以八珍汤；阴阳俱虚，主以十补丸。脾肾俱虚者，滋肾之中佐以砂仁、沉香，扶脾之中主以五味、肉桂。随时活法可耳。

附：传尸痨

痨瘵既久，其气必伤。伤则不能运化精微，痰瘀稽留，而变幻生虫。《医鉴》在肝为毛虫，食人筋膜；在心为羽虫，食人血脉；有脾为倮虫，食人肌肉；在肺为介虫，食人肤膏；在肾为鳞虫，食人骨髓。《正传》其症蒸热咳嗽，胸闷背痛，两目不明，四肢无力，腰膝疫疼，卧不能寐。或面色脱白，或两颊时红，常怀怒忿，梦与鬼交。虽分五脏见症，然皆统归于肺。所谓膏肓之内，针药所不及也。若虫蚀肺系，咯血吐痰，喉疮声哑，思食无厌，皮枯毛落，患至于此，良可悲悯。惟补虚扶元，杀虫以绝其根。纵不犹生，亦可杜其传疰耳。汇补

取痨虫法：用秘传黑虎丹三方，次第服之。取下恶物，以烈火烧之，藏之深坑。食葱粥将息，以复元气。视其虫黄白者可治，青黑者不治。凡用药随脏腑见症，

于滋补药中，加青蒿、百部、乌梅、朱砂之类。汇补

附：风痨

风痨者，初起原因咳嗽鼻塞，久则风邪传里，耗气损血，渐变成痨。在表令人自汗，在里令人内热。在肺咳嗽，在肝吐血，在脾体瘦，在肾泄精。此症载在《灵枢》。汉唐以来，俱未论及。后世医工，认为内伤积损，辄投峻补，闭住风邪，内热愈炽，以致不治。惟罗谦甫主以秦艽鳖甲散，吴参黄集柴前梅连散。二公可谓发前人所未发矣。汇补

附：郁痨

郁痨者，童男少女，孀妇师尼，思想不得，气结于中，并留于内，阻住经脉关要之地，气血不得流通，精神无以生长。气阻，则积阳为热而骨蒸；血阻，则积阴为寒而倦怠。初起宜逍遥散，合生地黄丸；久则旧血不去，新血不生，气涩血枯，变为干血痨症。肌肤甲错，面目黧黑，咳嗽困倦，遍身黄肿，月事不行。宜消其瘀血，神应丸主之。此即仲景大黄䗪虫丸、百痨丸二方变化而来。世人遇五痨羸瘦，用滋阴而不效，每坐以待毙，乌足以知仲景妙用哉？但大肉已脱，大便自利者，又当禁用。汇补

选方

归脾汤

补中益气汤

生脉散

逍遥散

地黄汤

养荣汤

八珍汤

清宁膏 润肺不伤脾，补脾不碍肺。凡痨嗽吐血极效。

生地十两 麦冬十两 橘红三两 桔梗二两 薏苡仁八两 川贝母二两 龙眼肉八两 苏州薄荷叶末五钱

用水煎膏，将薏仁、贝母、薄荷为末，拌入膏中，噙化，缓缓咽下。

拯阴汤 治阴虚火动，皮寒骨热，食少痰多，咳嗽倦怠，焦烦短气。

生地姜炒上 归身中 麦冬中 白芍中 五味下 人参 炙甘草下 莲肉上，不去衣 薏仁中 橘红中 丹皮中

水煎，徐徐呷之。肺脉重按有力者，去人参；有血，加阿胶、童便；热盛，加地骨皮；泄泻，减归、地，加山药、茯苓；倦甚，加人参三钱；咳者，燥痰也，加贝母、桑皮；嗽者，湿痰也，加半夏、茯苓；不寐，加枣仁，汗多亦用。

拯阳汤 治劳伤气耗，倦怠懒言，动作喘乏，表热自汗，心烦，遍身作痛。

人参上 黄芪上 肉桂下 当归中，酒炒 白术中 甘草下，酒炒 橘红中 五味下

姜、枣、水煎服。如烦热口干，加生地；气浮心乱，加丹参、枣仁；咳嗽，加麦冬；挟湿，加茯苓、苍术；脉沉迟，加熟附；脉实数，去桂，加生地；胸闷，倍橘皮，加桔梗；痰多，加半夏、茯苓；泄泻，加升、

柴；口渴，加干葛。夏月去肉桂，冬月加干姜。

补肝散

生地　熟地　当归　白芍药　石斛　丹皮　柴胡　甘草

十补丸　即桂附八味丸，加鹿茸、五味子各三两。

秘传黑虎丹初服　下诸般痨虫，从大便中出。视其虫黄白者可治，青黑者不治。

真牛黄一钱　真阿魏一钱　南木香五钱　真雷丸五钱　鸡肫皮用线鸡肫皮，洗净焙干，二钱

将药研细末，用使君子去壳研末二两，加前药七钱，将飞罗白面打糊丸，如梧子大，听用。

小红丸次服。

绵纹大黄一两，加前药末七钱，炼蜜丸，如黍米大，外用朱砂为衣，听用。

打虫化积丸三服。

大黄为末，五两五钱　槟榔三两　黑丑头末，三两五钱

三味用面糊丸，如梧子大，听用。

初服：起于四更时，用砂糖水化吞黑虎丹，若壮盛者服二钱五分，虚弱者服二钱。二次：五更时，服小红丸，白糖水化吞，如壮盛者服四十丸，虚弱者服三十五丸。三次：天明，服化积丸，用片糖化水吞之，壮盛者服三钱五分，虚弱者服三钱，虫下为验。如无虫，过二三日再服。至若收功保后，常服河车地黄丸，补其血气而收全功。如服后泻不止者，宜服异功散。

秦艽鳖甲散　治风痨骨蒸壮热，肌肉削瘦，脉弦数者。

秦艽　知母　当归各五钱　鳖甲一两　柴胡一两　乌梅一枚　青蒿五叶　地骨皮一两

补应丸　治干血痨病。用此推陈致新，然后调理。此方惟少男、室女、孀妇可用，若男女交接者禁用。

大黄四两，醋炙　鳖甲　桃仁各一两　当归　生地各八钱　黄芩　人参　甘草各三钱

用韭汁糊为丸，每丸六钱，朱砂为衣。经闭，红花酒下；骨蒸，地骨皮；咳嗽，桑白皮，俱用童便煎下。择除破日，空心，面东服，少顷，饮酒一杯，至午后，当利一二行为验。啜温粥碗许，忌荤冷油腻物。此药只可一服，病深者一月后再服，除根，不可多服。

灸痨虫法　用癸亥日，灸两腰眼低陷中之穴。每穴灸艾七炷，十一炷尤妙。先隔一日点穴，方睡至半夜子时，一交癸亥日期，便灸。其虫俱从大便中出，即用火焚之，并埋之深坑中。

虫病章

大意

虫得木之气乃生，得雨之气乃化。故非厥阴风木之气不生，非太阴湿土之气不化。子和湿热之虫，脏腑虚则侵蚀。丹溪

内因

诸虫皆因杂食生冷甘肥油腻，节宣不时，腐败停滞，以致中脘勿运，酿成湿热，随五行之气，变化而为诸般奇怪之形，若腐草为萤之义也。汇补

外候

凡虫症，眼眶鼻下，必带青色，面上萎黄，或生白斑，或见赤丝，唇疮如粟，或红而肿，或缓而痛，饮食减少，肌肉不生，睡卧不安，肠鸣腹痛，口吐清水，目无睛光。甚则沉沉寒热，肚大青筋，或为鬼胎血鳖。汇补

虫分九种

一曰伏虫，长四寸许，为群虫之长。二曰蛔虫，长一尺许，轻则呕吐腹痛，多则贯心杀人。三曰白虫，长五寸余，母子相生，其形转大，至四五尺则杀人。四曰肉虫，状若烂杏，令人烦满。五曰肺虫，其状如蚕，令人咳嗽声嘶。六曰胃虫，状如虾蟆，令人呕吐。七曰弱虫，状如瓜瓣，令人多睡。八曰赤虫，状如生肉，令人肠鸣。九曰蛲虫，状如菜虫，形至微细，居洞肠间，令人痔痢。又有三尸虫，状如犬马尾，薄筋，依脾而居，乃有头尾，皆长三寸。《医统》

脉法

脉洪而大，为脾家湿热，及好食茶叶、生米、草纸、怪异等物，当困倦少食。今反饮食如常，形健不渴，悉属虫症。脉沉实者生，虚大者死。《类案》

治法

体实之人，虫攻脏内，心腹疗痛。在上用吐法，在下用攻法。体虚之人，先宜调补元气，然后用王道药，佐以一二杀虫之品。或追虫之后，继以温补，不然则虫去而气亦随散矣。《入门》

治宜引导

虫之所居，必藏脾胃深处，药之所过，仅在中流，

虫闻气而避之，安能攻取？故必用甘甜辛香之物，啖咽津液，引虫头向上，然后用药。大抵上半月虫头向上，用药易效；下半月虫头向下，用药不应。汇补

用药

主以二陈汤，加槟榔、木香、鹤虱、雷丸、苦楝根、使君子等。如体实可吐者，用樟木屑煎汤吐之；可下者，追虫丸下之。体虚宜调养者，用化虫丸治之。若在上中二焦，攻痛呕吐者，所服药中，加花椒、乌梅，治之尤当。

选方

秘方 治诸般痞积，面色萎黄，肌体羸瘦，四肢无力，及食生冷、壁泥、茶炭、咸辣等物。

青皮 陈皮 三棱 莪术 香附 槟榔 藿香各一钱 益智五分 官桂四分 桔梗八分 大黄一钱五分 甘草三分

水煎，露一宿，五更空心温服。不得，须少饮食，不然则药力减而虫不行矣。

追虫丸

黑牵牛取头末 槟榔各一两 雷丸 皂角 南木香各二两

蜜丸。

化虫丸

鹤虱 槟榔 苦楝根 胡粉各一两 白矾二钱五分 芜荑 使君子各五分

蜜丸服。

遇仙丹 治虫症如神。

白黑丑头末，二两　槟榔一两　三棱　蓬术各五钱　牙皂三钱

为末，糖拌。小儿一钱，大人三钱，糖汤送下，空心服。是日绝食，待虫下行，然后用薄粥汤。

治寸白虫：于每月初三日前，先炙猪肉一块，置口中，咀嚼其津而勿咽。使诸虫闻香争哑，如箭攻攒，却以槟榔细末一两，取石榴东引根煎汤，调服三钱。

卷之三

外体门

发热章

大意

经曰：阴虚则发热，此一端也。其他除外感客邪之外，有劳力劳色，气郁火郁，伤食伤酒，挟瘀挟痰，疮毒虚烦，皆能发热。宜熟辨之。汇补

内因

阴虚而阳气偏胜则发热，阳虚而下陷阴中亦发热。东垣

外候

五脏发热，各有其状。以手扪之，轻举则热，重按不热，是热在皮毛血脉间也；重按则热，轻举不热，是热在筋骨间也；轻手重手俱不热，不轻不重乃热者，是热在肌肉间也。肺热者，热在皮肤，日西尤甚，洒淅喘咳；心热者，热在血脉，日中则甚，心烦掌热；脾热者，热在肌肉，遇夜尤甚，倦怠嗜卧；肝热者，热在筋

肉，寅卯则甚，筋缓善怒；肾热者，热蒸在骨，夜半尤甚，骨蒸如苏。东垣

郁火发热

郁火发热，左关弦数有力，或缓弱有力，肌肉如火，筋骨如烧，扪之烙手，或昼夜不减，或夜分即热，天明暂缓，其热必手足四肢更甚。缘脾主四末，热伏地中故也。此症亦有因血虚而得者，亦有胃虚过食生冷，阴覆乎阳，郁遏阳气于脾土之中者。宜用火郁发之之法，火郁汤主之。《准绳》

阳郁发热

阳郁发热，由劳役饥饱失宜。其潮热宛类瘵疾，日出气暄则热，天阴夜凉即缓，六脉弦数。宜补中益气汤加地骨皮，或逍遥散。汇补

骨蒸发热

四肢蒸灼如火者，必阴气虚，阳气盛。四肢者，诸阳之本也。两阳相搏而阴气虚少，少水不能减盛火，而阳独治。独治者，不能生长也，独胜则止耳。如炙如火者，当肉烁也。《素问》外候口干体瘦，食少懒倦，遇夜尤甚，平旦不觉。宜秦艽鳖甲散主之。汇补

内伤发热

内伤饥饿，劳倦发热，六脉微弱，或右手大三倍于左手，按之无力，懒言自汗，浑身疲软，甚至肌肤壮热，目赤面红，谵语烦渴，日夜不息，身不恶寒，为血虚发热。虽像白虎汤症，而脉不长实，宜当归补血汤。《准绳》轻者头眩倦惰，饮食无味，恶寒发热，时作时止，下午乃发，手心热而手背不热，所谓阳虚下陷发热

也。轻者三发即止，南人呼为劳发者，即此。又饮食失节，劳役过度，一切火症，悉属内真寒而外假热，故肚腹频喜手按，口畏冷物，乃形气病气俱不足也。补中益气汤大剂服之，甚者加附子。若因热而汗下之，立危。汇补

阳虚发热

有肾虚水冷，火不归经，游行于外而发热者。自汗，不任风寒，烦渴引饮，不能下咽，面目俱赤，舌生芒刺，两唇黑裂，喉间如火，两足如烙，痰涎壅盛，喘息不宁，脉浮洪大，按之微弱。宜用八味丸，导龙入海，所谓踞其窟宅而招之，即益火之源，以消阴翳也。汇补

阴虚发热

有劳心好色，内伤真阴，阴血既伤，阳气独盛。发热不止，向晚更甚，或饮食如常，头胀时作，脉洪数无力，视其舌大而色赤者，阴虚也。当滋真阴，宜地黄汤。若久而盗汗遗精，咳嗽毛枯，宜三才丸补水以匹火，是亦壮水之主以镇阳光之义耳。汇补

血虚发热

一切吐衄便血，产后崩漏，血虚不能配阳，阳亢发热者，治宜养血。然亦有阳虚而阴走者，不可徒事滋阴。所以有脱血益气，阳生阴长之法，使无形生出有形来，此千古传心之法。尝见庸流专执四物以争长，此未明《大易》之义也。汇补

痰症发热

痰症发热，向夜大作，天明渐止，必兼胸膈不快，

恶心不食，肢倦体瘦。盖痰滞中宫，阻碍升降，故恶心痞闷；血无所滋，故夜分转甚；津液不化而体瘦，气血阻滞而倦怠。均宜健脾化痰，宽中清火，则痰利而热除矣。如果实痰为患，滚痰、化痰二丸，皆可选用。汇补

伤食发热

伤食发热，必气口紧盛或沉伏，头疼呕恶，噫气吞酸，胸口饱闷，或胀或痛，手不可按，蒸蒸然热，明知其热在内也，消导则已。《指掌》若兼左脉弦急，又是伤食夹寒，先宜解表，然后消导。如不愈，后变口舌干燥、心下硬痛等症，当急攻之。大柴胡汤、枳术丸。汇补

瘀血发热

瘀血发热，必脉涩，漱水不咽，或痰涎呕恶，或两足厥冷，或胸胁、小腹急结，或吐红鼻衄，均宜桃仁承气汤下之。仁斋

疮毒发热

疮毒发热，饮食如故，日晡寒热，拘急倦怠，脉数而急。须问有无痛处，以验其疮毒之候。治先发散，然后和血。《六要》

作止分辨

夫外感寒热，齐作无间；内伤寒热，间作不齐。此特论其常耳。东垣然外感初起似疟状，发亦作止不时，此邪气尚浅，而未能混淆正气，胡乍离乍合，脉必至数有力，仍当解散。更有内伤劳倦，似阳明白虎，发热昼夜不减，此气血两虚，故亦齐作无间，脉心重按无力，仍当温补。汇补

昼夜热辨

昼则发热，夜则安静，是阳气偏胜于阳分也；昼则安静，夜则发热，是阳气下陷于阴中也；昼则发热烦躁，夜亦发热烦躁，是重阳无阴也。东垣更有昼热阳虚，口中无味，病责之胃，宜甘温补气；暮热阴虚，口中有味，病责之肾，宜甘寒滋阴。汇补

三焦热辨

热在上焦，咽干口糜；热在中焦，心烦口渴；热在下焦，便闭溺赤。《入门》

虚实热辨

胸闷而恶心，引饮便实者，实热也；胸爽而少食，自汗短气者，虚热也。《入门》

表里热辨

有表症而身热者，外感表热也；无表症而身热者，内伤里热也。汇补

气血热辨

气分虚热者，用甘温以除热。盖大热在上，大寒必伏于内，用甘温以助地气，使真气旺而邪火自熄。血分虚热者，用甘寒以胜热。盖阴火浮于外，必真阴竭于内，用甘寒以补肾，使真水充而虚焰潜灭也。汇补

假热有二

如大热而甚，寒之不寒，是无水也；热去复来，昼见夜伏，夜见昼止，时节而动，是无火也；热动复止，倏忽往来，时作时止，是无水也。当助其肾。又寒之不寒，责肾之虚；寒之不久，责肾之少。方有治热以寒，寒之而谷食不入，此为气不疏通，壅而为是也。《玄珠》

有病热脉数，按之不鼓击于指下者，此阴盛格阳，内真寒而外假热，阴症似阳也；病热忽寒，手足俱冷，按之脉来鼓击于指下有力者，此阳盛拒阴，外假寒而内实热，阳症似阴也。《伤寒书》

《汇补》曰：发热真假，幽显难明。苟不力辨，则刹那生死。能不畏哉！如上所说，深悉玄奥，真化工笔也。然究其参稽之力，非洞晓《易》义不能道其只字。要知阴阳虽备于《内经》，而变化莫详乎羲书。若是则太少刚柔，阴阳动静，乌可不究乎哉？既明太少刚柔，阴阳动静，方知阳中有阴，阴中有阳，一切真假逆顺，五脏幽显，无难推测矣。故《医易》曰：病治脉药，须识动中有静。声色气味，当知柔里藏刚。知刚柔阴阳之运用，而医中之玄妙，思过及半矣。

脉法

浮大无力为虚热，沉实有力为实热。病热有火者生，心脉洪大是也；无火者死，心脉细沉是也。脉盛，汗出不解者死；脉虚，身热不止者死。身有热，脉涩、脉静者，皆难治。

治法

小热之气，凉以和之；大热之气，寒以取之。实热之气，下以折之；虚热之气，温以从之。郁热之气，因其势而发之；假热之气，求其属而衰之。汇补

用药

内伤劳役气虚，补中益气汤；肝经郁火发热，逍遥散。血虚发热，四物汤；阴虚发热，六味丸；阳虚发热，八味丸。郁火发热者，火郁汤；瘀血发热者，当归

复元汤。伤食发热者，平胃合二陈、小柴胡汤。

选方

补中益气汤

逍遥散

六味丸

八味丸

火郁汤见火症

四物汤

秦艽鳖甲散

三才丸

二陈汤

滚痰丸

化痰丸

平胃散

枳术丸

当归补血汤

黄芪三钱　当归一钱　枣二枚

当归复元汤

柴胡八分　当归　川山甲　花粉各一钱　甘草　红花各七分　桃仁钱半　酒浸大黄三钱　加青皮七分

小柴胡汤

人参　柴胡各一钱　黄芩五分　半夏七分　甘草七分　加姜、枣。

大柴胡汤

即小柴胡汤加大黄、枳壳、厚朴。

白虎汤

石膏三钱　知母　花粉各一钱半　甘草一钱　加竹叶、粳米。

恶　寒　章

大意

发热恶寒者，发于阳也；无热恶寒者，发于阴也。仲景夜寒者，阴气旺于阴分；昼寒者，阴气上溢阳中；重阴者，昼夜俱寒。东垣

内因

阳虚则外寒，阴盛则内寒。《内经》此第言阴阳正虚之病。他如风寒暑湿，痰火郁瘀，痈疮，一切邪气怫郁于表，表中之阳气不能发越，皆令恶寒。汇补

外候

恶寒者，虽居密室帏幙之中，猛火近热之处，仍觉憎寒拘急，甚则毫毛毕直，鼓颔战栗。非若恶风之候，见风则凛凛畏惧，无风则坦然自适也。汇补

阳虚恶寒

阳虚恶寒，以阳气能温分肉而充皮毛，肥腠理而司阖辟。《内经》内伤房欲，火衰恶寒，即热之不热，是无火也。其症必兼踡卧足冷，濈濈自汗，两尺沉细。汇补

劳倦恶寒

劳倦恶寒，脉必缓弱，或气口虚大无力，兼见倦怠，手心独热。此劳倦过度，脾胃不足，卫阳下陷。宜补中益气汤，甚加桂、附，以行参、芪之力。东垣

肺火恶寒

肺受火克，毛窍常疏，不能固腠理，而洒淅恶寒者，必兼咳嗽咽干。治宜清金润肺。汇补

痰饮恶寒

痰饮恶寒，由痰滞上焦，荣卫阻滞，抑遏清道，不能固密腠理而恶寒，肥人多有此症。脉滑或沉，周身沉重，胸满食减，肌肉如故。汇补

伤酒恶寒

伤酒恶寒，因饮酒太过，热郁在内，不得宣越而恶寒者，症兼口渴昏眩。《六要》

伤食恶寒

伤食恶寒，由饮食过度，宿食内停，或食冷物所致。脉必沉滑，恶心头痛，饱闷咽酸，宜从消导，食化而寒自已。《六要》

疮毒恶寒

有背恶寒，脉弦数，寒热兼作，乃疮毒之候。审其有无痛处，随部分经用药。大抵恶寒之候，除气虚阳虚外，均宜发越，以辛散之。《六要》

郁火恶寒

有素病虚热，忽觉恶寒，须臾战栗，如丧神守。此火郁清道，抑遏阳气于脾土，不得外越。故手足厥冷，乃火极似水，热极反兼水化，自觉其寒，非真寒也。外症口苦溺赤，脉数，宜升阳散火汤。河间

内外恶寒辨

外感恶寒，虽近烈火不除；内伤恶寒，稍就温暖即止。东垣

脉法

表虚者浮濡，火郁者沉数，阳衰者细迟，痰饮者滑数。大抵脉来无力而恶寒者，虚症；脉来有力而恶寒者，非外感，即内郁也。以见症参之。汇补

治法

阳虚者，益火之源；表虚者，固卫之失；脾虚者，补其中；火郁者，治其内。痰宜吐下，食宜消导，酒宜分越。汇补

用药

卫不和而恶寒者，调中益气汤。脾胃弱，补中益气汤。阳虚，四君子加黄芪、炮姜、肉桂、附子。表虚，黄芪建中汤。浊痰滞膈，先用姜茶探吐，后用通圣散加减。肺火，甘桔汤加酒芩、门冬、山栀。恶寒久不已，服诸药不效者，亦宜解郁。大抵恶寒之症，种种不同，然世人以背恶寒属太阳经，此经气郁而不行，或浊痰阻滞经络，药中必加羌活以散太阳之邪。

附：产后恶寒

产后气血两虚恶寒者，腹中不和，脉虚大无力，八珍汤。若小腹胀痛，是恶露；心下饱闷，是食滞；乳中胀痛，是蒸乳。四者皆令恶寒，宜详辨之。汇补

附：呻欠

足阳明之脉，是动则病振振寒，善伸数欠。欠者，阳引而上，阴引而下，阴阳相引，俗名呵欠。汇补

选方

调中益气汤

补中益气汤

四君子汤

黄芪建中汤

升阳散火汤

防风通圣散

升麻葛根汤

甘桔汤 治肺受火克 洒淅恶寒。

甘草 桔梗

加酒芩、山栀、麦冬、五味、枣仁，水煎。

黄芪葛根汤 治酒郁，内热恶寒。

黄芪一两 葛根五钱

煎服，大汗而愈。

如痰湿恶寒，宜苦参、赤小豆各一钱，为末，蜜水调服探吐。吐后，以苍术、川芎、南星、黄芩糊丸。白汤下。冬月去芩，加姜汁为丸。

汗病章

大意

汗乃心液，在内为血，在外为汗。肾复主液，在内为液，在外亦为汗。故自汗必由心肾虚而得之。《医圣》

内因

自汗者，卫气不固，荣血渗泄。《医鉴》饮食饱甚，汗出于胃；惊而夺精，汗出于心；持重远行，汗出于肾；疾走恐惧，汗出于肝；摇体劳苦，汗出于脾。《素问》

外候

阳虚自汗必恶寒，火热自汗必躁热。伤湿自汗，困倦身重，天阴转甚，声如瓮出；伤风自汗，头疼身热，咳嗽烦闷，鼻塞流涕。伤暑自汗，身热口渴，烦躁面垢；痰症自汗，头眩呕逆，胸满吐痰；心虚自汗，怔忡恍惚；肝热自汗，口苦多眠；肾虚自汗，潮热咳嗽；脾虚自汗，倦怠少食。汇补

汗分冷热

自汗有冷有热。阴虚阳凑者，发热自汗，汗出必热；阳虚阴凑者，厥冷自汗，汗出必冷。然有火邪亢极，反兼水化而汗冷者；又有相火出于肾中，挟水化而汗冷者，不可不审。汇补

汗多亡阳

气虚则外寒，虽见热中蒸蒸为汗，终传大寒。经文 此因汗多亡阳，重虚其表，阳虚极矣，故为寒中。凡病甚虚极之人，多有头面汗出淋漓，口鼻皆冷，手足青色，气促不止，急欲温补，以追欲绝之阳，并外用扑法，亦有生者。迟则不及矣。汇补

脉法

浮而濡者为汗，在寸为自汗，在尺为盗汗。自汗之脉微而弱，为阳衰；盗汗之脉细而涩，为阴弱。汇补

治法

阳虚自汗，宜补肺。然有扶阳而不愈者，乃表虚而汗无以外卫也，当敛表以实之。心虚自汗，宜安神。然有补心而不愈者，乃血虚而汗无以退藏也，当养血以调之。汗出于脾，湿气盛也，当燥之。然有补脾胜湿而不愈者，乃火气蒸腾也，当先清其热。汗出于肾，阳加阴也，当清之。然有凉血养血而不愈者，乃相火作汗也，

当滋其阴。肝主疏泄而自汗者，当调血清火；胃经气热而自汗，宜导痰通滞。此治杂病自汗之法也。若夫伤风、伤湿而汗者，当发汗以解外；温病、热病而自汗者，当寒凉以清中。又非前法并论也。汇补

治分五脏

肺虚者，护其皮毛；脾虚者，壮其中气；心虚者，益其血脉；肝虚者，禁其疏泄；肾虚者，固其封藏。五脏之内，酌其宜温、宜清、宜燥、宜润而用之，惟存乎临症之顷也。汇补

死症

津脱者，腠理开，汗大泄。《灵枢》凡汗出髪润，汗出如油，汗出如珠，汗多喘满，汗雨淋漓，皆不治也。汇补

用药

阳虚，用建中汤、参附汤；表虚，用桂枝加芪术汤；心虚，用归脾汤；肝火，用逍遥散；肾虚，用地黄安肾丸；相火，用当归六黄汤；湿胜，用羌活胜湿汤；痰病，用理气降痰汤。凡虚症服诸药汗不止者，重加枣仁，有微热者加石斛。劳役气虚，寒热倦怠，少食自汗，脉虚大，或沉细，补中益气汤去升、柴，加五味、麻黄根。火气上蒸，胃湿作汗者，凉膈散。湿热自汗，卫气虚弱，不任风寒者，调卫汤。痰实膈滞，寒热自汗，能食便秘，脉实者，大柴胡汤下之。大抵气热汗出，多是有余之症。

附：盗汗

盗汗者，睡则出汗，醒则渐收。因阴气空虚，睡则

卫气乘虚陷入阴中，表无护卫，荣中之火，独旺于外，蒸热而汗，醒则气周于表而汗止。此症多见于虚劳之人，阴气损伤，宜养荣清热。若大病之后，新产之余，及久出盗汗不止，则阳气亦虚，宜补气固阳，固阳能生阴，气为水母，甘温化气，阴液斯敛。若拘泥济阴，乌能卫外？故表而出之。汇补

附：头汗

头汗者，以六阳之脉，上循于头，三阴之经，至颈而还。阴虚阳浮，故汗出头颈，不能周身。有相火迫其肾水，上行心之分野者；有阳气失所依，附飞越于高巅者；有寒湿相搏者；有瘀血内蓄者。若关格，小便不通而头汗者，难治。及阳脱，唇舌口鼻清冷而头汗者，亦不治。《医统》

附：饮食汗

饮食汗者，因正气空虚，反为饮食慓悍之气所胜，故食入汗出。久不已，则心气耗散，令人消渴偏枯。宜安胃汤敛之。《医统》又饮酒中风，头面多汗，食则汗甚，常不可单衣，身常濡，口干善渴，名曰漏风。盖头为诸阳之会，酒性亦阳，所以饮必见面，醉后阳气升头，毛窍亦开，当风坐卧，风邪入之，故多汗，宜实表。汇补

附：心汗

心汗者，圆圆一片，只在心膛。因忧思惊恐以伤其心，宜敛神益气，归脾汤主之。或用猪心一具，带血破开，入人参、当归末一两，煮熟，去药食之。仍以艾煎汤，调茯苓末一钱服。

附：阴汗

酒色过度，每多阴汗，用六味地黄汤，加山栀、柴胡。有房劳汗出中风，下体多汗，不能劳事，十味锉散加黄柏。汇补

选方

黄芪建中汤 治阳虚自汗

黄芪 桂枝各一钱半 白芍三钱 甘草一钱

生姜、饴，水煎。

当归六黄汤 治阴虚盗汗。

当归 生地 熟地 黄柏 黄芩 黄连各一钱 黄芪二钱

水煎。

玉屏风散 治虚炎自汗。

防风 黄芪各一钱 白术一钱

水煎。

实表散《澹寮》 治腠虚冷汗。

附子炮 肉苁蓉 细辛 五味子各一钱

与黄芪建中汤合用，加小麦，水煎。

羌活胜湿汤 治湿胜自汗。

炙甘草三钱 黄芪一钱 生草五分 黄芩生 炒黄芩各三分 人参三钱 川芎 藁本 防风各三分 独活二分 升麻 柴胡各五分 细辛 蔓荆各三分 薄荷一分

水煎服。

理气降痰汤 治痰病自汗。

桔梗 枳壳 橘红 半夏 茯苓 香附 贝母各一钱二分 甘草 桂枝各五分

防己黄芪汤仲景

防己五分　黄芪钱半　白术七分　甘草五分

姜、枣，水煎。

安胃汤

黄连　五味子　乌梅肉　生甘草各五分　熟甘草三分　升麻梢二分

水煎。

归脾汤

封脐法　用五倍、明矾为末，津液调封脐中，一宿即止。女人津唾更佳。

扑粉法　用牡蛎、白术、麦麸、麻黄根、藁本、糯米、防风、白芷等末，绢包，周身扑之。

捷径法　用青桑叶一味，乘露采，焙干为末，二钱，空心，温米汤饮下。

疟疾章

大意

夏伤于暑，秋成痎疟。《经文》痎者，疟之总名也。因其有战寒壮热，暴疟酷疟之义，故名。大抵无痰不成疟。外感四气，内动七情，饮食饥饱，房室劳伤，皆能致之。其中气凝滞，鼓动痰涎，则一也。汇补

内因

夏时伏阴在内，阳浮于外，真气消烁，其汗大出，人多烦渴。或过食生冷瓜果，或坐卧阴地取凉，致肤腠闭密，邪留于胃，聚而成痰。至秋阳气收肃，阴气下移，中州之痰气愈加壅滞，胃气行至其所，与之相遇，

而寒热作焉。阴阳之气，更相胜负。故卫气行过，与邪暂离，故有时汗解；及邪卫复集，病必再作。此阴阳之升降，邪正之合离也。汇补

外候

其寒也，欠伸毛悚，鼓颔战栗，汤火不能温；其热也，头疼脊痛，烦躁饮冷，冰水不能寒。或先寒后热，或先热后寒，或寒热多少，或单热单寒。《大全》

三阳经疟

太阳之疟，腰背头项俱疼，先寒后热，热止汗出；阳明之疟，目痛鼻干舌燥，寒甚乃热，热甚而汗出，喜见火日光；少阳之疟，口苦胁痛而呕，寒热往来，身体解㑊。《入门》

三阴经疟

少阴之疟，寒少热多，呕吐独甚，舌干口燥，欲闭户牖而处；太阴之疟，惨然太息，腹满恶食，病至善呕，呕已乃衰；厥阴之疟，腰痛小腹满，小便数而不利，恐惧不足，腹中悒悒。《指掌》

风疟

凡疟皆生于风。风疟者，因避暑乘凉，汗出当风，闭其毛孔，热不得泄越而作。所谓夏暑汗不出，秋成风疟。其症烦躁头疼，恶寒自汗，先热后寒，治宜发汗。汇补

寒疟

纳凉之风寒，沐浴之水寒，先伏于腠中，因秋风凉肃而发。其症腰背头项疼痛，先寒后热，治当大汗。汇补

暑疟

暑疟者，其症大汗、大烦、大喘、大渴，静则多言，体若燔炭，汗出而散，单热微寒，宜清暑解表。《汇补》

湿疟

外着雨露，内停水湿，发则一身尽痛，手足沉重，呕逆胀满，名曰湿疟，宜解表除湿。汇补

温疟

冬中风寒，藏于骨髓，及遇大暑，腠理发泄，邪气与汗皆出，故先热后寒，名曰温疟，宜和解。热多小柴胡，寒多加桂枝。汇补

瘴疟

瘴疟者，山溪蒸毒，湿热蒸熏，邪郁中焦，发时迷闷，甚则狂妄，乍寒乍热，乍有乍无，一身沉重。不习水土者，恒多患之。甚则血瘀于心，涎聚于脾，亦有口喑不能言者。宜先吐其痰，后利大肠。凉膈散，或小柴胡加大黄、木香，轻者藿香正气散。汇补

疫疟

一方长幼，病皆相似。此因天时寒热不正，邪气乘虚袭入所致，宜随时令施治。此司天运气之所宜考也。汇补

鬼疟

鬼疟，因卒感尸疰客忤，寒热日作，梦寐不详，多生恐怖，言动异常。俗云：夜发为鬼疟者，非也。宜祛邪禁压法，或平胃散加桃仁、雄黄。《方考》

瘅疟

瘅疟者，肺素有热，腠理开发，风寒舍于皮肤之

内，分肉之间。发则阳气盛，其气不及于阴，故但热而不寒。《素问》今人素有火症，复挟饮食与痰，每多热而不寒，均宜消导清火。三锡

痰疟

痰疟，因夏月多食瓜果油面，郁结成痰，热多寒少，头疼肉跳，吐食呕沫，甚则昏迷卒倒。寸口脉浮大者，吐之；关脉弦滑者，化之。若胸满热多，大便燥实，大柴胡汤下之。汇补

食疟

食疟，一名胃疟。因饮食失节，饥饱不常，谷气乖乱，荣卫失所，寒已复热，热已复寒，寒热交并，噫气恶食，食则吐逆，胸满腹胀。食在膈上，探吐之；食停未化，消克之；食已消，疏解之。汇补

虚疟

元气本虚，感邪患疟，饮食少进，四肢乏力，自汗不止，倦怠嗜卧。微有表症者，人参养胃汤为主；久而不已，但宜养正，六君子加柴胡、干葛，不可用劫夺法，转成他症。又有入房感寒成疟者，昼则寒甚，夜则发热，服药不得汗者，用苍、芎、桃、柳煎汤，浸足至膝，内服补剂，其汗必行。又有虚极之人，疟发之时，寒不成寒，热不成热，气急神扬，精神恍惚，六脉豁大。此元气衰脱，将有大汗昏晕之虞，宜防之。汇补

劳疟

劳役过度，荣卫空虚。其症发热恶寒，寒中有热，热中有寒，或发于昼，或发于夜，遇小劳便发，必气虚多汗，饮食少进。又血虚，午后发热，至晚微汗乃解，

此似疟非疟也。若误投疟治，必危。久而成瘵，舍补奚为？汇补

疟母

凡疟经年不瘥，谓之老疟。或食积、痰涎、瘀血结成痞块，藏于腹胁，作胀且痛，令人多汗，乃疟母也。此荣卫虚损，邪气留着，宜养正气，终当自化。设误为攻削，必至中满，慎之。汇补

为热为寒

人身之中，卫气居外，营血居内。阳邪与荣争，而邪火发于外，则为热；阴邪与卫争，而正气退于内，则为寒。表邪多则寒多，里邪多则热多，表里相半，寒热相争。诸疟，惟劳伤、食积、痰火，则寒已复热，热已复寒，谓之寒热相并。《入门》外有瘅疟，但热不寒者，乃邪并于表，则阳盛阴虚，阴虚生内热，阳盛生外热，而中外皆热也。牝疟，但寒不热者，乃邪并于里，则阴盛阳虚，阳虚生外寒，阴盛生内寒，而中外皆寒者，一定之则也。汇补

阳分阴分

大抵一日一发，及午后发者，邪在阳分，易已；间日发，及午后夜间发者，邪在阴分，难已。若间一日，连二日发，或日夜各一发者，为阴阳俱病。《杂著》阴分多而阳分少，则其发日远；阳分多而阴分少，则其发日近。甚则内外失守，真邪不分，休作无时也。汇补

连发间发

受病重者，邪气内薄于阴分，阴为脏，其邪深，横连募原。募原者，五脏空穴之总名，在背为阳为募，在

腹为阴为原，其道远，其气深，邪内居之，不能与正气并行，故间日蓄积乃发。《入门》其有三日一发者，乃三阴经疟，其病更深。发于子午卯酉者，少阴经也；辰戌丑未者，太阴经也；寅申巳亥者，厥阴经也。丹溪

日轻日重

时日支干之衰旺，每与人身有相关。盖甲丙戊庚壬，天时之阳也。乙丁己辛癸，天时之阴也。疟久食减，胃中之正气已孤，而邪去未尽。是以值阳日助正，而邪不能胜正则轻；值阴日助邪，而正不能胜邪则重。汇补

日发夜发

受病轻者，邪气外舍于阳分，阳为脏，其邪浅，客于腠理，与卫气并行，故一日一发。发有昼夜之殊，因卫气昼行于阳，夜行于阴。此气得阳而外出，故发于日间，荣卫昼行背与脊故也；得阴而内薄，故发于暮夜，荣卫夜行胸与腹也。

移早移晏

邪气客于风府，循膂而下，卫气一日一夜，大会于风府。其明日下一节，故其作也晏。其出于风府，日下一节，二十五日下至骶骨，二十六日入于脊内，注于伏膂之内，其气上行，九日出于缺盆之中，其气日高，故作日益早也。《内经》所以正气胜而外出，则移早，为轻；邪气胜而入内，则移晚，为重。汇补

脉法

疟脉自弦，弦数多热，弦迟多寒。弦虚宜补，弦紧宜汗，弦而浮大可吐，弦而实紧可下。微弱为虚，代散

则死。如六脉迟缓者，将自愈。

治法

无汗，须发汗散邪为主；有汗，当敛汗扶正为先。《心法》邪疟及新发者，可汗、吐、下；虚疟及久病者，宜补气血。稍久而正虚邪滞者，宜一补一发。若深入于阴分者，宜先升后汗。至如邪乘虚入，则宜以发散祛其客邪，然后扶培胃气；痰食气滞，则先以消导散其壅滞，然后渐补脾元。汇补

避其锐气

方其盛时必毁，因其衰也，事必大昌。《内经》凡疟方发之时，不可服药，须于未发两时之先。否则药病交争，转深为害。汇补

截宜权变

数发之后，曾经汗解，可商截法。久则中气愈虚，病邪愈深。设或脉尚紧盛，邪气方锐，未可轻截。恐补住邪气，变生他患。汇补

截后宜补

截而不愈，不可再截，恐损其气。宜分昼发夜发，寒热多少，以和解之。久则脾气虚衰，须服养脾祛痰之药。脾气一盛，自然平复。《大全》

疟病死症

凡疟至吐泻不食，肿胀归腹者，不治。亦有峻补参、芪而独生者，亦仅百中之一二也。汇补

用药

主以二陈汤，合柴胡汤。因寒，加羌活、苏叶；因暑，加黄连、香薷；因湿，加苍术、厚朴；因瘴，加菖

蒲、藿香；因食，加山楂、麦芽；因痰，加枳实、胆星。头疼，加川芎；胸满，加枳壳；口渴，加知母，甚加石膏，去半夏；呕吐，加藿香。大抵外感寒多，非草果、厚朴不能温散；热多，非柴胡、黄芩不能清解。阳疟无汗，须用苍术、葛根；阴疟无汗，须用升麻、柴胡。阳疟多汗，敛以参、术、黄芪。阴疟多汗，敛以归、芍、乌梅。阳疟三四发后不愈者，截以不二饮；阴疟数十发不愈者，提以补中益气汤，加白蔻仁，以分邪正而疟自止。脾虚多热者，清脾饮；胃虚多寒者，人参养胃汤。其间日发，连两日发者，八珍汤大补气血。若微寒微热不能遽除，是正气已虚，邪气亦尽，加柴胡、黄芩、鳖甲于补荣卫药中，寻当自愈。

选方

清脾饮《简易》　治疟疾热多寒少，口渴溺赤，脉弦数者。脉滑有力，用苍术。脉濡无力，用白术。

青皮　厚朴姜炒　草果　柴胡　黄芩　茯苓　半夏　甘草炙，各七分　姜　枣

不二饮　治疟在阳分，三四发后，人壮可截者。

柴胡　黄芩　常山　知母　芍药　槟榔　青皮　甘草

水、酒各一碗煎，露一宿，五更时服。忌热茶汤饭一日。

驱疟散《和剂》　治疟疾热少寒多，自汗肢冷，脉弦迟者。

前胡　柴胡各八分　桂心　桔梗　厚朴　半夏各六分　黄芪　干葛　甘草各四分　姜　枣

人参养胃汤 治虚疟食少诸症。

草果 人参 茯苓各五分 甘草 橘红各八分 厚朴 苍术 半夏各一钱 藿香五分

寒多，加干姜、桂枝；热多，加柴胡、黄芩、生姜、乌梅。水煎。

芎归鳖甲汤 治劳疟表虚里损，真元未复，疾虽暂可，少劳复作。

川芎 当归 鳖甲 茯苓 青皮 陈皮 半夏 芍药各等分 生姜、乌梅，煎。

四兽饮

即六君子汤加草果、乌梅、生姜、大枣。

黄芪鳖甲汤

黄芪中 鳖甲下 何首乌上 陈皮下

柴胡养阴汤

柴胡上 当归中 陈皮中 知母下

疟母丸

青皮 桃仁 红花 神曲各五钱 三棱 蓬术 海粉各七钱 鳖甲醋制，一两 香附醋炒，八钱 麦芽五钱

神曲糊丸，以补药送下。

小柴胡汤仲景 治疟往来寒热。

柴胡 黄芩 半夏 人参各一钱 甘草五分

姜、枣煎。加丹皮、山栀，名加味小柴胡汤。加石膏、知母，名柴胡白虎汤。

藿香正气散

补中益气汤

八珍汤

六君子汤

平胃散

斑 疹 章

大意

斑属三焦无根之火，疹属心脾湿热之火，其上侵于肺，则一也。《入门》

内因

热则伤血，血热不散，里实表虚，出于皮肤而为斑也。《明理论》

外候

斑势掀发微肿，有色痕而无头粒，小者如芝麻，大者如芡实，轻者如星布，重者如锦纹。其赤色者，胃热也；紫黑者，胃烂也。《例略》或有青蓝色者，见则不治。要知赤斑，半死半生；黑斑，九死一生。《正传》针头稠密者凶，喘促自汗者死。气实足暖者易治，气怯足冷者难医。自胸腹散四肢者可治，自四肢入于腹者不治。将发之先，先自吐泻者吉；既发之后，久泻不止者凶。汇补

外感发斑

有伤寒发斑，有时气发斑，有阳毒发斑，有温毒发斑。四症之中，温毒为重。皆因热邪在表，不当下而下之，乘虚入胃；或热邪在里，胃热不泄。二者皆能发斑也。《三因》初起，必有头疼身热之表症，先宜辛凉彻其表，后用寒凉清其中。《入门》

内伤发斑

内伤发斑，轻如蚊迹，多在手足，初起无头疼身热表症。《入门》乃劳役过度，胃气虚极，一身之火游行于外；或他症汗吐下后，中气虚乏，余邪无所归附，散于肌表。宜补宜降，不可妄行凉药，大建中汤。《指掌》

阴症发斑

阴症发斑，亦出胸背手足，但稀少而淡红，如蚊迹之状，此名阴斑，终不似阳斑之红显。因肾气太虚，阴盛于下，迫其无根之火，聚于胸中，上熏肺分而为斑。若误作热症而用凉药者非，宜调中汤温胃，其火自降，而斑自退。《指掌》

发疹内因

疹属热与痰在肺，发则痒痾不仁，多兼风湿之殊。《心法》

发疹外候

疹有豆粒，或如粟米，或如蚊迹，或随出随没，或没而又出。红靥隐密皮肤，不透出者，为瘾疹；颗粒显透皮肤，为痧疹。初起必兼鼻塞流涕，声重咳嗽，头疼胸闷，发热自汗。更有风邪壅肺，气急鼻煽，咳不能卧。先用润肺利邪之品，后变潮热而头不疼，胸已快，惟咳嗽气急如故。此因本气素虚，肺邪虽解，而阴火乘旺也。脉大者，宜滋阴清肺。断不可误投参、芪酸敛，以致不救。汇补

赤白瘾疹

赤疹因热，燥热乘之，稍凉则消；白疹因寒，冷气折之，稍暖则消。似白似赤，微黄隐于肌肉之间，四肢重着，此脾经风热挟湿也。多因沐后感风，与汗出解衣

而得。《入门》

脉法

斑疹郁热，或伏或绝，或细或散；斑诊热盛，阳浮而数，阴实而大。大率洪数有力者生，沉小无力者死。

治法

疹宜凉解，斑宜清火。痒者袪风，痛者清热。《绳墨》又斑疹并出者，不可纯用风药，恐变痰嗽、渴呕、疮疡。汇补

用药

外感斑势未透，升麻玄参汤发之；已透，人参化斑汤清之。内伤发斑，调中益气汤敛之；风热发疹，消风百解散散之。疹毒未解，鼠粘子汤清之。脾家风湿发疹，用黄瓜水调伏龙肝散服。

外治法

凡斑欲出未透，用干葛、蝉退、苏叶煎汤揩之。或葱白擦，或姜汁喷，使斑势掀发为度。

又法　痧疹发不出，气急鼻煽者，用芫荽捣烂，同酒浆研匀，热揩头面胸背，盖暖自愈。内服西河柳，阴干，大剂与之，名曰独胜散。

选方

人参化斑汤　治外感阳实发斑，势如锦纹。

人参一钱　知母二钱　石膏五钱　甘草一钱　粳米一撮

水煎。

升麻玄参汤　治外感热甚发斑，隐隐未透。

升麻　玄参　干葛　甘草各等分

水煎。

调中益气汤 治内伤胃气虚，而邪火为斑。

黄芪 人参 甘草 当归 白术各五分 白芍 柴胡 升麻各三分 橘皮 五味三粒

水煎服。

调中汤 治阴斑。

苍术 陈皮 砂仁 藿香 甘草 芍药 桔梗 半夏各八分 白芷 羌活 川芎 麻黄 桂枝 枳壳各七分

水、姜煎。

大建中汤 治阴虚阳气衰，而浮越为斑。

黄芪 当归 桂心 芍药各二钱 人参 甘草各一钱 半夏 附子各五分 生姜 枣子

水煎。

消风百解散 治风热不散，郁于皮肤而为斑。

荆芥 防风 白芷 羌活 陈皮 川芎 蝉退 苍术 甘草各等分

生姜、葱白，水煎。

鼠粘子汤 治疹发不彻，无里症者。

鼠粘子上 荆芥穗中 甘草下 防风下

防风通圣散 治瘾疹热甚，状如斑形，稠密不消，用此清表彻里。

附：妊妇斑疹

妊妇发斑，先用透解，次用清热，不可泥胎孕执用养血。

盖血药凝滞，斑毒不能外透，每致缠绵变症。若已

透而内热未消，恐热侵胎元，宜护胎涂脐法。《汇补》

妊妇发疹，宜清肺透表。亦不可用血药以治疹邪，亦不可用燥药以助疹热。《汇补》

涂脐护胎法 治妊妇外感发斑已透，热未止，恐热入子宫，用此涂之。

以井底泥涂脐以下二寸余，以绵护之，良久再易。

黄病章

大意

中央黄色，入通于脾。《内经》故黄疸多属太阴湿土，脾不能胜湿，复挟火热，则郁而生黄。《必读》

内因

发黄譬如盦曲相似，多因饮食劳倦，致伤脾土，不能运化。湿热内蓄，无由发泄，流于脾肉，遍于四肢。凡郁不得志之人，多生此病。《指掌》是脾虚为本，湿热为标，当于标本缓急审之。三锡

外候

湿热熏蒸，土气洋溢，面目、爪甲、身体俱黄。外则肌肉微肿，一身尽痛；内则胸腹满闷，嗳气不舒，日晡潮热，四肢倦怠，大便去而不快，小便赤而短少，或溺出沾衣，犹如柏染。汇补

疸分干湿

干黄热胜，色黄而明，大便燥结；湿黄湿胜，色黄而晦，大便润利。《入门》

疸分阴阳

诸疸发于阴经，必呕恶；发于阳经，必寒热。汇补

疸分难易

疸症口渴，其病难治；疸而不渴，其病易治。又焦黄难治，淡黄易治。其壮年气盛，脉大易治；老人气弱，脉微难治。汇补

黄汗

黄汗者，汗出染衣，色如熏黄，身肿且痛，虽发热而不渴，暮则烦躁不眠。因脾热汗出，入水澡浴，为风所闭，热留皮肤所致。属表症，宜解热湿，和其荣，用丁香嗃鼻法，嗃去黄水，自愈。汇补

黄疸

黄疸者，小溺、面目、牙齿、指甲、肢体皆黄，食已善饥，安卧懒动，憎寒壮热，日晡转甚。因脏腑不和，水谷相并，湿热蒸郁，邪留胃中。复为风热所抟，结滞不散，内蒸外郁，病属里症。便闭者，攻之；溺涩者，利之；二便利者，清解之。汇补

谷疸

谷疸者，发寒热，不能食，食已头眩，腹胀不安，心烦怫郁，右关脉滑。因胃热大饥，因而过食，停滞中脘，病属中焦。宜先去水谷之积滞，次解脾胃之郁热。汇补

酒疸

心胸懊侬，欲吐不食，腹如水状，足心热，足胫满，小便黄，眼黄鼻燥，面发赤斑。因大醉当风，毒留清道，病属上焦。脉浮洪者，当探吐。设或误下，邪陷肾中，变成黑疸。面黑目青，如啖蒜齑，大便黑，肤粗燥，其脉微弱者，不治。汇补

女劳疸

女劳疸者，黄如灰色，额黑头汗，手足心热，薄暮不发热，日反恶寒，小腹急满，小便不利，大便时溏，腹胀如水状，类黑疸。因过于劳伤，又于大热之中，犯房入水所致。病属下焦，非水气也，宜培脾肾。若腹满多渴者，难治。汇补

虚黄

虚黄口淡怔忡，耳鸣脚软，怠惰无力，寒热微作，小便浊涩，皮肤虽黄，而爪甲如常。此劳倦太过，气血俱虚，不可妄用凉药，宜调中培土。若面色青黄，小便自利，谓之木胜于土，中走于外，又宜培脾抑肝。汇补

阴黄

阴黄者，四肢清冷，自汗泄利，小便清白，身不发热，脉沉而迟。乃脾肾虚损所致，宜温补。亦有过服寒凉，变成阴症。身目俱黄，肤冷胃疼，眼涩不开，大便自利者，茵陈附子干姜汤。汇补

疸兼杂症

黄疸初起，多兼杂症。如风症色黄带青，寒症色黄带黯，暑症色黄带赤。瘀血发黄，喜忘如狂，溺清便黑；食积发黄，恶食噫气，胸满腹胀。又有瘀热入心发黄者，有痰火入肺发黄者。不拘外感内伤，怫郁不舒，皆能成疸。《入门》

死症

凡疸以十八日为期，治之十日已上为瘥。如寸口近掌处无脉，口鼻皆冷，泄利呕哕，胃气已脱者，死；环口黧黑，汗出如油，脾气已绝者，死。面见黑色，摇头

直视者，死；疸毒冲心，如狂喘满，腹胀气短者，死。脉微小有神，小便利而不渴者，生；口渴者，死。其云十八日为期者，此指真黄而言。若脾虚面黄，不在此例。汇补

脉法

五疸实热，脉必洪数，虚小微涩，症属虚弱。脉浮可吐，脉沉可下。脉洪泄利而渴者死，脉小泄利不渴者生。入腹胀满，脉弦硬者凶。汇补

治法

疸病总以清热导湿为主。若病久脾胃衰薄者，当补中。《必读》

治禁苦寒

疸属脾胃，不可骤用凉药伤胃，必佐以甘温，君以淡渗，则湿易除，而热易解。若纯用苦寒，重伤脾肾，轻则呕哕下利，重则喘满腹胀。汇补

久宜温补

疸属虚损，宜温补肾肝，真阳之气一升，而邪火自敛。若疸用茵陈，必利小便，枯竭肝津肾水，则强病幸痊，而雀目肿胀又作。《入门》若面黄而黑，下有遗溺者，不治。汇补

用药

主以胃苓汤、茯苓渗湿汤。溺涩，加木通；食积，加山楂。属虚者，培脾，用四君子汤；补肾，八味丸。阴黄，理中汤；平肝，建中汤。

验死生法

用二指重按病人胸前膻中穴，二指左右分开，中间

有血色者，可治；无血色者，不治。

选方

茯苓渗湿汤 治湿热发黄，口渴溺涩，少食少卧。

茵陈七分 茯苓六分 泽泻 猪苓 白术 苍术 陈皮 黄连 山栀 秦艽 防己 葛根各四分 灯草

水煎。

胃苓汤 治脾胃不和，倦怠食少。

苍术中 厚朴中 陈皮上 甘草下 泽泻中 茯苓上 猪苓下

加味五苓散 治寒湿发黄。

白术上 茯苓上 猪苓下 泽泻中 肉桂下 茵陈中 干姜中 厚朴

理中丸 治阴黄为病。

黄芪建中汤 治虚黄。

加味四君子汤 治女劳疸。

即四君子加黄芪、白芍、扁豆。水煎。

茵陈干姜附子汤《宝鉴》 治寒湿虚黄。

附子三线，炮 干姜二钱，炮 茵陈一钱二分 茯苓五分 草豆蔻一钱，煨 枳壳 半夏 泽泻各五分 白术四分 陈皮三分

水煎。

补中益气汤 加茵陈、栀子、猪苓、泽泻、黄连、滑石、赤苓。

地黄丸 加苍术、白术、茵陈、酒炒黄柏。

汤丸二药，早晚兼进。又当服绿矾丸更效。二方皆治虚疸。

针砂丸《秘方》治黄疸积块，久而不愈。

猪苓　泽泻　白术　赤苓各五钱　苍术　砂仁　香附　厚朴各二两　三棱　莪术　乌药　茵陈　草果　针砂醋炒七次，各一两　木香　青皮　陈皮各七钱

上为末，老酒打糊丸，梧子大。每服七十丸。忌食鸡、鱼。

硝石矾石散　治女劳疸。

硝石　矾石各炒研，等分

为末，大麦粥汁调服二钱。一方用滑石，不用硝石。

治方：用生姜二斤，捣烂煎汤，于无风处洗浴，令遍身汗出如雨。后用高良姜根捣汁服之，令其或吐或下，行一二次即愈。

又方：用大芫荽捣汁酒服，三朝即愈。

又方：用绿矾不拘多少，炒至白色，为末，煮枣肉，丸如樱桃大，每服七丸，早午晚各一服，黄酒送下。忌醋生冷发物。或有虫，即吐出，如神。

水肿章

大意

诸湿肿满，皆属于脾。《内经》脾主水谷，虚而失运，水湿停留，大经小络，尽皆浊腐，津液与血，悉化为水，故面目四肢浮肿。汇补

内因

人身真水火，消化万物以养身。《入门》故水则肾主之，土则火生之。惟肾虚不能行水，脾虚不能制水，

故肾水泛滥，反得浸渍脾土。是以三焦停滞，经络壅塞，水渗于皮肤，注于肌肉而为肿。《心法》

外候

水始起也，目窠下微肿，如新卧起状，颈脉动，时咳，阴股间寒，足胫肿，腹乃大。以手按其腹，随手而起，如裹水之状，皮薄而光。《针经》

阳水阴水

若遍身肿，皮色黄赤，烦渴溺涩，大便闭，脉沉数，此为阳水；若遍身肿，皮色青白，不渴，大便溏，小便少不涩，此属阴水。丹溪阳水外因涉水冒雨，或兼风寒暑气，先肿上体，肩背手面，手之三阳经；阴水内因冷水酒面，或兼劳欲房色，先肿下体，腰腹胫跗，足之三阴经。《入门》

气肿水肿

皮厚色苍，四肢削瘦，胸腹痞满，自上而下者，多属气；皮薄色嫩，肿有分界，自下而上者，多属水。又按之不成凹而即起者，气也；按之成凹不即起者，湿也。《入门》

风肿瘀肿

风肿走注疼痛，皮粗麻木，即痛风身肿是也。瘀肿皮肤光亮，现赤痕血缕，乃血化为水也。《入门》

风水石水

风水面浮身肿，自汗恶风，脉浮体重，骨节疼痛，不渴，宜表散。石水腹满不喘，其脉沉，宜利便。《准绳》

水分血分

妇人身肿，有水分、血分之殊。水分者，中州停湿，心下坚大，病发于上，先水肿而后经断，治在中焦；血分者，血结胞门，脐下胀，病发于下，先经断而后水肿，治在下焦。且血分之病，小腹硬痛，手不可按，而水道清长，与脾虚之候，大腹柔软，水道涩滞者各别，宜破瘀之剂。若属怀孕，亦有气遏水道而肿者，但宜顺气安胎，俟产而肿自消。汇补

喘胀相因

先喘后肿，此肺不化气，水流为肿，治在肺；先肿后喘者，乃脾不运化，水泛为喘，治在脾。《杂著》治肺宜清金降气，而行水次之；治脾宜实脾理湿，而降气兼之。汇补

肺肾相传

脾病则肺金失养，不但肺气孤危，且浊气上升，喘急咳嗽者有之，必土实而后肺金清肃，以滋化源；又脾病则津液不化，不特肾精损削，且湿热下注，足跗浮肿者有之，必土强而后肾水收摄，以归隧道。《入门》

脉法

脉洪大者，易治；微细者，难治。又脉乍出者，死。《脉经》

治法

大法　宜调中健脾。脾气实，自能升降运行，则水湿自除。此治其本也。丹溪

分治六法

治水之法，行其所无事，随表里寒热上下，因其势而利导之。故宜汗，宜下，宜渗，宜清，宜燥，宜温。

六者之中，变化莫拘。汇补

治分阴阳

阳水，宜辛寒散结行气，苦寒泻火燥湿；阴水，宜苦温燥脾胜湿，辛热导气扶阳。《入门》

治分汗渗

身有热者可汗，身无热者可利，肌肤痛者可汗，溺赤涩者可利。腰上肿者，可汗；腰下肿者，可利。所谓开鬼门，洁净府，上下分消之也。汇补

湿热宜清

湿者土之气，土者火之子，故湿每生热，热亦成湿，母子相感，气之变也。故湿热太盛，火势乘脾而肿者，宜清心火，降肺金，俾肝木有制，脾无贼邪之患。清浊运行，湿热气化，而渗道又且开通，其败浊之气，清者复回而为气、为血、为津液，浊者在上为汗，在下为溺，以渐去矣。丹溪

寒湿宜温

水虽制于脾，实则统于肾，肾本水藏，元阳寓焉。命门火衰，不能自制阴寒，温养脾土，则阴不从阳精化为水，故水肿有属火衰者。外症肢体肿胀，手足并冷，饮食难化，大便泄泻，呼吸气冷。此真阳衰败，脾肺肾俱虚。立斋法当暖中州，温下焦。俾少火生气，上蒸脾土，元阳复而阴翳消，三焦有所禀命，决渎得宜，水道自通。《必读》

阴虚宜补

肾者，胃之关。关门不利，聚水生病，故水肿有属阴虚者，肺金不降而浮肿。其症腹大脐肿，腰痛足硬，

小水短涩，咳嗽有痰，不得卧倒，面赤口渴，但饮食知味，大便反燥。此水附龙起，相火溢水故也。宜滋阴补肾，兼以保肺化气。《准绳》

邪实当攻

有外触怒气，内伤饮食而肿者。盖肝常有余，触怒则益旺而伤脾。脾愈不足，伤食则不运而生湿。湿热太盛，郁极而发，上达于头，下流于足，中满于身之前后，浮肿如匏，坚实如石，寒冷如冰，坐卧不得者，最难论治。本当利便，然内而膀胱，外而阴囊，相连紧急，阻塞道路，苦无一线之通，病何由去？必开其大便，以逐其水，随下而随补，则邪去而正无损。渐为调理，庶可得生。《寓意草》

渗忌太过

治湿当利小便，虽为常法。然执此一说以治虚症，往往多死。盖脾气虚败，愈下愈虚。虽劫效目前，而正气阴损。丹溪

水肿禁法

水肿初起，其势方锐，最忌甘温助湿作满之药。尤戒针刺，犯之流水而死。当绝酒色，却盐酱，戒忿怒，以全太和，否则不治。《入门》

水肿死症

先腹胀而后散于四肢者，可治；先肢肿而后归于腹者，难治。若唇黑耳焦，人中胀满，背平肉硬，赤肿如绯，腹多青筋，阴囊无缝，五谷不化，大便滑泻者，俱危。又面黧黑者，肝绝；掌无纹者，心绝；神阙突者，脾绝；缺盆平者，肺绝；涌泉平者，肾绝。断绝饮食者

死，胃气已亡也。又股间出水者死，脾伤胭破也。汇补

水肿用药

主以四苓散，加苍术、木香、陈皮、厚朴、枳壳、姜皮。阳水，加黄芩、山栀、防己；阴水，加椒目、干姜、肉桂。肿在上，加苏叶、防风汗之；肿在下，加木通、木瓜利之；中满，加腹皮、厚朴泄之。便溺闭，加牵牛下之；肺气喘，加葶苈泻之；气下陷，升、柴提之；脾虚羸弱，加人参、白术补之；脉实便实者，用牵牛、甘遂、大戟、芫花泻之。脾肾两虚者，用金匮肾气丸救之；阳衰水冷者，术附汤主之。阴虚水溢者，地黄汤加门冬、五味主之；血瘀成水者，椒仁丸主之；虚弱泻利脬肿者，四君加减治之。

附：肺胀身肿

肺主皮毛，风邪入肺，不得宣通，肺胀叶举，不能通调水道，下输膀胱，亦能作肿。其症眼胞先肿，初起即喘急不卧，小腹无恙，宜清肺葶苈丸主之。

清肺葶苈丸

葶苈隔纸炒　贝母煨黄色　木通各一两　杏仁　防己各二两　为末，枣肉丸。每服五十丸，桑白皮汤下。

选方

加减胃苓汤　统治水肿，随症虚实寒热加减用之。

苍术　茯苓　大腹皮　猪苓　陈皮　泽泻　厚朴　砂仁　桑皮

水煎，加生姜皮三分。实滞，减去白术；虚寒，加肉桂。

金匮肾气丸　治脾肾两败，水溢于外，土囚于中而

成水肿。

复元丹《三因》 治脾肾俱虚，发为水肿，四肢浮，心腹坚，小便不通。

附子炮 南木香煨 茴香炒 川椒炒 厚朴炒 独活 白术炒 桂心 陈皮 吴萸炒，各一两 泽泻半两 肉豆蔻 槟榔各半两

为末，糊丸桐子大。每服五十丸，紫苏汤下。

实脾散《济生》 治阴水发肿。

白术 茯苓 木香 厚朴姜炒 炮姜 陈皮 大腹皮 草果 木瓜去穰 附子炮，各一两 甘草各钱，炙

加姜、枣，水煎。

四将军汤 人壮病实，便闭可下者，先攻后补。

甘遂下 大戟下 苦葶苈中 大黄上

水煎服。待大便行二三次后用。

实脾调气丸

白术上 陈皮中 人参中 神曲下

水丸，米饮送下二钱。

牵牛散 治脾湿太过，遍身浮肿，喘不得卧，腹胀如鼓，大便不溏，小便涩滞。

黑牵牛 白牵牛各一两，半生半炒 大豆一合 白术五钱 甘遂二钱五分

为末，米饮调下三钱，以利为度。

琥珀丸《秘方》

沉香镑 木香 乳香箬上炙 没药各三钱，箬上炙 琥珀一钱半，研 白丑六钱，生用 黑丑一钱六分，去头末，一半生用，一半用牙皂水浸 槟榔一两，一半生，一半用

牙皂煎汁浸，焙熟

上为末，牙皂水打糊为丸，每服二钱七分，砂糖汤下一服，稍行其水，即服补剂二三帖。再下琥珀丸一服。又去水后，仍复补剂二三帖，以行尽水为度。

椒仁丸 治水气太盛，泛滥皮肉，挟血化瘀而成水肿。

椒仁 甘遂 续随子 附子 郁李仁 黑牵牛 五灵脂 当归 吴萸 延胡索各五钱 芫花一钱 石膏 蚖青十枚 斑猫十个 胆矾 人言各一钱

上末之，糊丸如豌豆大，每服一丸。虚者，人参汤下。

捷径方 用大戟、牵牛各一两，大枣二斤同煮，去药食枣。

又法：用田鸡和黄瓜煮食，亦好。

外治法 用商陆根打烂，入麝香少许，贴脐中。外以绵裹暖，引水下行。又用蝼蛄劈作四块，分上下左右烘脆，研末和入药中，术家以此称奇，终非正法。

又法：用田螺、大蒜、车前草，研为膏，作大饼，覆于脐上。使从便旋出，数日可愈。

破伤风章

大意

破伤风由伤处着邪，传播经络，荣卫不得宣通，怫郁之气，遍行身体，热盛生风而成风象。《医统》

内因

破碎小恙，视为寻常，卒遇风邪，渐变恶候。有因疮口未合，失于调理，而为风邪所乘者。有因白肌易长，疮口遽合，不得宣泄，热极生风者。或因淋洗过多，或因艾火灼灸，热毒妄行，乘虚内攻者。汇补

外候

凡金疮伤处，胀闷无汗者，中风也；边出黄水者，中水也，并欲作痉，其在表也。振寒善欠，摇头斜视，角弓反张，筋脉挛急，为中寒也。寒热更作，涎唾稠粘者，为入里也；舌强惊惕，口噤咬牙，胸臆满塞，便浊秘涩，为入阴也。身凉自汗，伤处反陷者，毒气内走也。汇补

破伤重症

初虽在表，旋即入里。非若伤寒，郁热不解而传里也。但伤寒气血未耗，邪入少缓；此症气血外亡，内已空虚，邪入甚速，比伤寒更重。汇补

死症

若头面青黑，须臾数发，汗雨如珠，脉散无根，为入藏者死；又痛不在伤处，而在经络者死。又服发汗药后，前症不退，伤处不高，渐醒渐昏，时发时止，口噤不开，声音不出者，终为死候。汇补

脉法

浮而无力者，太阳也；长而有力者，阳明也；弦小而急者，少阳也。《医统》

治法

治分汗、下、和解三法。初见表症，宜辛热治风，冲开结滞；邪在半表里，宜和解兼以祛风邪；传里症，宜寒凉下其郁热。若伤处出血过多者，又不可专执汗下，以致荣血愈亏。宜滋阴养血，仍用按摩引导，勿令

口噤。汇补

用药

表症无汗，羌活防风汤；表虚自汗，白术防风汤；半表半里症，寒热不止者，小柴胡加蝉退、荆芥。里症便秘者，大芎黄汤；里症搐搦者，江漂丸。表里盛者，防风通圣散；荣血虚者，当归地黄汤。入阴分者，其毒内走，用万灵丹发汗，令风邪外出，次以玉真散贴患上，得脓为效。如伤处不起发，外症不退者，危。

选方

羌活防风汤　治破伤风表症无汗，脉浮数紧者。

羌活　防风　川芎　当归　芍药　藁本各八分　甘草八分　细辛　地榆各四分

热盛，加芩、连各四分；便闭，加大黄一钱二分；自汗多，加白术一钱。

九味羌活汤　治表里见症。

羌活　防风　苍术各八分　细辛五分　川芎　白芷　生地　黄芩　甘草各六分

白术防风汤　治服药已过，脏腑已和，自汗多者。

白术　黄芪各一钱　防风二钱

水煎。

小柴胡汤

防风通圣散

大芎黄汤　治破伤风脏腑秘，小便赤，自汗不休，知无寒也，用此下之。

川芎一钱　黄芩二钱半　羌活一钱半　大黄三钱

水煎。

江漂丸 治破伤风惊而发搐，脏腑秘热在里者。

江漂炒 左盘龙 僵蚕野鸭粪炒，各五钱 雄黄水飞，一钱 蜈蚣一对

加巴霜五钱，烧饭为丸，朱砂为衣，丸桐子大，每服二十丸。末下再进，以利为度。

当归地黄汤

即四物汤加秦艽、钩藤、天麻、防风。

玉真丹 治破伤风牙关紧急，角弓反张，甚则咬牙缩舌。

南星 防风 白芷 天麻 羌活 白附子

等分为末，每服二钱，热酒调服，更敷伤处。甚者三钱，童便调服。虽内有瘀血昏死，心腹尚温者亦效。若为疯犬所咬，便用漱口水洗净，敷伤处亦效。

万灵丹 治疮毒初起，脉沉实，及服汗药后，毒气在里不尽者。

朱砂 盐花各一钱五分 雄黄 明矾生用 枫香各二钱 赤石脂 黄丹 琥珀 轻粉各一钱五分 麝香 片脑各一钱 巴豆去壳，水煮十沸 蓖麻子另研，各四十九个

上为末，用巴豆、蓖麻子膏和药为丸。如和不就，加炼蜜就成膏，收磁器内。如用时，旋丸芡实大，每服一丸，井花水下，或汤亦得。忌热物半日。

疠风章

大意

疠风乃天地间杀物之风，燥金之气也。客于人身，故疮而不脓，燥而不湿，荣卫之行涩，令人麻木不仁，

毛脱眉落，最为酷烈。常见患此者，忽略懈怠，不知绝味断欲，终成无救，深为惜哉。《汇补》

内因

疠风古称曰癞，多由血热得寒所致。或夏月劳甚，入水澡浴，或冬月醉后蹋冰，湿热郁于内而不散，风邪客于外而不行，内外怫热。丹溪久之则血浊气乱，淫气与卫气相干，不得施化，气不得施，血为之聚，血聚则肌肉败烂。《指掌》经所谓热胜血肉腐是也。丹溪亦有疮痈后，不守禁忌使然者；亦有饮酒厚味，热极生风者。是虚为本，而热为标也。三锡

外候

湿热甚则生风，风胜则生虫，如腐草为萤之义。三锡内既有虫，外必有应，忽然皮毛脱落，肌肉浮紫，食肝则眉落，食脾则鼻崩，食肺则声哑，食心则足穿，食肾则耳鸣。或耳弦生疮，或遍身针刺，状如虫行，肌肉疙瘩，溃烂生疮，皆其外现者也。《汇补》气受之，则在上；血受之，则在下；气血俱受，则上下俱有。丹溪

治归阳明

此症皆归重于手足阳明二经者，以阳明为气血俱多之乡，胃与大肠主之，肺脾二经之府也。脾主肌肉，肺主皮毛。腑病及脏，而皮毛肌肉应之。况肠胃为市，无物不包，无物不受，故热毒于中而形于外也。治者，必先取阳明而及于太阴，乃本而标之之义。丹溪

治法

治法：必先杀其虫，泻其火。然后生血凉血，祛风导滞，降阳升阴，皆为治法之急务也。丹溪

疠风选方

附：姑苏黄氏滇南传归大风神方 是方外父端木黄公，万里寻亲时，土司高松筠念其徒步间关，特出异方赠之。转授之余，余亦何敢私秘，刊之以公天下云耳。

主方：

苦参酒洗 草胡麻淘净，捣末 白蒺藜去刺，各六两 防风 荆芥穗 真甘菊各三两

为末，米糊丸如桐子大，每服三钱，空心，药酒下。

如在头面，加后药：

僵蚕三两 蝉退酒洗 藁本酒洗，各一两 川芎 薄荷 牛蒡各二两

如在手部，加：羌活酒洗 风藤酒洗，各二两 升麻五钱

如在足部，加：牛膝酒洗 薏仁各二两 木瓜 防己 石斛各一两

如在遍身，加：白鲜皮 海桐皮各一两 五加皮三两 山慈菇二两 秦艽一两

如见口眼歪斜，加：密蒙花 青葙子 决明子各一两五钱 竹节 白附子姜汁炒，七钱

如焮肿血热者，加：黄芩二两 黄连酒浸，一两 黄柏一两 玄参 连翘各二两 山栀一两 犀角镑 羚羊角镑，各一两 丹皮二两

如顽痹冷麻，加：大附子 川乌 草乌 两头尖各一两，俱姜汁面煨 石菖蒲一两 桂枝五钱

如肥人有湿痰者，加：苍术炒 白术炒 半夏各二

两　天麻酒煨，三两　豨莶草九蒸九晒，四两　萆薢一两

如血虚者及女人，加：当归酒洗　生地各四两　川芎　白芍各二两

如病深重壮实者，用四桂散，半月一服，服二三次即止。

大黄一两半　白牵牛头末　槟榔　皂角刺净末，各一两

上为末，每服三钱，糖酒送下。小儿每岁一分。下二三次，用米汤补之。

风病省麻换肌收功丸方

当归酒洗　枸杞各四两　草胡麻　甘菊　苦参　白蒺藜炒　白鲜皮各三两　五加皮　何首乌人乳蒸　明天麻酒煨　乌梢蛇净肉　白花蛇净肉，各二两

嫩桑枝捣汁煎膏为丸，如梧子大，每服三钱，空心，药酒下。

药酒仙方

白鲜皮　地骨皮　乌梢蛇　白花蛇　白蒺藜炒，去刺，各五钱　草胡麻打碎，一两　何首乌　荆芥穗　甘菊各四钱　风藤三钱　皂角刺二钱

无灰酒一埕，入药在内，封固。隔水煮熟，窨七日，开饮。

风病临浴服丸药　七日一服。

苍耳苗洗晒　紫背萍净晒　乌梢蛇净肉

等分为末，用新鲜皂角刺煎膏为丸，如梧子大。每有七八十丸，药酒送下。

风病浴汤方　七日一浴。

桑枝　槐枝　桃枝　苍耳苗　鲜地骨皮　野蔷薇根　紫背萍　七味，不拘多少，煎汤浸浴竟日。择明亮无风处浴。

风病擦药秘方　治风症肿热，或如云头，或如癣，或成块，或斑疹不穿烂者。

真柏油二两，煎滚黑色，去楂　大枫子净肉，一两，捣　桃仁五钱，去皮　杏仁五钱，去皮尖　水银一钱五分，研三味内

已上四味，候油冷未冻，调和：

轻粉一钱半　樟脑一钱　牛黄一分　冰片一分　麝香半分

已上五味研细，候油冻，捣和合好，埋土中一日夜，去火气，用指蘸擦患处，一日擦二次，十日见效。

风病遍身穿烂敷药方

柏油六两，煎法如前　芝麻三合，炒焦研　大枫子肉，六两，研　桃仁一两，去皮　水银三钱，研　杏仁一两，去皮尖

以上五味，候油未冻，调和：

乳香　没药各一钱，箬上炙　樟脑面二钱　牛黄三分　冰片二分　麝香一分

以上七味研细，候油冻捣和，埋土中如前用。

附：鹅掌风方

先以麻油四两煎微滚，入黄蜡再煎，以无黄沫为度，取起。入轻粉一钱五分，黄丹、朱砂各一钱，敷手心患处，以火熏之，即愈。

又方：先以桐油涂在手上，将鸽粪熏之，以一炷香

时，如此三日，立效。

痹症章

大意

风寒湿三气杂至，合而为痹。其风气胜者为行痹，寒气胜者为痛痹，湿气胜者为着痹。《内经》行痹者，痛无定处，俗名流火，亦曰走注，今呼为鬼箭也。痛痹者，痛有定处，即今之痛风也。着痹者，即今之麻木不仁也。闭塞不通谓之痹。或痛痒麻痹，或手足缓弱，与痿相类，但痿症不痛，痹症多痛，四肢肌肉不为我用，为异耳。汇补

内因

由元精内虚，而三气所袭，不能随时祛散，流注经络，久而成痹。《医鉴》以春遇此为筋痹，以夏遇此为脉痹，以秋遇此为皮痹，以至阴六月遇此为肌痹，以冬遇此为骨痹。各因其时，重感于风寒湿也。经文

外候

大抵痹之为病，在骨则重而不举，在脉则血凝不流，在筋则屈而不伸，在肉则四肢不仁，在皮则顽不自觉。遇寒则急，遇热则纵。烦满喘呕者，是痹客于肺；烦心上气，咽干善噫，厥胀满者，是痹客于心；多饮数小便，小腹满如怀妊，夜卧则惊者，是痹客于肝；善胀，尻以代踵，脊以代头者，是痹客于肾；四肢懈怠，发咳呕沫，上为大塞者，是痹客于脾。《入门》

痹分上下

风湿多侵于上，肩背麻木，手腕硬痛；寒湿多侵于

下，脚腿木重，足膝疼酸；上下俱得，身如板夹，脚如石坠。汇补

痹久成痿

虚之所在，邪必凑之。邪入皮肤血脉，轻者易治；留连筋骨，久而不痛不仁者，难治。汇补其不痛不仁者，病久入深，荣卫之行涩，经络时疏，故不痛；皮肤不荣，故不仁。《内经》

总治

治当辨其所感，注于何部，分其表里，须从偏胜者为主。《大全》风宜疏散，寒宜温经，湿宜清燥。审虚实标本治之，有余则发散攻邪，不足则补养气血。若不痛，但麻痹不仁，与痿同治。汇补

分治

治行痹，散风为主，御寒利湿，仍不可废，参以补血之剂，乃治风先治血，血行风自灭也。治痛痹，散寒为主，疏风燥湿，仍不可缺。大抵参以补火之剂，非大辛大温，不能释其凝寒之害也。治着痹，利湿为主，祛风解寒，亦不可缺，参以补气之剂，盖土强可以胜湿，而气足自无顽麻也。《必读》

治分始末

初起强硬作痛，宜祛风化痰，沉重者宜流湿行气；久则须分气血虚实、痰瘀多少治之。汇补

脉法

脉涩而紧为痹，脉大而涩为痹，脉来急为痹。严氏

用药

主以四物汤，加羌活、防风、秦艽、红花、姜黄

等。风胜，加白芷；湿胜，加苍术、南星；热胜，加黄柏；寒胜，加独活、肉桂。上体，加桂枝、威灵仙；下体，加牛膝、防己、萆薢、木通、黄柏。初起发表用升阳散湿汤，调理用当归拈痛汤；久而元气虚弱，用补中益气汤。

按：湿热痰火，郁气死血，留经络四肢，悉能为麻为痹，或痛或痒。轻而新者，可以缓治；久而重者，必加川乌、附子，祛逐痰湿，壮气行经，断不可少。大便阻滞，必用大黄。昧者畏其峻利，多致狐疑。不知邪毒流满经络，非川乌、附子，岂能散结燥热？结滞肠胃，非大黄岂能润燥？要在合宜耳。故筋痹，即风痹也。游行不定，上下左右，随其虚邪，与血气相搏于关节，或赤或肿，筋脉弛纵者，防风汤。脉痹，即热痹也。脏腑移热，复遇外邪，客于经络，留而不行，故为痛痹。肌肉热极，唇口反裂，皮肤色变，升麻汤。肌痹，即湿痹、着痹也。留而不移，汗多，四肢缓弱，皮肤不仁，精神昏塞，俗名麻木，宜茯苓川芎汤。皮痹者，邪在皮毛，瘾疹风疮，搔之不痛，宜疏风养血。骨痹，即寒痹痛痹也。痛苦切心，四肢挛急，关节浮肿，宜加减五积散。周痹者，周身俱痛，宜蠲痹汤。血痹者，邪入阴分，若被风吹，骨弱劳疲汗出，卧则摇动，宜当归汤。支饮者，手足麻痹，臂痛不举，多睡眩冒，忍尿不便，膝冷成痹，茯苓汤。汇补

选方

防风汤河间　治风胜为行痹，上下行走掣痛。

防风　当归　赤苓　杏仁各一钱　黄芩　秦艽　葛

根各二钱　羌活八分　桂枝　甘草各五分

加姜，水煎，入酒半杯服。

茯苓汤　治寒胜为痛痹，肿痛拘挛，无汗。

赤苓一钱半　桑皮　防风各一钱　官桂五分　川芎一钱二分　芍药　麻黄各一钱

姜、枣煎。

茯苓川芎汤　治着痹，四肢重着，流注于经，拘挛浮肿。

即上茯苓汤加苍术、炙草、大枣，温服。欲出汗，以温粥投之。

升麻汤河间　治湿痹，肌肉热极，体上如鼠走，唇口反纵，皮肤色变，兼治诸风热。

升麻　茯苓　人参　防风　犀角镑　羚羊角镑　羌活各一钱　官桂三分　生姜　竹沥

五痹汤　治三气客于肌体，手足缓弱，麻痹不仁。

片姜黄　羌活　白术　防己各一钱　甘草五分　生姜

症在上下，分食前食后，热服。

茯苓汤　治多饮停蓄，手足麻痹，多睡眩冒。

即二陈汤加枳实、桔梗。

蠲痹汤　治周痹，及手足冷痹，脚腿沉重，背项拘急。

赤芍　当归　黄芪　姜黄　羌活各一钱半　甘草五分

姜、枣煎。

当归汤

当归二钱　赤芍一钱五分　独活　防风　赤苓　黄芩　秦艽各一钱　甘草六分　桂心三分　生姜

羌活汤　治白虎历节风毒，攻注骨节疼痛，发作不定。

羌活　附子　秦艽　桂心　木香　川芎　当归　牛膝　桃仁　骨碎补　生姜

虎骨散　治白虎肢节痛，发则痛不可忍。

虎骨　甘草　全蝎去毒，各五钱　麝香一分　天麻　防风　牛膝　僵蚕　当归　乳香　桂心　白花蛇酒浸取肉，各二两

每服三钱，豆淋酒下。

续断丸　治风湿流注，四肢浮肿，肌肉麻痹。

当归　续断　萆薢各一两　川芎七钱半　乳香五钱　天麻　防风　附子各一两　没药五钱

蜜丸，温酒下。

痛风章

大意

痛风，即《内经》痛痹也。因气血亏损，湿痰浊血，流滞经络，注而为病。或客四肢，或客腰背百节，走痛攻刺，如风之善动，故曰痛风。汇补

内因

热盛则痛，湿胜则肿。经文大率痰火多痛，风湿多肿。内因六欲七情，或病后亡津，血热沸腾，亦必外感六淫，而后骨节钻痛，久则手足踡挛。外因涉冷坐湿当风，亦必血热而凝滞污浊，所以作痛，甚则身体块瘰。

痛必夜甚者，血行于阴也。丹溪

外候

轻则骨节疼痛，走注四肢，难以转移，肢节或红或肿。甚则遍体瘰块，或肿如匏，或痛如掣，昼静夜剧。以其痛循历节，曰历节风。甚如虎咬，曰白虎风。丹溪

痛分肥瘦

瘦人多阴虚火旺，血不荣筋；肥人多风湿生痰，流注经络。丹溪

上下昼夜

上体，宜祛风豁痰，散热微汗；下体，宜流湿行气，和血舒风。阴虚则脉弦散，而重在夜；阳虚则脉虚大，而重在昼。三锡

脉法分辨

寸口脉沉而弦，或六脉涩小，皆为痛风。因火作痛，口干燥渴，脉来洪数；因湿作痛，恶心肿满，脉必沉滑。湿热相兼者，身重而痛，脉必沉濡而带数急；血虚痛者，四肢软弱，而痛甚于夜，脉来芤大无力；血瘀痛者，隐隐然痛在一处而不移，脉现涩滞。汇补

证候分辨

凡流走不定，久则变成风毒。痛入骨髓，不移其处，或痛处肿热，或浑身壮热。若劳役而痛者，元气虚也；恼怒而痛者，肝火盛也。阴寒而痛者，湿郁也；饮食失宜而痛者，脾郁也。大约按之痛甚者，邪气实；按之痛缓者，正气虚。又肿满重着者，湿也；面红掣痛汗黄者，风也。肩背头项不可回顾者，风入太阳而气郁也；小便数而欠呻者，肺气郁热也。臂髀腰脚骨热肿

痛，行步艰难者，湿热成痹也。面赤尿赤者，暑湿相搏也；结阳肢肿，大便秘结者，热毒流注也。肢节掣痛，小筋急痹者，寒也；初起眩晕，自汗，肢节胸胁刺痛者，气也。痛从背起至胸胁者，思虑伤心也。初起胸满呕吐者，食积也。髀枢左右一点痛起，延至膝骭肿大，恶寒，夜剧者，痰也。四肢历节走痛，气短脉沉者，留饮也。遍身痒痛如虫啮，遇痒即食，不致频啮者，虫也。亦有气血两虚，阴火作痛者，既属虚症，而似实症，最宜详辨。汇补

痢后作痛

有血痢兜早，恶血留于经络作痛者，此瘀血也。有痢久两脚瘦软疼痛，或膝肿如鼓槌，此亡阴也。血瘀逐瘀，阴虚补阴。切不可兼用风药，反燥其血。若足膝枯细而肿大者，名鹤膝风症。汇补

痛风禁忌

肉属阳，性能助火。如素多痰火而痛者，因少水不能灭盛火。若食厚味，必加燥渴，上为痞闷，下必遗溺，故禁之。

治分始末

初起因风湿热者，当流动机关，不可遽补。病久则宜消瘀血，养新血，兼理痰火，则血自活，气自和，痛无不愈。久不止者，间用升降之剂，或专主补脾。如久病及亡血产后，俱不可纯用风药燥血。如年高举动则筋痛者，是血不能养筋，名曰筋枯，难治。汇补

用药

主以四物汤，加秦艽、桑枝、红花、桂枝。上痛，

加羌活、灵仙；下痛，加萆薢、防己、木通、牛膝。湿痰，加南星、半夏；血瘀，加桃仁、红花、牛膝；湿热，加苍术、黄柏；气虚，加参、芪；血虚，加龟板、牛膝。如周身关节痛，逢阴寒则发者，为湿郁，用二陈汤加苍术、白术。风毒痛，用败毒散治之。鹤膝风，用大防风汤。

附：鬼箭辨

俗以遍身作痛，呼为鬼箭。夫鬼神无形，乌能有箭？所以然者，其人卫气空虚，腠理不密，贼风乘虚而入，客于经络，荣卫不通则痛。南人称为鬼箭，北人称为羊毛疔。就其痛处按之，用针挑出，形如羊毛故名。南人亦就此毛为箭，其实闭塞结硬之络脉也。若真以为箭为疔，不亦冤乎？世之治此者，或挑以泄其气，或燃麻油灯以焠之，或用艾叶温散，石灰炒熨，或用白芥子调之外敷，或用金银花内服取效，从无一定之方。尝见挑时暂快，过则依然。甚至挑断络脉，终成痿废，良可惜哉！汇补

选方

丹溪方 治气血两虚，浊痰阴火痛风。

人参 山药 海石 南星各二两 白术 熟地 黄柏酒炒 龟板炙，各二两 干姜炮 锁阳各五钱

酒糊丸。

丹溪曰：肢节肿痛，痛属火，肿属湿。盖为阴寒所郁而发动于经络之中，湿热流注于肢节之内，先宜微汗以散之。

麻黄上 赤芍上 防风中 荆芥中 羌活中 独活

中　白芷中　桔梗中　葛根中　川芎中　甘草下　归尾下　升麻下

妇人，加酒红花。肿甚，加槟榔、腹皮、泽泻，更加没药一钱定痛，尤妙。下焦，加酒炒黄柏。脉涩滞，有瘀血者，加桃仁、红花、川芎、当归；甚者，加大黄微利之。

加味二妙丸　治两足湿热疼痛，或如火燎，从足跗热气渐至腰胯，或麻痹痿软。

苍术上　黄柏中　牛膝下　归尾下　防己下　萆薢下　龟板下　酒糊丸。

蠲痹汤　治风痰湿火，郁于四肢，手足顽痹。

黄芪　羌活　赤芍　姜黄　当归各一钱半　甘草五分

姜、枣煎。

大防风汤

人参上　附子下　白术上　羌活上　川芎中　防风上　甘草上　牛膝下　当归上　黄芪上　白芍上　杜仲上　生地上　生姜

附：俗用鬼箭方

用木龙藤子，名鬼馒头，焙干酒服。或用羌活、防风、木瓜、钩藤，同煎服。

又用五灵脂、红花，酒煎服，亦妙。

麻 木 章

大意

荣血虚则不仁，卫气虚则不用。不用不仁，即麻木

之类欤。汇补

内因

麻木因荣卫之行涩，经络凝滞所致。其症多见于手足者，以经脉皆起于指端，四末行远，气血罕到故也。若兼虚火，则肌肉瞤动，不可误作风治。汇补

外候

麻者，非痒非痛，或四肢，或周身，唧唧然不知痛痒，如绳扎缚初松之状。《正传》在手多兼风湿，在足多兼寒湿。汇补木者，不痒不痛，按之不知，搔之不觉，如木之厚。常木为瘀血，间木为湿痰。《入门》死血者，只在一处，不肿不痛，但紫黑色而木。湿痰走注，有核肿起，白色不变。《绳墨》

麻木分辨

麻，犹痹也，虽不知痛痒，尚觉气微流行；木，则非惟不知痛痒，气亦不觉流行。《入门》

麻痹有分

痿属血虚，木属气虚，二者均谓之痹，皆不足病也。其症不痛，惟风寒湿三气杂至为痹者，乃有余之病，故多痛。有气血俱虚，但麻而不木者；有虚而感湿，麻木兼作者；有因虚而风寒湿三气乘之，周身掣痛，麻木并作者，古称之曰周痹。《正传》

十指麻木

手足乃胃土之末。十指麻木，乃胃中有食积、湿痰、死血所致，亦有气血大虚而得者，最宜力辨。丹溪

舌本麻木

心、脾、肝、肾四脏之络，皆合舌本。故脾肾亏，

湿痰风火乘间而入，均使舌本麻木。汇补

半身麻木

左右者，阴阳之道路。左半手足麻木者，责风邪与血少；右半手足麻木者，责气虚与湿痰。汇补

眩晕麻木

有遍身麻木，随即眩晕不省，良久方苏者。其症有三：或风中于外，或痰动于中，或心虚所致。盖心之所养者血，所藏者神。气虚则运行不到，而血亦罕至，由是心失所养而成昏晕。汇补

脉法

脉浮而濡，属气虚。关前得之，麻在上；关后得之，麻在下。脉涩而芤，死血为木，不知痛痒。《医鉴》

治法

治宜祛风理气，养血清痰。《绳墨》初病不可骤用参、芪、归、地，恐气血凝滞，邪郁经络不散。若久而纯属正虚者，又当大补荣卫。汇补

用药

麻，以四君子，加黄芪、天麻、陈皮、香附；木，用四物，加红花、牛膝、桃仁、丹皮，以行死血；痰，用二陈，加苍术、竹沥、姜汁、白芥子，以行湿痰。或挟风邪者，五积散主之。汇补

选方

补气和中升阳汤 治闭目则浑身麻木，开目渐退，昼减夜甚，此气不行故也。即补中益气汤加：

苍术 草豆蔻 泽泻 茯苓 黄柏 白芍 佛耳草 生甘草

气不运，加木香。

人参益气汤 治两手麻木，四肢困倦，怠惰嗜卧，热伤元气者。

人参 黄芪 白芍 升麻 柴胡 五味子 生甘草 炙甘草

水煎，热服。

神效黄芪汤

人参 黄芪各二钱 白芍一钱 蔓荆子二分 甘草一钱 陈皮五分

痉病章

大意

诸痉强直，皆属于湿。经文湿属太阴脾土，土太过反兼风化制之。然兼化者，虚象而实非风也。大率属气血虚弱，有火有痰。丹溪故身如角弓，四肢强直曰痉。

内因

人之筋，各随经络结束于身。血气内虚，筋无所养，故邪得以入之。《三因》然虽外因风寒湿气，内因六欲七情，皆必挟痰火而后发。《入门》

外候

外症身热足冷，颈项强急，恶寒面赤，手足搐搦，目脉赤，独头摇，卒口噤，背反张者，太阳经痉也。若偏在左眼左手搐搦者，少阳经痉也。《伤寒书》

分刚柔

发热恶寒，搐搦无汗者，刚痉也；不热恶寒，厥冷汗出者，柔痉也。大抵刚痉，必先伤寒，而后伤湿；柔

痓，必先伤湿，而后伤风也。汇补

分阴阳

阳极则为刚，多类风痓，宜清热化痰祛风；阴极则为柔，多类厥症，宜温补化痰降火。汇补

分风痰痰火

发时昏冒不醒，口眼歪斜，手足搐搦，左右摇动者，风痰也；若发热面赤，喘嗽生痰者，痰火也。大段由痰火内炽，风热外煽，相搏而成也。汇补

诸病变痓

太阳病，发汗过多则痓。风病，下之亦痓。复发汗，必拘急。疮家虽身痛，不可汗，汗之则痓。产后血虚，腠理不密，风邪搏之则痓。原其所由，皆属气血两亏，不足之症。宜参、术浓煎，佐以竹沥、姜汁，时时啜之。如不应，换以十全大补汤。汇补

虚痓非风

有绝无风邪，而筋脉挛急，角弓反张者，此气血虚极，不能养筋也。《正传》凡老年气血衰少，夜着风寒，脚腿筋急者，亦血虚也。气虚者，补中益气汤加竹沥，或六君子汤加黄芪、附子；血虚者，四物汤加羌、防，或大秦艽汤。

痓痫有别

病发身软，时醒者，为痫；身强直；角弓反张，不醒者，为痓。《玉机》

死症

痓病口张目瞪，昏冒无知者，难治。又戴眼反折，手足瘛疭，汗出如油，或反张离席一掌者，死。小儿离

席一指者，死。《医统》

脉法

痉病之脉，上下弦急紧。浮盛为风，洪滑为痰，虚濡为虚。急实者为刚痉，沉细者为阴痉。伏弦者危。凡痉脉如雨，溅出指外者，死。汇补

治法

惟宜补血降火，敦土平木，清痰去湿，随症而用。刘纯暴起多属痰火，久必是血虚。

风药宜禁

痉病虚为本，痰为标，切不可纯用风药。故血药在所必加。盖血虚则火旺，火旺则风生，风胜则燥作。能滋其阴，则风自息，而燥自除。《入门》

补剂当施

阳气者，精则养神，柔则养筋。故气虚筋惕，当用参、芪以补之。手得血而能握，足得血而能步，故血虚筋惕，当用归、地以润之。汇补

用药

主以如圣饮，加竹沥、姜汁。有汗，加白术、桂枝；无汗，加苍术、麻黄，或加干葛；痰多，加贝母、瓜蒌、枳实、苏子。火盛，加山栀、门冬、花粉，去羌、防、柴、芎、芷、半、乌药。如口噤咬牙，大便实者，加大黄。气虚，加人参、黄芪；血虚，加熟地、黄芪。产后去血过多成痉者，同治。养筋，加秦艽、钩藤、续断；行血，加牛膝、独活、木瓜。

痉病选方

如圣饮　治刚柔二痉，瘛疭同治。

羌活上　黄芩中　川芎中　白芷中　柴胡中　芍药中　人参中　当归中　甘草下　半夏下　乌药中

当归补血汤　治去血过多，筋无血养，令人四肢挛急，口噤如痉。

黄芪上　当归中　羌活下　防风下　甘草下

水煎。

防风当归饮　治发汗过多，发热头摇，口噤反张，祛风养血。

防风　当归　川芎　生地

等分，水煎。

举卿古拜散　治新产血虚发痉，汗后中风。

荆芥穗不拘多少，微炒为末，每服三五钱。以大豆黄卷炒，以热酒沃之去黄，用汁调下，其效如神。

卷之四

上窍门

眩晕章

大意

诸脉皆系于目。脏腑筋骨之精，与脉并为系，上属于脑，后出于项中。故邪气中于项，因逢其身之虚，其入深者，随目系而入于脑则脑转，脑转则引目系急而眩矣。经文

内因

诸风掉眩，皆属肝木。《内经》以肝上连目系而应于风，故眩为肝风。然亦有因火、因痰、因虚、因暑、因湿者。汇补

外候

其状目暗耳鸣，如立舟车之上，起则欲倒，不省人事。盖眩者，言视物皆黑；晕者，言视物皆转。二者兼有，方曰眩晕。若甚而良久方醒者，又名郁冒。谓如以物冒其首，不知人事也。汇补

眩分虚实

虚者，内外之邪，乘虚入表而上攻；实者，内外之邪，郁痰上结而下虚。《入门》

湿痰眩晕

肥白人湿痰滞于上，阴火起于下，痰挟虚火，上冲头目，邪正相煽，故忽然眼黑生花。所谓无痰不作眩也。丹溪

肝火眩晕

黑瘦人肾水亏少，肝枯木动，复挟相火，上踞高巅而眩晕。谓风胜则地动，火得风而旋焰也。丹溪

肾虚眩晕

人身阴阳，相抱而不离。故阳欲上脱，阴下吸之。若淫梦过度，肾家不能纳气归原，使诸气逆奔而上，此眩晕出于肾虚也。《直指》

血虚眩晕

血为气配，气之所丽，以血为荣。凡吐衄、崩漏、产后亡阴，肝家不能收摄荣气，使诸血失道妄行，此眩晕生于血虚也。《直指》

脾虚眩晕

脾为中州，升腾心肺之阳，堤防肾肝之阴。若劳役过度，汗多亡阳，元气下陷，清阳不升者，此眩晕出于中气不足也。刘纯

气郁眩晕

七情所感，脏气不平，郁而生涎，结而为饮，随气上逆，令人眩晕。必寸口脉沉，眉棱骨痛为异。若火动其痰，必兼眩晕嘈杂，欲作吐状。汇补

停饮眩晕

中气不运，水停心下，心火畏水，不敢下行，扰乱于上，头目眩晕，怔忡心悸，或吐涎沫。宜泻水利便，使心火下交，其眩自已。汇补

外感眩晕

外邪所感者，风则项强自汗，寒则拘挛掣痛，暑则烦闷口渴，湿则重着吐逆。此四气乘虚而眩晕也。《心法》

晨昏眩晕

有早起眩晕，须臾自定，日以为常，谓之晨晕，此阳虚也；有日晡眩晕，得卧少可，谓之昏晕。此阴虚也。《绳墨》

死症

凡眩晕言乱，汗多下利，时时自冒，卧亦旋转者，虚极不治。《入门》

脉法

肝脉溢大必眩。若风浮寒紧，湿细暑虚，痰弦而滑，瘀芤而涩，数大火邪，濡大虚极。

治法

先理痰气，次随症治。《举要》外邪和解清痰火，内虚本固标自移。《入门》

用药

外邪痰火，主以二陈汤加天麻、蔓荆等。挟风，加荆、防；挟寒，加藁本、细辛；挟暑，加香薷、藿香；挟湿，加苍术、厚朴；挟火，加山栀、黄芩。气虚，主以四君子汤；气陷，主以补中益气汤；血虚，主以人参

养荣汤；肾虚，主以鹿茸肾气丸。阳气久虚，遇寒必冒者，桂附八味丸；相火妄动，遇劳必眩者，加减逍遥散。

丹药禁用

世有所谓气不归源，而用丹药镇坠，沉香降气，误入极矣。盖金石助火，香窜散气，多致飞越之祸，岂能镇其不归之气耶？

附：郁冒症

郁冒者，由肾气大亏，每遇风寒，即发眩冒。不仁不省，冷汗时流，宜十全大补汤主之。

附：肝厥症

肝厥之症，状如痫疾，僵仆不醒，醒则呕吐，头眩发热，宜二陈汤加柴胡、枳壳、甘菊、钩藤、干葛、山栀、生姜。

附：头重症

湿气在上，头重如山，有似眩状，宜红豆散搐鼻内。

选方

二陈汤　统治头眩，属风寒湿痰，诸有余之疾。

四君子汤　治头眩，属脾弱气虚，诸不足之症。

补中益气汤　治头眩，属脾气下陷，清阳不朝于巅顶。

人参养荣汤　治头眩，属脾肝血虚，荣气不充于三阴。

即十全大补汤去川芎，加陈皮、远志、五味子。

鹿茸肾气丸　治眩晕，属肾气衰弱，不能纳气归原。

即六味丸加鹿茸、菟丝子、石斛、巴戟、龟板。

桂附八味丸 治眩晕，属阳气孤浮，引火归原。

加减逍遥散 治头眩，属气血不足，肝肾相火兼郁者。

当归 白术 白芍 茯苓 柴胡 丹皮 熟地 黄柏 炙甘草

或加山栀、薄荷，舒郁尤捷。

头痛章

大意

头为天象，六腑清阳之气，五脏精华之血，皆会于此。惟经气上逆，干犯清道，不得运行，则壅遏为痛。《微论》

内因

自外入者，风寒暑湿之邪；自内发者，气血痰郁之异。《玉机》或蔽覆其清明，或瘀塞其经络，与气相搏，脉满而痛。汇补

外候

头脑痛连两额属太阳，头额痛连目齿属阳明，头角痛连耳根属少阳。太阳穴痛属脾虚，巅顶痛属肾，目系痛属肝。汇补

痛分内外

外感头痛，如破如裂，无有休歇；内伤头痛，其势稍缓，时作时止。《入门》

痛分诸因

因风痛者，抽掣恶风；因热痛者，烦心恶热；因湿

痛者，头重而天阴转甚；因寒痛者，绌急而恶寒战栗；因痰痛者，昏重而眩晕欲吐；因食痛者，噫酸发热而恶食。气虚痛者，九窍不利，恶劳动，其脉大；血虚痛者，鱼尾上攻，恶惊惕，其脉芤。肾厥痛者，下虚上实，其脉举之则弦，按之则坚；气逆痛者，心头换痛，其症胸腹胀满，呕吐酸水。汇补

厥头痛症

厥头痛者，所犯大寒，内至骨髓，髓以脑为主，脑中寒邪，故厥逆而头齿皆痛。

真头痛症

真头痛者，此脑及巅，陷入泥丸大痛。手足青冷至节者，旦发夕死，夕发旦死。用和外灸百会穴，内进参附汤，亦有生者。

脉法

寸口紧盛，或短、或弦、或浮，皆主头痛。又浮弦为风，浮洪为火，细濡为湿，滑大为痰，短涩为虚。

治法

高巅之上，惟风可到。东垣古方治头痛，每用风药者，取其味轻，阴中之阳，自地升天者也。在风寒湿者，固为正用，即虚与热者，亦可假此引经。《必读》

郁热当清

头痛多主于痰，甚必兼火。丹溪有久痛而感寒便发，外用重绵包裹者，此属郁热，盖本热而标寒也。因其本有郁热，毛窍常开，风寒易入，束其内火，闭逆为痛。惟泻火凉血，佐以辛凉散表。王纶

寒湿当取

湿热头痛，心烦重滞，病在隔中，过在手太阳少阴；寒湿头痛，气上而不下，头痛巅疾，下虚上实，过在手少阴巨阳。甚则入肾。偏头痛者，先取手少阳阳明，后取足少阳阳明。《准绳》

用药

头痛，若属外邪痰火诸有余者，主以二陈汤。风，加羌活、防风；寒，加细辛、藁本；湿，加苍术、白芷；火，加山栀、酒芩。郁热，加酒浸大黄、细辛、芽茶；风热，加天麻、蔓荆。又太阳加藁本，阳明加白芷，少阳加柴胡，太阴加苍术，少阴加细辛，厥阴加吴萸，此六经引经药也。若属气虚者，顺气和中汤加天麻、川芎；血虚者，四物汤加薄荷、甘菊；风热，用清空膏；风痰，用玉壶丸；痰火，用石膏散；寒湿，用芎辛汤；痰厥，用白术半夏天麻汤；肾厥，用玉真来复丹；肝虚，用生熟地黄丸；肝火，用逍遥散。

捷径法

治风虚半边头痛者，用白芷二钱，黄牛脑一个，川芎三钱，入磁器内，酒煮食之，任量一醉，睡后即愈。治寒湿头痛，用白凤仙一株捣烂，火酒浸，露七夕，去渣，饮酒效。治血气虚而头痛，憎风恶寒，用盐铺草纸上，于痛处以热熨斗熨之，冷即再熨，以平为度。热郁脑中而痛者，以硝石为末，吹入鼻中即止。气郁偏头痛，用蓖麻同乳香、食盐捣，贴太阳穴即止。凡外感头目闷痛甚者，用葱叶插入鼻内一二寸，觉气通即减。

附：眉棱痛

眉棱者，目系之所过，上属于脑。外挟风寒，内成郁热，上攻头脑，下注目睛，则眉骨作痛。又有肝火壅热者，有风痰上攻者，有湿气内郁者。《必读》有肝经血虚，见光则痛者；有肝经伤饮，昼静夜剧身重者。若妇人经行将尽，不能安养，或以针指劳神，致令眉骨酸痛者，专以益阴养血。汇补。

附：脑痛

头脑作痛，犹如刀劈，动辄眩晕。脑后抽掣跳动，举发无时，此肝经痰火，名曰厥疾。厥者，逆也。恚怒太过，气与血俱逆于高巅，而胆穴又络于脑，宜清痰降火，以芩、连、花粉、胆草、大黄、芦荟、丹皮、赤芍之类，调猪胆汁服之。若虚弱人患此，宜逍遥散加川芎、生地主之。

用药

肝虚，主以生熟地黄丸；血虚，主以加味逍遥散；湿痰，主以导痰汤；风热，主以上清散。此症失治，多致伤目，或两耳出脓，则危矣。

选方

二陈汤　统治头痛。

顺气和中汤　治气虚头痛。

即补中益气汤加芍药、川芎、蔓荆、细辛。

加味四物汤　治血虚头痛。

即四物汤加甘菊、蔓荆。

清空膏　治风热头痛。

羌活　防风各一两　柴胡七钱　川芎五钱　甘草五钱　黄芩酒炒，三两　黄连炒，二两

末之，每服二钱，清茶下。

玉壶丸《和剂》 治风痰头痛，胸膈满，食不下，咳嗽呕吐痰涎。

南星 半夏各一两 天麻半两 白面三两

水滴丸，每服三十丸，姜汤下。

石膏散 治痰火头痛。

川芎下 石膏上 黄芩中 白芷下

水煎。

芎辛散 治寒湿头痛。

川芎 细辛各一钱半 苍术 甘草 干姜各一钱

半夏白术天麻汤 治痰厥头痛。

天麻 白术 半夏各一钱 人参 苍术 陈皮 黄芪 泽泻 茯苓各五分 神曲 麦芽各七分 干姜三分 黄柏二分

水煎。

玉真丸《本事》 治肾厥头痛。

硫黄二两 石膏煅 半夏 硝石研，各一两

虚甚者，去石膏，加钟乳粉一两，生姜糊丸，姜汤下。外灸关元百壮。

来复丹《和剂》 治上盛下虚。

硝石同硫黄研 玄精石 硫黄各一两 五灵脂水澄去砂 青皮 陈皮各二两

为末，醋糊丸，米饮下。

生熟地黄丸 治肝虚头痛。

生地 熟地上 天麻 川芎 茯苓下 当归 白芍 黑豆 石斛 玄参 地骨皮中

蜜丸。

祛风清上散《统旨》 治风热上攻。

酒芩二钱 白芷一钱半 防风 柴胡 川芎 荆芥 羌活各一钱 甘草五分

水煎。

黑锡丹《和剂》 治真头痛。

沉香 附子 胡芦巴 肉桂各五钱 茴香 破故纸 金铃子 肉果 木香各一两 黑锡 硫黄炒成珠，各三两

酒煮，面糊丸，姜汤下。一方有阳起石半两，巴戟天一两。

羌活黑附汤东垣 治寒厥头痛。

麻黄 羌活 防风 苍术各一钱 升麻二分 甘草二分 附子一分 白芷三分

水煎。

彻清膏

蔓荆 细辛 薄荷 川芎 藁本 甘草

川芎茶调散《玄珠》

薄荷三钱 川芎一两 荆芥四钱 白芷五钱 细芽茶三钱 黄芩二两，酒炒

头顶痛及脑痛，加细辛、藁本、蔓荆子各一钱。每服二三钱，清茶下。

面 病 章

大意

头面者，诸阳之会也。十二经络，皆上于面而走空窍。经文所以面病俱属三阳之经。汇补

面痛

面痛皆属于热，但暴病多实，久病多虚。饮食妨碍，皆因膏粱风毒。食卧少安，无非胃虚有火。汇补

面肿

面肿曰风。《内经》因食后冒风，风热相搏，上攻头面。能食者，为风虚，更兼麻木；不食者，为风热，必见红赤。《入门》

面浮

劳力过度，饮食失节，脾气输化不及，肺金传布失度，故眼下肿如卧蚕状，将有水肿之虞。若脉浮虚无力，是脾气不足，宜培脾实土；沉实有力，是肺气不顺，当降气泻水。汇补

面热面寒

手足阳明经气盛，则身以前皆热。《入门》手足阳明经气虚，则身以前皆寒。《灵枢》故风热上冲，则面独热；寒湿上逆，则面反不能耐寒。《入门》

面疮

风渍皮肤，痰客脏腑，则面皯黯；脾受湿热，肺受风邪，则面疮疡。或痛痒，或红肿，或如粟米，或变五色。又有肺受火邪，咳嗽脓血。面生红疮者，乃肾水不升，肺火独旺也。汇补

治法

高者抑之，客者散之。血热者宜凉，气虚者宜补，不可专任苦寒降火。若清火补气而不效者，又当开郁。

用药

胃火，清胃散加黄芩、山栀；风邪，葛根汤加薄荷、荆芥。调脾，六君子汤加升麻、干葛。

附：颊肿

如肿连齿根者，胃火也；肿及两颐者，胆邪也。仍以能食为风虚，不食为风热。《入门》若湿热为肿，火盛为痛，两耳前后肿者，名曰发颐。甘桔汤加薄荷、荆芥、连翘、防风、黄芩、牛蒡主之。

面病选方

清胃散

六君子汤

甘桔汤

头 风 章

大意

头风，即首风也。新浴中风，即为首风。《内经》头风与头痛无异，浅而近者名头痛，深而远者名头风。《绳墨》

内因

因风寒入于脑髓也。盖头为诸阳之会，必其人素有痰火，或栉沐取凉，或醉饱仰卧，贼风入脑，致令郁热闷痛。妇人多患此者，因无巾帻以遇风寒也。《入门》

外候

其状头汗恶风，当先一日则病甚，头痛不可以出内，至其风日则病稍愈。《内经》有头皮浮顽不自觉者，有口舌不知味者，或耳鸣，或目痛，或眉棱之间有一处不若吾体，皆其渐也。《入门》

头风偏正

正头风者，满头皆痛，甚则项强，身体拘急，常兼

左右。偏头风但在半边，在左多血虚有火或风热，在右多气虚痰郁或风湿。汇补

头风分辨

血虚者，朝轻夕重；气虚者，朝重夕轻。风热痛者，遇热则发；风湿痛者，阴雨则甚。湿痰痛者，绵密无间，眩晕吐逆；火郁痛者，喜暖畏光，面赤口渴。汇补

头风瞎眼

木生于春，病在肝。目者肝之窍，肝风动则邪害空窍也，故有年久头风，便燥目赤眩晕者，乃肺金乘肝，气郁血壅而然，宜清上彻下之法。《入门》世人不知此理，专行苦寒，使火无发越，上攻于目。或专行辛散，使血耗火炎，上瘀于目，宜乎头风之必害眼也？汇补

治法

宜凉血泻火为主，佐以辛温散表从治。外感发者，散风而邪自去；内伤发者，养血而风自除。汇补

用药

痰主二陈汤，加苍术、南星，热加酒芩、连、栀；血主四物，倍川芎、荆芥，风加防风、甘菊。欲辛散，少加细辛、薄荷，以开上焦火郁；欲清彻，少加酒大黄，以清上利下。

附：雷头风

内郁痰火，外束风热，故头痛而起核，或脑响如雷鸣，宜清震汤主之。盖雷者，震也，震仰盂。用青荷叶者，象震之形与色也。势重者，先用探吐攻下之法，次用清痰降火之剂。汇补

附：大头风

冒天地不正之气，邪伏经络，上攻清道，故头大如斗，甚则溃裂出脓，治以消毒饮。更视三阳经部分而分治之，俟大便结，然后议下，此先缓后急之法也。设或便未结而遽行之，未有不暗伤元气，邪走内地，而变端百出矣。汇补

选方

二陈汤 治头风湿痰有余之症。

四物汤 治头风血虚不足之症。

透顶散 治头风脑寒。

细辛三茎 瓜蒂七枚 丁香三粒 糯米七粒 脑子麝各豆大一粒为末，随左右头风搐鼻内。良久，出涎升许即愈。

川芎散 治头风郁热。

青黛二钱五分 蔓荆 川芎各一钱二分 郁金 芒硝各一钱 石膏一钱三分 细辛根七分 薄荷二钱 红豆一粒

上为末，搐病人鼻内。

捷径法 偏正头风，用蓖麻子五钱，去壳，大枣十五枚，共打研如泥，用箸卷之，去箸纳鼻中，良久取下，清浊涕即止。此治痰涎邪气郁于头而成病者。如火郁而成者，用莱菔汁，仰卧注鼻中，左痛注右，右痛注左。又方：用白芥子五钱，蓖麻子五粒，川芎、白芷末各一钱，同捣成膏，贴患处，其痛即减。

清震方《保命》 治雷头风病。

升麻 苍术各四两 荷叶一片

水煎。

新制方 治雷头风病，能清上导下。

半夏一两 大黄二两 天麻 黄芩各六钱 薄荷三钱 甘草三钱

水泛丸，临卧，清茶吞二钱，以痰利为度。

消毒饮东垣 治大头风病。

黄芩 黄连各半两 人参 橘红 玄参 甘草各二钱 连翘 大力子 桔梗 板蓝根 马勃各一钱 白僵蚕 升麻 防风 薄荷 当归各二钱

便闭，加大黄一钱，微利之。

目疾章

大意

诸脉皆属于目，目得血而能视。又曰：五藏六府之精，皆会于目而谓之睛。《内经》太过则壅塞发痛，不及则耗竭失明。子和

内因

表因：风中脑户，湿渍头上，冷灌睛中；或久处烟火，或醉后失枕，或飞冒砂尘，或撞刺扑损，皆伤目之标。里因：过食炙煿生冷，五辛酒面，湿热浸渍；或房室损精，劳役伤气，泣涕伤血，极视伤神，郁怒动火，皆伤目之本。《入门》

外候

目不因火则不痛。如白轮变赤，火乘肺也；肉轮赤肿，火乘脾也。黑珠五色花翳，肾虚火也；神光青睛被翳，肝虚火也；赤脉贯目涩痛，心火自盛也。子和肝热

则多肿，心热则多眵，火盛则多痛，水化则多泪，血虚则多酸，气虚则多涩，精竭则眼昏，神竭则眼黑。风胜则痒，热胜则胀，湿胜则烂。《绳墨》

目分五轮

目之五轮，乃脏腑之精华，宗筋之所聚。子和其白属肺，曰气轮；乌珠属肝，曰风轮；两眦属心，曰血轮；两胞属脾，曰肉轮；瞳神属肾，曰水轮。《入门》

目分八廓

乾为天廓，位两边白睛中间；震为雷廓，位白睛上截小眦；兑为泽廓，位白睛下截向大眦；坤为地廓，属上下两胞；离为火廓，位大小眦；巽为风廓，位乌珠；艮为白廓，位神光；坎为水廓，位瞳子。《入门》

目分经络

目之内眦，太阳经之所起；目之锐眦，少阳经也；目之上纲，太阳经也；目之下纲，阳明经也。足厥阴经，连于目系而已。子和

目分阴阳

瞳子黑眼法于阴，白眼赤脉法于阳，故阴阳合德而精明也。《内经》小儿水在上，火在下，故目明；老人火在上，水在下，故目昏。子和

远视近视

能远视不能近视者，属心虚，阳气不足，阴气有余也；能近视不能远视者，属肾虚，阳气有余，阴气不足也。汇补

阴虚阳虚

肝血不足，眼昏生花，久视无力；肾水欠盈，神光

短少，看一成二。俱属阴虚，当壮水之主，以镇阳光。脾胃不足，九窍不利，目生白翳；阴火不足，手足麻木，两目紧小。俱属阳虚，宜益火之源，以消阴翳。汇补

脉法

寸脉洪数，心火也；关脉弦数，肝实也。尺脉浮数，阴火也；若浮濡无力，为气虚；微细无力，为阳虚，不可作火治。

治法

在府为表，当除散风热；在脏为里，当养血安神。暴发者，在表易治；久病者，在里难痊。《机要》

初宜发散

在内汤药，用平寒辛凉以散火；在外点洗，用辛热辛凉以散邪。若泛用苦寒之药以阻逆之，则郁火内攻，不得散矣。王纶

久忌点洗

点药莫要于冰片，而冰片大辛大温，若久用之，致积热入目而成昏暗障翳。又或妄用凉茶、冷水挹洗，致令眼瞎。王纶

治分虚热

实火气有余者，散有余之火，在破气；虚火血不足者，降不足之火，在养阴。《入门》

用药

初起宜祛风散热，四物加干葛、防风、甘菊、荆芥、胆草、山栀、芩、连、蒺藜、密蒙、连翘、蔓荆等，随症加减；久病宜养血滋阴，四物加枸杞、石斛、

五味、菟丝子、蒺藜、参、芪、山萸、山药、丹皮、麦门冬等，随病施治，又当以各经报使之药佐之。亦有过服寒凉，以致阳虚，其火转甚，则当温补从治，其火自降，目亦自明。此虽百中一二之症，然亦宜谛审也。

附：偷针眼

凡眼内眦头，忽结皮疱，三五日便生脓汁，俗呼为偷针。此由热气客于眦间，搏激津液所成。巢氏视其眦上，即有细红疮点，以针头破之即瘥，乃解太阳经之客邪也。《医统》

附：雀目眼

雀目乃肝虚之候。盖木生于亥，旺于寅，绝于申。至于酉戌之时，木气衰甚，遇亥始生，至日出于卯，木气稍盛，是以晚暗而晓复明也，宜四物汤补肝肾之不足。否则，多变黄胀而死。

一法：用苍术入猪肝内，煮食即愈。

附：倒睫拳毛

睑属脾，脾受风则拳毛倒睫。《医统》两目紧急，皮缩之所致也。东垣用手扳出内睑向外，速以三棱针出血，以左手爪甲迎其针锋立愈。或用石燕子一对，大者一雌一雄，磨水点搽眼内。先以镊子摘去拳毛，次用点药，眼当以黄连水洗。

选方

清风养血汤 治眼目赤肿疼痛，属外因邪实者。

荆芥　蔓荆　甘菊　防风　川芎　连翘　山栀　当归　黄芩　甘草

益阴肾气丸 治目暗不明。属肝肾虚衰。

即六味丸去泽泻，加当归、白芍、五味、枸杞、柴胡。

冲和养胃汤 治内障，元气虚弱，心火与三焦俱盛，饮食失节，形体劳役，不得休息者。

黄芪一钱半 人参 炙草 当归各一两 白术五钱 防风五钱 黄连 黄芩 柴胡各七钱 干姜一钱 五味二钱 白芍酒炒，六钱 茯苓三钱 升麻 葛根各一两 羌活一两五钱

上锉一两，水煎。

羊肝丸 治内外障翳，青盲肿痛，胬肉侵睛，流泪羞明。

黄连一两 菊花 当归 川芎 防风 荆芥 羌活 薄荷各三钱 生地五钱 白乳 羊肝

上为末，用生羊肝丸，每服三十丸，白汤下。

燥脾丸 治两眼弦烂，湿气所淫。

苍术 防风 半夏 羌活 甘草 陈皮 白芷 柴胡 升麻

养肝丸 治肝血不足。

当归 川芎 车前子 枳实 白芍 蕤仁各等分

蜜丸。

明目地黄丸

即地黄丸加当归、川芎、石斛、麦冬。

捷径法 治眼中云翳。

冬青叶七个 五倍子三钱

水煎一碗，乘热将舌尖蘸入水中，良久其翳自落。

治两目风湿燥痛弦烂者，用：

皮硝一两　铜绿　明矾　甘菊　侧柏各三钱　桑白皮五钱

水五碗，煎二碗，洗眼及眉棱骨两太阳，涕也即爽。如胬肉侵睛，用腊月雄猪胆入马牙硝于内，将风吹干为末，入脑麝点之。

耳病章

大意

北方黑色，入通于肾，开窍于耳。《内经》分新旧治之。新聋多热，少阳阳明火盛也；旧聋多虚，少阴肾气不足也。《汇补》

内因

肾通乎耳，所主者精。精盛则肾气充足，耳闻而聪。《心法》若疲劳过度，精气先虚，四气得以外入，七情得以内伤，遂致聋聩耳鸣。《大全》

外候

肾气充盛则耳聪，肾气虚败则耳聋，肾气不足则耳鸣，肾气结热则耳脓。《绳墨》

风聋

耳者，宗脉之所附。宗脉虚而风邪乘之，使经气否而不宣，是为风聋。内必作痒，或兼头痛。丹溪

厥聋

十二经络上络于耳，其阴阳诸经，适有交并，则脏气逆而为厥。厥气搏于耳，是谓厥聋。否塞不通，必兼眩晕。丹溪

劳聋

劳役伤于血气，淫欲耗其真元，憔悴力疲，昏昏愦愦，是谓劳聋。有能将息得宜，则其聋自轻；如日就劳伤，则为久聋。《心法》

虚聋

虚聋由渐而成，必有兼症可辨。如面颊黧黑者，精脱；少气嗌干者，肺虚；目䀮善恐者，肝虚；心神恍惚，惊悸烦躁者，心虚；四肢懒倦，眩晕少食者，脾虚。汇补

脉法

脉证以肾为主。迟濡为虚，洪动为火，浮大为风，沉涩为气，数实为热，滑利为痰。《入门》

治法

肾窍于耳而能听声者，肺也。因肺主气，一身之气贯于耳故也。凡治耳聋，必先调气开郁。《入门》其次，风为之疏散，热为之清利，虚为之补养，郁为之开导。然后以通耳调气安肾之剂治之。汇补

聋分左右

厚味动胃火，则左右俱聋。忿怒动胆火，则左聋；色欲动相火，则右聋。《入门》

用药

风聋，用清神散，加羌活、防风、细辛、独活；气郁，用二陈汤，加香附、菖蒲、乌药、青皮；劳聋用补中益气汤，加菖蒲、远志；虚聋，用八珍汤，加菖蒲、远志；精耗，用六味丸，加枸杞、五味；虚炎，用八味丸，加磁石、龟胶；肝胆实火，用小柴胡，加芎、归、山栀；脾胃实火，用清胃散，加黄芩、山栀；肾虚阴

火，用地黄汤，加黄柏、知母。

附：耳鸣

耳鸣是痰火上升，壅闭听户，有渐聋之机焉。大抵因痰火在上，又因恼怒而得。怒则气上，少阳之火客于耳也。若肾虚而鸣者，其鸣不甚，当具劳怯之状。《杂著》

附：耳痛

如虫走者，风痛；干痛者，风热；湿痛者，风湿；微痛者，虚火。《入门》又有耳后攻击作痛作肿，此是少阳经之湿火。《绳墨》

外用蛇退，烧灰存性，为末，吹入以治风。或用枯矾末，吹入治风湿，或青箬烧灰吹之亦效。重者，内服凉膈散。其肾胆二经火动者，实用小柴胡，虚用逍遥散。

附：脓耳

热气乘虚，随脉入耳，聚热不散，脓汁时出，为之脓耳。《心法》

治宜蔓荆子散，外用轻粉、明矾、黄丹、龙骨、麝香、蚌粉为末，绵缠竹，拭耳。或用白矾、胭脂、麝香各一钱，为末吹之。

附：聤耳

聤耳由气郁生痰，内火攻冲，形似赤肉，或兼脓汁溃烂。《绳墨》

治宜二陈，加玄参、花粉、黄芩、山栀、连翘、柴胡、蔓荆。

附：耵耳

人耳间有津液，轻则不能为害。若风热搏之，津液结塞成核，能令暴聋，为之耵耳。丹溪

治宜四物加羌活、防风、柴胡、黄芩、连翘、玄参等。外用生猪油、地龙、釜墨等分，研细末，以葱汁和捏如枣核，薄绵裹入耳，令润则挑出。

附：耳衄

耳中出血为耳衄。左关脉来弦数者，为少阳经火；尺脉或躁或弱者，少阴经虚。

少阳经火，宜柴胡清肝散；少阴经虚，用六味地黄丸。外治用龙骨末吹入。

附：耳痒

寻常耳痒，有风有火，易于调治。甚有耳痒不歇，挑剔出血，不能住手，此肾藏风毒上攻于耳，宜透水丹治之。并戒酒色、膏粱厚味。

选方

清神散　治风热上攻于耳。

甘菊　羌活　荆芥　木通　川芎　防风　木香　菖蒲　僵蚕　甘草

二陈汤　治气逆壅闭于耳。

补中益气汤　治阳虚气陷耳聋。

四物汤　治阴虚血弱耳聋。

六味地黄丸　治耳聋属精气虚脱。

八味丸　治耳聋属元阳虚脱。

龙荟丸　治热盛痰火耳聋。

当归　胆草　黄连　黄芩　黄柏　芦荟　大黄　青黛　木香　麝香

益肾散

磁石　巴戟　沉香　菖蒲　川椒

猪肾一枚，和以葱白炒盐并药，用湿纸裹煨，白汤下。

凉膈散

栀子　连翘　薄荷　黄芩　甘草　赤芍　大黄　桔梗

治久聋捷径法

用酒一斗，入故铁十斤，煮一炷香，投磁石三两，研末，浸酒中三日，令病人醉饮。复以绵裹磁石一块内耳中，覆头一卧，酒醒即愈。又治虚症。

又方：用斑蝥三枚，炒巴豆，去心皮，二两，入麝香少许。丸如枣核大，绵裹塞耳中，以微响黄水出为度。此治实聋。

鼻　病　章

大意

肺脏位高，体脆，性恶寒，又畏热，鼻为肺窍。若心肺有病，则气息不利。丹溪

内因

人身水升火降，荣卫调和，则鼻司呼吸，往来不息。苟或寒伤皮毛，则鼻塞不利；火郁清道，则香臭不知。《入门》

外候

有新久之别。新者偶感风寒，鼻塞便发，乃肺伏火邪，郁甚则喜热恶寒，故略感冒而亦发；又有不待外

感，时常鼻塞干燥者，乃肺有痰火也。《入门》

鼻涕外候

鼻乃清气出入之道，塞则气壅热郁，清浊混乱，为鼽为渊。鼽者，鼻流清涕，热微；渊者，鼻流浊涕，热重。间有属寒者，必涕清不臭，但觉腥秽，宜辛温填补，禁用凉剂。但郁热者多，脑寒者少，须审别施治。汇补

鼻齄外候

好饮热酒，血热入肺，复被风寒外郁，则血凝于内，赤见于外而为鼻齄之候。得热愈红，得冷则紫。或有不好饮而病此者，乃肺风血热也。丹溪

鼻酸外候

鼻内痠痛，壅塞不利，由肺气空虚，火邪内攻，有制于肺也。《绳墨》又有气虚人每遇严寒，感寒鼻酸，此气虚而易于招寒，内火不得泄越，相搏作痠。常服辛辣物则暂止者，以辛能发散故也。汇补

鼻痛外候

因风邪入鼻，与正气相搏，或痰火冲肺，或胃火上攻，俱令鼻梁作痛。《绳墨》

鼻痔外候

胃中食积热痰，流注肺中，令浊气凝结而生瘜肉。丹溪其形如枣，塞滞鼻中，气息不利，香臭不知，甚者又名鼻齆。《入门》

脉法

左寸浮缓，为伤风鼻塞；右寸浮洪，为肺火鼻齄。

鼻病治标

鼻病除伤风发散之外，皆由火热所致，俱用清金降火之法。《绳墨》

鼻病治本

凡衄渊疮痔久不愈者，非心血亏，则肾水少。养血则阴生而火自降，补肾则水升而金自清。又鼻塞久不愈者，亦有内伤肺胃，清气不能上升，非尽外感也。《入门》

用药

主以防风汤，外风，加羌活、荆芥、薄荷、细辛、辛夷、白芷；内火，加山栀、连翘、花粉、桔梗、元参、桑皮。内外兼病，用双解散；内热过盛，用凉膈散。清气不升，补中益气汤；肾真不朝，六味丸。

附：脑砂

胆移热于脑，鼻流浊涕，或时出黄水，甚者脑亦作痛，俗名脑砂。此是虫食脑中。

用丝瓜藤近根五尺，烧灰存性，为末，酒调服。外用白牛尾毛、橙叶，焙干，各等分为末，吹鼻内。若虚寒者，川乌散主之。

选方

防风汤　统治鼻病在标者。

防风　川芎　黄芩　桔梗　甘草　大力子

防风通圣散

治表清热，用此以双解。

凉膈散　清火导热。

栀子　连翘　薄荷　黄芩　甘草　赤芍　大黄　芒硝

地黄煎　滋阴清火，有此以养真。

地黄汁二合　麦冬汁三合　生姜汁一合　川芎二钱

加盐花，煎膏。

加味四物汤　治鼻齆。

四物汤加陈皮、红花、酒芩、苍耳，加好酒数滴，调入五灵脂末，服之。

捷径方

用凌霄花、山栀等分，为末，每茶调服二钱，日再服。夜卧用凌霄花、朴硝为末，酒调涂。或凌霄花末和密陀僧，用唾调敷。又方：用狗头骨烧灰，如硇砂少许为末，吹入鼻中，齆肉自化。又用地栗粉，入冰片少许，点入。

清肺散《秘方》　治鼻中作痒，清晨打嚏，至午方住，明日亦然，屡效。

桑白皮　枯黄芩各一钱，酒炒　生甘草三分　辛夷花一钱　苦桔梗一钱　凤凰壳一个，煅，临吃调

水二盅，加灯心十二茎，煎服。

口　病　章

大意

中央黄色，入通于脾，开窍于口，藏精于脾。《内经》故口之为病，乃脾热也。《绳墨》

内因

味入于口，藏精于脾胃，运化津液以养五脏。若五味过偏，则五脏之气亦偏，而诸病生焉。《大全》

外候

肝热则口酸，心热则口苦，脾热则口甘，肺热则口

辛，肾热则口咸，胃热则口淡。《正传》此脏气偏胜为病也。亦有谋虑不决，肝移热于胆而口苦者；有脾胃气弱，木乘土位而口酸者。有膀胱移热于小肠，膈肠不便，上为口糜，而生疮溃烂者；《内经》有热积心胸之间，脾气凝滞，不能运化，浊气熏蒸而口臭者。此脏气移热为病也。汇补

口疮赤白

口疮虽由脾热所使然，亦当分赤白二种。白者肺热；赤者心热；赤白相兼者，心肺俱热，不独脾家病也。汇补

脉法

脉洪数为实火，浮大为虚火。

治法

五脏之气，皆统于脾。凡七情六欲五味，皆能致病，治当因病而求之。《绳墨》若服凉药而不愈者，此中焦元气不足，虚火炎上，又当温补。

用药

心热口苦，黄连泻心汤；肝热口酸，柴胡清肝汤；脾热口臭，清胃汤；肺热口辛，泻白散；肾热口咸，滋肾丸。如谋虑不决，胆虚口苦，用逍遥散为君，柴胡、胆草为使；如中气不足，木乘土位口苦，用四君子为君，芍药、柴胡为佐。如膀胱移热，口烂溺涩，用导赤散专治下而口病亦愈；如中土虚寒，胃阳浮上，用理中汤温补其中而上焦自安；如下焦火炎，用八味丸温暖丹田而火焰炎自熄。

附：唇病

唇属于脾，经合于胃，脾胃受邪，则唇为之病。《大全》风胜则动，寒胜则缩，燥胜则干，热胜则裂，气郁则生疮，血少则无色。脾冷则紫，脾败则黑，脾寒则青，脾虚则白，脾衰则黄，脾实则红。《绳墨》若唇口肿起，白皮皱裂，名曰茧唇，《类要》宜养血调脾。凡茧唇紧小，不能开合，难进饮食，不治则死。《折衷》

唇动用消风散，唇缩用理中汤，唇干用三黄丸，唇裂用凉膈散，唇肿用苡仁汤。唇疮既久，血虚火炎者，当滋补，无任苦寒。

附：舌病

心脉系舌根，脾络系舌傍，肝脉络舌本，肾液出舌端。虽分布五脏，而心、脾实主之。故二脏不和，变生诸症。《玉策》中风痰，则舌卷难言；伤七情，则舌肿难食。三焦蕴热，则舌苔燥而咽干；心脾热炽，则舌粗重而口苦。《绳墨》气虚则麻纵，阴火则点黑，湿痰则肿胀，郁热则衄血。心火则生疮，脾热则干涩，胃热则舌本强直，肝热则舌卷且缩，肺热则舌燥而咽门声哑，肾热则津竭而舌心干焦。汇补

治法

舌属火，其性炎上，治舌之法，当降火滋阴为要。《绳墨》风痰，用二陈，加南星、竹沥；郁痰，用二陈，加香附、青皮。三焦郁热，凉膈散；心脾郁热，三黄丸。思虑伤脾，血耗火动，归脾汤；郁怒伤肝，血虚火盛，逍遥散。肾虚阴火，津竭舌干者，滋肾丸。

附：啮舌

心脾之气，恒通于舌。阳明之经，直入齿缝。故邪

入心脾，则舌自挺；邪入阳明，则口自噤。一挺一噤，故令嚼舌。治宜清其风火，则病自愈。

选方

黄连泻心汤 治心热口苦。

大黄 黄芩 黄连

加生地、甘草、木通。

柴胡清肝饮 治肝火口酸。

柴胡 黄芩 黄连 山栀 当归 川芎 生地 升麻 丹皮 甘草

加味清胃散 治脾热口臭。

黄连 生地 升麻 丹皮 当归

加芍药、山栀。

加味泻白散 治肺热口辛。

桑皮 地骨皮 甘草 粳米

加片芩、知母、麦冬、桔梗、姜、枣。

滋肾丸 治肾虚火炎。

肉桂二钱 知母 黄柏各二两

凉膈散

三黄丸

逍遥散 治肝胆虚火。

导赤散 治膀胱移热小肠而口疮。

理中汤 治中焦虚寒、邪火偏旺之假象。

八味丸 治肾虚水冷、火不归经之假象。

消风散《宝鉴》 治受风唇动。

川芎 羌活 防风 茯苓 白僵蚕 藿香 荆芥 甘草 蝉退各二两 厚朴 陈皮各五钱

为末，每服二钱，清水下。

薏苡仁汤

赤小豆　薏苡仁　防己各三钱　甘草一钱

水煎。

白术散　治脾胃虚火。

人参　藿香　白术　茯苓　甘草　干葛　木香

外治口疮法

用黄柏蜜浸，含之。口臭，香薷含之。一方：用蔷薇浓煎汁，含之。夏用叶，冬用根，日三次，夜一次。

外治舌病法

舌肿出外，以蓖麻油捻纸，烧烟熏之。舌外不收，以冰片糁之。舌衄不止，以槐花末糁之。

冰柏丸

片脑　薄荷　黄柏　硼砂各等分

蜜丸，含。又方：加青黛少许为末，吹入口中。

绿袍散

齿 病 章

大意

齿者骨之余，髓之所养，故齿属肾。上、下龈属阳明。凡动摇豁脱，或大痛，或不痛，或出血，或不出血，如欲脱之状者，皆属肾病；其虫疳龈肿，溃烂秽臭而不动者，皆属阳明。或兼诸经错杂之邪。《医贯》

内因

若阳明膏粱之变，湿热上攻，则牙床不清，而为肿为痛，或出血，或生虫而黑烂脱落。王纶若肾虚作痛

者，遇劳即发，午后更甚，口渴面黧，倦怠遗精，引皆脾肾虚热之症。《医贯》

外候

精完则齿坚，肾衰则齿豁；虚热则齿动，髓溢则齿长。《入门》肾虚牙疼，其齿浮；血虚牙疼，其齿痒；火热牙疼，其齿燥；虫蚀牙疼，其齿黑；风热牙疼，其齿肿；湿热牙疼，其齿木。《绳墨》又有风热相搏，吸风即痛者；寒气犯脑，头项连齿者；痰热毒气，注痛咳嗽者；血搏齿间，钻刺掣痛者。《入门》

齿痛寒热

足阳明胃之脉，贯络于齿上龈；手阳明太阳之脉，贯络于齿下龈。手阳明，恶寒饮而喜热饮；足阳明，恶热饮而喜冷饮。故齿痛有恶寒、恶热之不同。《正传》恶寒饮者，外吸风寒所致；恶热饮者，内生风热使然。汇补

脉法

尺脉虚大者肾虚，洪数者阴火。关脉浮弦者风热，洪滑者痰火。

治法

齿根宣露动摇者，肾元虚也，治宜滋肾；恶寒热而口臭者，阳明热也，治宜清胃。《正传》

用药

阳明经病，治以清胃散，加干葛、石膏、黄芩、连翘、花粉、山栀。如胃火盛，倍加石膏；大肠实，加大黄；挟痰，加贝母；挟风，加防风；酒毒，加干葛；虫蚀，加槟榔；龈痒，加白芷；龈烂，加胆草。若劳倦而

胃虚齿浮，补中益气汤。肾虚，地黄汤加元参、补骨脂；阳虚豁落，加续断、枸杞、茴香；阴虚浮动，加知、柏、地骨皮、生地。外用敷药绿袍散，或香盐散。

附：走马牙疳

牙床腐烂，一时脱落，因湿热毒气，蕴积既久，一时齐发，势莫可遏。患此病者，十难一治。惟初发之时，急服泻胃清火之药，外以疳药敷之，庶可保全。

附：齿蚀

凡饮食不洁，臭腐之气，淹积日久，由是热盛生风，风胜生虫，蛀食齿中，根有黑点，蚀尽一齿，又度其余。甚至疳䘌，皆其种类。宜清彻肠胃以治其本，擦牙诛虫以理其标。

选方

清胃散 统治阳明经齿痛。

黄连 生地各二分 升麻 丹皮各五分 当归 芍药各三分

一方用：生地 丹皮 山栀 知母 玄参 黄芩 石膏 升麻 干葛 甘草

六味汤 统治少阴经齿痛。

补中益气汤

独活散 治风牙，吸风痛甚，走注不定。

独活 羌活 川芎 防风各五分 细辛 荆芥 薄荷 生地各一钱

每服三钱，水煎。

白芷散 治寒牙痛连脑户，动摇肉脱。

麻黄 草蔻各一钱半 黄芪 桂枝各二钱半 吴萸

白芷各四分　藁本三分　羌活八分　当归　熟地各五分　升麻一钱

末之，以水漱口，用此擦齿。

化痰汤　治痰热毒气，攻注齿痛。

贝母　枳实　黄芩　黄连　花粉　桔梗　元参　升麻　甘草

外用二陈汤，加细辛、姜黄、荜拨等分，煎汤，浸舌取涎。

细辛散　治风蛀牙虫。

荆芥　细辛　砂仁　白芷　川椒　鹤虱　牙皂　荜拨

为末，擦患处。

犀角地黄汤　治风热挟瘀血，搏结齿间，瘀而作痛。

犀角　丹皮　生地　白芍

绿袍散

黄柏四两　炙草二两　青黛一两

为末，敷用。

地黄丸　固齿益肾。

白茯苓　人参　山茱萸各四两　枸杞三两　生地五斤，取汁　蜜一斤　酥少许

以前四味，用好酒一斗，煎至三升，去渣，入地黄汁、蜜、酥，同煎至可丸，丸如小豆大，每服二十丸，温酒下，日三服。

外治法　因寒作痛，得热饮稍宽者，用干姜、荜拨、细辛作汤漱之；因火作痛，得寒饮稍停者，用石

膏、朴硝、牙皂、荆芥作汤漱之。虫蚀作痛者，用苦参煎汤，日漱三升。痛已止，齿衄，用烧盐、金墨，研匀擦之。牙寒痛，用胡椒、荜拨为君，细辛、石膏为佐，研末擦之。或用橄榄细嚼，即愈。

咽 喉 章

大意

一阴一阳结，谓之喉痹。《内经》一阴，肝与心胞也；一阳，胆与三焦也。四经皆有相火，并络于咽喉。王冰气热则内结，结甚则肿胀，胀甚则痹，痹甚不通而痰塞以死矣。子和

内因

因胸膈素有痰涎，或饮酒过度，或忿怒失常，或房事不节，火动其痰，涌塞于咽嗌之间，以致内外肿痛，水浆不入。《医鉴》

外候

热气上行，结于喉之两傍，近外作肿，形如箸头，是谓乳蛾，有双单之分。其比乳蛾差小，名闭喉。热结于舌下，复生小舌，名子舌；热结于中，舌为之肿，名木舌。热结咽喉，肿绕于外，且麻且痒，肿而赤大者，名缠喉风；毒聚于内，涎唾稠涌，但发寒热者，名塞喉风。喉闭暴发暴死者，名走马喉风。子和此症卒然失音，不省人事，痰壅口噤，闷塞而死，与诸卒中相似，但必先有喉痛为辨耳。

喉与咽分

喉痹，谓喉中呼吸不通，语言不出，乃天气闭塞

也；咽痛，谓咽嗌不能纳唾，饮食不入，乃地气闭塞也。《类要》

表与里分

属表者，必兼恶寒，且寸脉弱小于关尺，乃寒闭于外，热郁于内，宜辛凉发散，切忌酸寒；属里者，身无寒热，而寸脉滑实于关尺，乃热积于内，壅滞生痰，宜苦寒折伏，及涌吐之法。《汇补》

虚与实异

实火因过食煎炒，热毒蕴积，胸膈不利，烦渴便闭；虚火因七情劳欲，气虚火炎，咽膈干燥，二便如常。《入门》

阴与阳分

阳虚者，两寸浮大，遇劳益甚，此肺脾气怯，不能堤防下焦，须培补中宫；阴虚者，两尺洪数，日晡转甚，此肾肝阴虚，不能制御龙雷，必滋养癸水。

脉法

两寸浮洪而溢者，喉痹也；两尺微细无力者，虚火也。若微甚而伏者，死；浮大而涩者亦，死。

治法

治实之法，先宜发散，次用清凉，或涌导痰涎，或针刺出血；治虚之法，须遵《内经》从治之旨，徐徐频与。《正传》

禁用寒凉

若专用芩、连、栀、柏之类而正治之，则上热未除，中寒复起，毒气乘虚入腹，变为败症。《正传》

死症

如胸前高起，上喘下泄，手足指甲青紫，七日以后，全不入食，口如鱼口者死。又急喉痹症，声如鼾睡，此为肺绝者死。用人参、竹沥、姜汁，或可救其万一。丹溪

吹喉法

凡见嗌喉干痛，喉咙作肿，饮不可咽，舌不可吞，水浆难入，入则或从鼻孔出者，先用薄荷、冰片、玄明粉、硼砂、青黛、牛黄、朴硝、僵蚕等，研末吹入喉中，坠痰清火。

引吐法

凡喉风肿痛，痰涎壅盛，非风痰上壅，即痰火内煽。且火者，痰之本；痰者，火之标。先涌其痰，乃清其火。用白矾与巴豆同枯过，去巴豆，以矾为末，同皂角末，入醋调，用鹅翎探吐，吐后以甘桔汤调之。如牙关紧急，不省人事，不能入药者，吹入鼻中。

熏鼻法

痹者，闭也。咽喉闭结，汤药不通，有形之物，已难下咽，必取无形之气，从鼻而入。用巴豆压油纸上，取油纸，捻成条子，点灯吹灭，以烟熏鼻，使口鼻流涎，牙关自开。《类案》

刺喉法

乳蛾诸症在关上者，必有血泡，用喉针或笔管点破即宽。在关下不见者，难治。用芦管削尖，令病人含水一口，从鼻孔放管进击一下，血出甚妙。

刺少商穴法

穴在手大指内侧，去爪甲后如韭叶。男左女右取

之，刺入三分许，以手自臂勒至刺处出血，即愈。

火刺法

喉痈肿甚必当刺，用巴豆油涂纸上，捻条点火，才烟起即吹灭，令患人张口带火刺于喉间，俄顷即吐出紫血而宽。

用药

主以甘桔汤，加薄荷、荆芥、防风、黄芩、玄参、牛蒡、竹茹等。咳嗽，加贝母、陈皮；发渴，加花粉、麦冬；唾血，加紫菀；呕恶，加半夏；胸满，加枳壳；便闭，加大黄；痰甚，加石膏；火甚，加黄连；卒闭暴死，用解毒雄黄丸。此皆治实火法也，若属虚者，当从权为主。古人有用人参、附子、肉桂、僵蚕，但理其下而上自安，此求本之治也。大抵血虚用四物汤，气虚用补中汤，肝火用逍遥散，肾虚用地黄汤，兼佐治标之药。有命门火衰，龙浮咽嗌者，惟八味丸最力，而寒凉之药，毫不可用也。

附：伏气病

伏气者，名肾伤寒。谓非时暴寒，伏于少阴，寒邪抑郁，内格阳气。始初不病，旬日乃发，上行于咽门经会之处，寒热相搏，而成咽痛。脉息微弱，后必下利。当以辛热药攻其本病，顺其阴阳，则水升火降，而咽痛自已。用甘桔桂半汤主之。《伤寒》

附：疫气病

有司天运气过亢，其年乡村染患相似者，此时气乘虚蕴蓄上焦，发作寒热，变为喉痛，俗名虾蟆瘟，又曰鸬鹚瘟。此症甚恶，切忌胆矾酸寒，郁遏阳气；硝黄攻下，引邪入里。须用辛凉甘苦，表里双解之品，普济消毒饮主之。

选方

桔梗汤 统治咽喉诸病。

牛蒡 玄参 升麻 桔梗 犀角 黄芩 木通 甘草

清热化痰丸 治痰火咽痛。

贝母 花粉 枳壳 桔梗 黄芩 黄连 玄参 甘草

四物汤 治血虚火动咽痛。

四君子汤 治气虚火动咽痛。

地黄汤 治相火上炎咽痛。

桂附八味丸 治龙火上越咽痛。

逍遥散 治肝火上炎咽痛。

普济消毒饮

解毒雄黄丸 治急喉痹，虽死，尤可救活。

雄黄 郁金各一两 巴豆四十粒

加僵蚕二钱半、芒硝五钱，醋糊丸，清茶下。

半夏桂甘汤 治肾伤寒病。

半夏 桂枝 桔梗 甘草

附子煎 治脏寒咽闭不利。

大附子一片，蜜涂炙黄，每含一片，咽汁，甘味尽则易之。

捷径法《秘方》 治喉痹乳蛾。

用鲜杜牛膝根一握、艾叶七片，捣和，入乳汁，灌入鼻中，须臾痰涎从口鼻而出，立效。此名天名精，又名蚵蚾草。抽梗开花如小野菊，结子如蒿子相似，最粘人衣，狐气更甚，名鹤虱，即此草也。

治喉急风秘方

用蜘蛛七个，先将明矾五钱研末，放在铁刀头上，列蜘蛛在矾内，刀下以炭火熔矾，俟矾枯，共研细末，藏入小磁瓶中。每用一字，吹入喉中，吐出稠痰即愈。

鱼骨鲠喉：用橄榄或肉或核，磨水咽下。又方：用朴硝煎汤饮之即出，或威灵仙亦可。

卷之五

胸膈门

咳嗽章

大意

五脏六腑皆令人咳，非独肺也，《内经》而其要皆主于肺。盖肺主气而声从此出，故咳之原皆聚于胃而及于肺者，情关子母也。汇补

内因

肺居至高，主持诸气，体之至清、至轻者也。外因六淫，内因七情，肺金受伤，咳嗽之病从兹作矣。《指掌》其火郁咳者，有声无痰，咳必连声；湿痰咳者，咳动有痰，痰出嗽止。食积痰嗽，面色青黄，五更转甚，吐痰如胶；瘀血嗽者，胸中窒碍，喉间腥气，或带黑血；胃火嗽者，口渴善饥，面赤脸热，午前尤甚；阴虚嗽者，五心烦热，气从下升，午重夜甚；劳伤嗽者，干咳无痰，喉痒声哑，痰中见血；停水嗽者，胸满头汗，怔忡吐涎，水逆不入；肺胀嗽者，喘急气粗，或左或

右，则眠不得。有嗽久而成肺痈、肺痿者，必云门、中府引痛，咯吐脓血，腥秽异常。

外因

咳谓无痰而有声，肺气伤而不清也；嗽谓无声而有痰，脾湿动而生痰也；咳嗽谓有声有痰，因伤肺气复动脾湿也。《机要》但风伤肺者，咳则鼻塞声重，口干喉痒，语未竟而咳；寒伤肺者，咳则胸紧声哑，凄怆怯寒，或遇寒则发；暑乘肺者，咳则口燥鼻干，面赤心烦，声嘶吐沫；湿乘肺者，咳则身重首蒙，自汗溺涩，骨节烦疼。《入门》此皆暴病感邪，必兼头疼身热表症。

五脏劳咳

疲极伤肝，咳而左胁引痛；劳神伤心，咳而咽干咯血；劳力伤脾，咳而气短无力；叫呼伤肺，咳而呕吐白沫，口燥声嘶；房劳伤肾，咳而腰背引痛，寒热夜发。汇补

脉法

咳必先审肺脉虚实。实者浮大有力，若沉而滑，则痰气盛也；虚者弦大无力，若沉细带数，则火郁极也。《入门》久咳虚羸，脉弱者，生；实牢大数者，死。浮软者，生；沉紧匿者，死。

治分肺脾

因咳而有痰者，咳为重，治在肺；因痰而致嗽者，痰为重，治在脾。

治分内外

治表者，药不宜静，静则留连不解，变生他病，忌寒凉收敛，当以辛甘散邪；内虚者，药不宜动，动则虚

火不宁，燥痒愈甚，忌辛香燥热，当以甘寒润肺。《必读》

治分四时

春气上升，润肺抑肝；夏火炎上，清金降火；秋湿热甚，清热泻湿；冬风寒重，解表行痰。《杂著》以上虽分四时，临症又当从权。

治分新久

新咳有痰者，属外感，随时解散；无痰者，是火热，只宜清之。久咳有痰者，燥脾化痰；无痰者，清金降火。盖外感久则郁热，内伤久则火炎，俱宜开郁润燥。《入门》今人但知肺主皮毛，一遇外感风寒，疏散之外，牢不可破。殊不知久则传里，变为郁咳，遂成痨瘵。多由不分内外所因，新久之异。夫形寒饮冷，新咳痰稠，固宜温寒散湿，若夫气动火炎，久咳无痰，当清热润燥，而温寒散湿之剂，又在所禁矣。常见痨症之发，每由咳嗽，治者不究其源，印定伤风，屡用辛温，发热自汗，食少便稠，卒成不救者，有之。汇补

火忌发散

有肺伏火邪，腠理不闭，风邪易乘，遇感频发者，当兼清火。若数行解散，则重亡津液，邪蕴而为肺疽肺痈，不可不慎。立斋

邪忌补涩

肺为娇脏，易寒易热，虽参、芪、术、草甘温平补，惟气虚最宜。若肺热有火及风寒初盛者，不可骤用。至于乌梅、粟壳、兜铃、五倍，尤不可遽进，恐致缠绵不已。汇补

肾虚滋肾

咳嗽烦冤，肾气之逆，以肾为藏气之脏也。凡咳嗽动引百骸，自觉从脐下逆奔而上者，乃肾虚气不归原，宜所服药中加补骨脂、五味子以敛之。《入门》

脾虚补脾

脾为黄婆，交媾水火，会合金木者也。久咳曾经泻肺，及房劳饥饱，以致脾肺虚而饮食少者，只理脾而咳自止。《类经》

死候

咳嗽面白，咽疮失音者，死；上气喘急，面肿抬肩，身热不眠者，危。脉滑手足温者，生；脉涩四肢寒者，死。咳而呕，腹满泄泻，脉弦急欲绝者，死。咳而脱形，身热，脉小坚急以疾为逆，嗽而加汗者，死；嗽而下泄上喘者，死。汇补

用药

有余咳嗽，主以二陈汤。风加羌活、防风、前胡、紫苏；寒加麻黄、杏仁、葱白、金沸草；热加黄芩、山栀、桑皮；湿加苍术、防己、赤茯苓。食积嗽者，加山楂、枳壳；气滞咳者，加苏子、桔梗；不足咳嗽，主以二冬二母汤。火咳，加款冬、玄参、黄芩；痰嗽，加瓜蒌、桑皮、苏子；郁，加苦梗、紫菀、枇杷叶；劳嗽，加参、芪、芍药；见血，加阿胶、紫菀；滋阴，加丹皮、黄柏。若夫脾泄者，以异功散加石斛、五味、百合、苡仁；肾虚者，以六味汤加麦冬、五味、枇杷叶。水寒射肺成咳者，五苓散；痰火入肺成咳，面浮者，粉黛散；肺中有虫者，润肺丸。大抵肺位最高，针石不能

及，药饵不能到，惟桔梗能载诸药入肺，须临卧时细细咽下，方能入肺。

附：肺痿症

久嗽肺虚，寒热往来，皮毛枯燥，声音不清，或嗽血线，口中有浊唾涎沫，脉数而虚，为肺痿之病。因津液重亡，火炎金燥，如草木亢旱而枝叶萎落也。治宜养血润肺，养气清金。初用二地二冬汤以滋阴，后用门冬清肺饮以收功。丹溪

附：肺痈病

久咳不已，浊吐腥臭，咳则胸中隐隐痛，口中辟辟燥，脉实滑数，大小便涩数，振寒吐沫，右胁拒按，为肺痈之病。因风寒内郁，痰火上凑，邪气结聚，蕴蓄成痈。若风邪内结者，小青龙汤；火邪内灼者，二冬汤；痰火郁结者，葶苈大枣泻肺汤。溃后收敛疮口，用团参饮子，若入风者不治，面赤脉浮大者亦不治。若觉胸膺有窍，口中所咳脓血，与窍相应而出者，当大补气血，佐以排脓之品。汇补

附：肺胀病

肺胀者，动则喘满，气急息重，或左或右，不得眠者是也。如痰挟瘀血碍气，宜养血以流动乎气，降火以清利其痰，用四物汤加桃仁、枳壳、陈皮、瓜蒌、竹沥。又风寒郁于肺中，不得发越，喘嗽胀闷者，宜发汗以祛邪，利肺以顺气，用麻黄越婢加半夏汤。有停水不化，肺气不得下降者，其症水入即吐，宜四苓散加葶苈、桔梗、桑皮、石膏；有肾虚水枯，肺金不敢下降而胀者，其症干咳烦冤，宜六味丸加麦冬、五味。又有气

散而胀者，宜补肺；气逆而胀者，宜降气，当参虚实而施治。若肺胀壅遏，不得眠卧，喘急鼻煽者，难治。汇补

附：胸痹症

脾痹者，胸中痛引背，喘息咳唾，短气，寸脉沉迟，关上紧数，宜瓜蒌半夏薤白汤主之。《准绳》

附：痰火病

有好色作劳之人，相火炽盛，气不归元，腾空而上，入于肺叶空隙之间，膜原之内，聚痰凑沫，喘咳烦冤，日续一日，久久渐成熟路，只俟肾气一动，喘嗽俱发。外症咸痰稠浊，夜卧不眠，或两颐红赤，垒垒发块，或胸背有疮，如粟如米，皆其验也。治宜清心静养，保肺滋肾。若暴发而痰出如泉，声响如锯，面赤舌胀，喉硬目突者，死。喻嘉言

选方

二陈汤 治风寒、湿痰、食积、气滞咳嗽。

粉黛散 治痰火入肺，肺气上逆，咳而不卧，面浮气促。

真蚌粉新瓦上煅红，入青黛少许，用淡齑水，滴麻油数点，调服二钱。

润肺丸 治肺中有虫，久嗽不已，渐变痨瘵。

百部 桑皮各二两 楝根三两五钱 明矾一两半 使君子一两 鹤虱一两 黄连五钱 甘草五钱

丸如黍米大，米饮下七八十丸，临卧服，上半月用之。

琼玉膏 治肺虚久嗽，气散失音，干咳无痰，或见

血线。见虚劳

清宁膏 治咳嗽属火炎热郁，气衰不足者。

生地 麦冬各十两 龙眼肉 薏苡仁各八两 橘红三两 桔梗 甘草 贝母各二两 薄荷五钱

煎成膏，将苡仁、贝母、薄荷为细末，调入膏中服。

异功散 治咳嗽属土不生金，病兼少食泄泻者。

六味丸 治咳嗽属水衰火炎，病因房劳酒色者。

加味二冬汤 治咳嗽属火盛水亏，痰涎腥秽，将成痈痿者。

天冬 麦冬各一钱半 生地 熟地各二钱 款冬 桔梗 贝母 紫菀 茯苓 甘草 沙参 瓜蒌霜各一钱

水煎。

门冬清肺饮 治劳伤气虚，火旺咳嗽。

即生脉散加紫菀一钱半 当归三分 黄芪 白芍 甘草各一钱

水煎。

劫劳散 治心肾俱虚，发咳二三声，无痰，遇夜即热，热已即冷，时有盗汗，四肢倦怠，体瘦食少，夜卧恍惚，或有血丝者。

白芍 茯苓 当归 贝母 黄芪各一钱 甘草五分 熟地二钱 枣仁一钱半 阿胶蛤粉炒，一钱二分

合生脉散同煎。

团参饮子 治久嗽肺虚。

紫团参 紫菀茸各三钱 款冬花二钱 乌梅一枚

水煎。

肺痈方 治肺痈未成即消，已成即溃，已溃即愈。

桔梗 金银花 黄芪 白及各一钱 陈皮 甘草各一钱二分 苡仁五钱 贝母一钱半 甜葶苈八分

水、姜煎服。初起加防风，去黄芪；溃后加人参；久不敛，加合欢皮。

越婢加半夏汤 治肺胀，因感风寒不能发散而成者。

麻黄六两 石膏八两 生姜三两 甘草一两 半夏八两 大枣十五枚

水煎，去麻黄沫，后入诸药，再煎服。

泻白散

参苏饮加减 治冬寒咳嗽，属风寒外束者。

橘红 半夏 桔梗 前胡各一钱 枳壳 杏仁 苏叶各八分

身热，加柴、芩；痰多，加金沸草。

捷径方 治久嗽不止。

款冬花二两，于无风处烧之，以笔管吸烟咽下，即用美膳压下。

劫嗽方 治肺气耗散，久咳失音，用此劫之。

诃子 五味子 风化硝 五倍子各等分 甘草减半

水煎服，稳卧。

喘病章

大意

诸病喘满，皆属于热。《内经》故病寒则气衰而息微，病热则气盛而息粗。河间盛则为喘，减则为枯。华

佗盛者，肺中之火邪盛也；减者，肺中之元气衰也。汇补

内因

肺居五脏之上，升降往来，无过不及。或六淫七情之所伤，或食饱碍气之为病，由是呼吸之气不得宣畅而生喘。汇补

外候

气喘者，呼吸急促，无痰而有声；痰喘者，喘动有痰而有声；火喘者，乍进乍退，得食则减，食已大发；水喘者，辘辘有声，怔忡浮肿。此有余之喘也。气虚喘者，呼吸急促，不能接续；胃虚喘者，抬肩撷肚，饮食不进；阴虚喘者，气从脐下直冲清道。此不足之喘也。汇补

喘分虚实

虚者，气乏身凉，冷痰如冰；实者，气壮胸满，身热便硬。《入门》

短气分辨

若夫少气不足以息，呼吸不相接续，出多入少，名曰气短。气短者，气微力弱，非若喘症之气粗奔追也。汇补

死候

发汗如油，汗出如珠，抬肩撷肚，直视谵语，鼻煽口开，及胸前高起，脉络散张，手足厥冷，脉散及数者，死。《入门》

脉法

脉滑，手足温者，生；脉涩，四肢寒者，死。脉宜

浮迟，不宜急数。《脉经》上气脉数，身热，不得卧者，死；上气面浮，脉浮大者，死。右寸脉实而紧，为肺感寒邪，亦有六脉沉伏者，并宜发散，则热退喘止。汇补

治法

外邪则散之，气郁则开之，痰则豁之，火则清之。停饮者吐之，脾虚者温之。气虚而火入于肺者，补气为先；阴虚而火来乘金者，壮水为亟。水寒火不归经者，导龙入海；肾虚水邪泛溢者，逐水下流。汇补

用药

主以二陈汤，加桔梗、枳壳、苏子等。寒郁，加麻黄、杏仁；风痰，加南星；火痰，加黄连、川栀；水气，加猪苓、泽泻；胃虚，四君子汤。肾经阴虚，六味地黄汤；阳虚，安肾丸。妇人产后，及跌扑损伤，瘀血入肺喘者，二味参苏饮。脾肾两虚，观音应梦散，或参胡汤、八味丸。凡喘盛，不可用苦寒，以火盛故也。

喘病选方

二陈汤 统治喘病，为其能顺气和中化痰也。

安肾丸 治肾虚水涸、气孤阳浮致喘者。

肉桂五两 破故纸 山药 石斛 白术 茯苓 肉苁蓉 萆薢 巴戟 蒺藜 桃仁各十五两 川乌炮，去皮脐，五两

蜜丸，空心，温酒或盐汤服。

二味参苏饮 治产后瘀血入肺，咳嗽喘急。

人参一两 苏木二两

若口鼻气急黑色者，加附子救之。如愈后，即服六君子汤为妙。

三拗汤 治风寒郁闭，喘促不得息。

麻黄一钱 杏仁七粒 甘草五分

水煎，热服取汗。

应梦散 治肾气烦冤，喘促不得卧。

人参一两 胡桃肉二枚，连衣 生姜五片 大枣二枚

水煎，临卧服。

千缗汤 治风痰上喘。

半夏七枚 皂荚一寸 甘草一寸

合导痰汤同煎，更效。

苏子降喘汤

苏子炒，捣碎 杏仁 桑皮 前胡 橘皮 半夏 桔梗各一钱 甘草四分

水煎。

五味子汤 治胃虚喘促，脉伏而数者。

五味子二钱 人参 麦冬 杏仁 陈皮各二钱半 生地三片 大枣三枚

水煎服。

四君子汤 治胃虚气弱，水气上乘作喘。

参胡汤 治喘急随绝者，余屡用之有效，功不可尽述。

人参二钱 胡桃肉二枚，不去衣、隔

水煎服。

八味丸

越婢加半夏汤

华盖散 治风寒致哮。

麻黄 紫苏 杏仁 桑皮 赤茯苓 橘红 甘草

加姜煎。

参苏温肺汤

人参　肉桂　甘草　木香　五味　陈皮　半夏　桑皮　白术　紫苏各五钱　茯苓三分

冬月加麻黄。

劫法

椒目研极细末，姜汤调下二钱，未效再服。俟喘止后，分痰分火治之。

哮 病 章

大意

哮即痰喘之久而常发者，因内有壅塞之气，外有非时之感，膈有胶固之痰，三者相合，闭拒气道，搏击有声，发为哮病。汇补

内因

皮毛者，肺之合也。《内经》肺经素有火邪，毛窍常疏，故风邪易入，谓之寒包热。《玉册》由痰火郁于内，风寒束于外，或因坐卧寒湿，或因酸咸过度，或因积火熏蒸，病根深入，难以卒除。介宾

外候

哮与喘相类，但不似喘开口出气之多，而有呀呷之音。呷者口开，呀者口闭。开口闭口尽有痰声，呷呀二音合成哮字，以痰结喉间，与气相击故也。《必读》

哮喘分辨

哮以声响言，喘以气息言。又喘促而喉中如水鸡声者，谓之哮；气促而连续不能以息者，谓之喘。《正传》

治法

或温散肺寒，或疏利膈热，或发汗祛邪，或探吐痰涎。汇补　避风寒，节厚味。禁用凉剂，恐风邪难解；禁用热剂，恐痰火易升。理气疏风，勿忘根本，为善也。《类经》

治分虚实

实邪为哮，固宜祛散，然亦有体弱质薄之人，及曾经发散，屡用攻劫，转致脉虚形减者，治当调补之中，兼以清肺利气。汇补

治分肺脾

哮虽肺病，而肺金以脾土为母，故肺中之浊痰，亦以脾中之湿热为母。俾脾气混浊，则上输浊液，尽变稠痰，肺家安能清净？所以清脾之法，尤要于清肺也。汇补

用药

主以二陈汤，加前胡、紫苏、枳壳、桔梗、杏仁、桑皮。温散用细辛，清火用石膏，发散加麻黄，探吐用瓜蒂，发汗用华盖散。

哮症发于初冬者，有二症：一属中外皆寒，乃东垣参苏温肺汤，劫寒痰之捷法也；一属寒包热，乃仲景越婢半夏汤，发散之法是也。此症古人有先于八九月未寒之时，用大承气汤下其蓄热，至冬寒之时，无热可包，而哮不作者，然第可施于北方壮实之人。如体虚屡劫，变为脉虚不足者，六君子汤加桑皮、桔梗。

哮病选方

二陈汤

参苏温肺汤

越婢半夏汤

五虎汤 痰哮用之如神，但为劫剂，不宜久服，虚人自汗，禁用。

麻黄 杏仁 石膏 甘草 桑皮 细辛 生姜

白果汤 治哮喘痰盛。

半夏 麻黄 款冬花 桑皮 甘草各三钱 白果二十一个 黄芩 杏仁各一钱五分 苏子二钱 御米壳一钱

水煎，分二服。

大承气汤

大黄 芒硝 枳实 厚朴各等分

水煎，入硝，一二沸，去渣服。

捷径方

用萝卜汁、生梨汁、藕汁、姜汁等分，入酒煮熟，埋土中去火毒，不拘时服。

治小儿哮症，用海螵蛸刮屑，研细末，以糖蘸吃，立愈。服后发者，再服。

治顽痰哮喘：用青皮一枚，劈开去穰，入江子一枚，麻线扎定，火上烧尽烟，存性为末，生姜汁和酒呷之。

治风痰致哮：用鸡子略损壳，浸尿中三四日夜，煮食之。

治哮秘方

人言一钱，绢包，和川黄连三钱，煮水干为度。后用石中黄三钱，鹅儿不食草三钱，江西淡豆豉一两，研为丸，如绿豆大，每服五丸，温白滚汤下。

吐血章

大意

心主血而不能藏，夜则复归于肝；肝藏血而不能主，昼则听命于心。心为君，肝为相，君火一动，相火从之。相火一动，六经之火从之。火动则血随以动，火升则血随以升。《指掌》

内因

或四气伤于外，七情动于中，及饮食房欲，坠闪劳损，三锡六经受伤，血液流并，聚于胸臆两胁之间，乘火而升，《指掌》从胃脘而越出。《入门》其伤重者，夹背而上，如潮涌至，势不可遏。《指掌》

外候

积热肺胃者，必胸满脉实；大怒气逆者. 必面青脉弦。阳虚而血外走，必虚冷恶寒；阴虚而火上亢，必喘咳哄热。劳心不能主血，必烦心躁闷；劳力不能摄血，必自汗倦怠。郁结伤脾，忧恚少食；劳伤肺气，久咳无痰。气虚不统者，其血散漫；积瘀停蓄者，其血成块。热郁在上者，血必紫；虚炎下起者，血必鲜。感寒泣血，血白黑点；肺生痈疽，血必兼脓。先痰带血者，痰火积热；先血兼痰者，阴虚火猖。饮食饱闷而吐血，必食伤胃脘而不运；饮酒过醉而吐血，必酒伤清道而妄行。汇补

血分浮沉

吐血水，内浮者，肺血也；沉者，肝血也；半浮半沉者，心血也；色赤如太阳之红者，肾血也。各随见症

而参之。《摘玄》

血分顺逆

凡血上越为呕吐者皆逆，其治难；后变下行为恶利者为顺，其治易。东垣

血分阴阳

血症身热多渴，脉大者，是火邪胜也，其治难；身凉不渴，脉静者，是正气复也，其治易。

危症

若心肺脉破，血如涌泉，口鼻俱流，气促汗冷者危。

脉法

脉得诸濡弱为亡血，芤为失血，涩为少血，牢为畜血。大抵沉弱滑小者生，实大弦牢者死。关尺之脉，弦细如循刀刃者死。

治血大法

凡血越上窍，皆阳盛阴虚，有升无降，俱宜补阴抑阳，气降而血自归经。《纂要》

虚中实法

若大醉大饱大怒大劳之后，忽然吐血者，宜降气，不宜降火；宜行血，不宜止血；宜补肝，不宜伐肝。《经疏》

虚中虚法

如素有虚损病根，而时常见血者，宜甘寒凉血，辛平行气。酸敛止塞其源，甘温收补其后。《入门》

服童便法

凡血症，服寒凉药则百不一生，饮溲溺则百不一

死。褚澄盖溲溺降火滋阴，又能消瘀血而止吐衄也。

见黑止法

血热则行冷则凝，见黑则止，理之必然。《神书》故止血之药必用炒黑，乃水能制火也。汇补

瘀血宜消

血不可单行、单止，盖血来未多，必有瘀于胸膈，当先消瘀，而佐以润下之品，使败血下行，乃服止血药以固其根，用补血药以还其元。《指掌》

血虚宜补

若吐久不止，当用温补以健理脾胃，使脾和则能裹血也；若暴吐不止，当用参、术以急固元阳，血脱益气，阳生阴长之理也。《医贯》

势急从治

凡吐血太甚，势难遏止，此火性急速，如泛用凉药，反增搏击。宜辛味从治，用炒黑干姜末，童便调服之。《六要》

血家治禁

劳伤误用寒凉，则胸满膈痛，血愈郁矣；阴火误用燥热，则血愈枯竭，痨瘵成矣。坠堕闭挫，气逆气郁，误行补涩，则瘀蓄于胃，心下胀满，食入即吐，名曰血逆；瘀蓄于脾，大腹膨胀，渐成鼓满，名曰血蛊。汇补

用药

主以四物汤去川芎。消瘀，加丹皮、茶花、韭汁、童便；清热，加玄参、黄芩、麦冬；降气，加苏子、枇杷叶；行血，加牛膝、丹参；止涩，加蒲黄、牛膝、藕节；通导，加大黄、桃仁。此常法也。若暴吐不止，气

随血脱者，则四物等汤所不及，当以独参汤追其元阳；若真阴失守，血随火沸，则参、附等药，尤不相宜，当以地黄汤加五味子滋其化源。如肾中阳虚，下寒上热，宜八味丸以引火归原。此阴阳虚实之机，最宜审察。如久吐不止，加白及末服之。古人亦有用猪羊肺蘸食之者。

吐衄咳咯血辨

吐血出于胃，吐行浊道；衄血出于经，衄行清道。喉与咽二者不同也。盖经者走，经之血走而不守，随气而行。火性急速，故随经直犯清道而出于鼻。其不出于鼻者，则挟火凌金渗入肺窍，而出于咽为咳咯也。胃者守，营之血守而不走，存于胃中，胃气有伤，不能摄血，故令人呕吐，从喉而出于口也。汇补

附：衄血

肺开窍于鼻，能为衄血。然肺经多气少血，惟冲任二脉为血之海，附于阳明，阳明之经上交鼻额，又为多血少气之乡，所以火起冲任，血流阳明，此衄血又属胃经也。大抵劳伤元气，阴虚火动，逆于肺而衄者，宜凉血散气；逆于胃而衄者，宜清胃生脉。如六脉弦细而涩，面色枯白不泽者，此脱血大虚而挟寒，宜甘温补血；如六脉洪大而虚，面赤心动善惊者，此心火上炎而血溢，宜甘寒凉血。有下虚上盛而衄者，当辛温以补命门；有上焦积热而衄者，当寒凉以泻心肺。衄后眩晕者，十全大补汤；流而不止者，用百草霜，或人中末，或胎发灰，或莱菔汁，或山栀末，或葱汁吹滴鼻内，再以韭根、葱白，捣如枣核大，塞鼻中。或用茅根烧烟，

酒醋吸气，或用湿纸搭顶门，或用大蒜捣贴足心，皆法之验而可试者。汇补

附：呕血

经云：怒则气逆，甚则呕血，宜抑怒以全阴，否则五志之火动极，不治。四物汤去川芎，加丹皮、韭汁、童便、青皮、香附、郁金、山茶花治之。若六脉弦急，血菀于上，名曰薄厥，六郁汤治之。又有胸中气塞，便吐紫黑血块者，此为瘀血，宜消瘀解毒，不可止涩，变生别病。壮实者，用釜底抽薪法。汇补

附：咳血

咳血者，火乘金位，肺络受伤。《指掌》热壅于肺则咳血，久嗽损肺，亦能咳血。壅于肺者易治，不过清之而已；损于肺者难治，久成痨瘵，宜甘桔汤加阿胶、黄芩、贝母、麦冬、茯苓、丹皮、生地、款冬、沙参主之，或天门冬丸。汇补

附：咯血

咯血属肾，或成疙瘩，或如红丝，在痰中唾中，咳咯而出。东垣　多因心气虚耗，不能主血，血不归经，停留于内，得咯而出。其症面色萎黄，五心烦热。立斋此是肺肾有伤，治宜滋阴降火，生地黄散主之。《入门》

附：唾血

唾中带血，属在肾经。亦有瘀血内积，肺气壅遏，不能下降者。脉坚强者死，软滑者生。清唾汤主之。汇补

附：痰涎血

痰中带血，多属脾经，须分痰血先后施治。先见血

而后嗽痰者，此相火上炎，煎熬成痰，降火为主，若用消痰，则血溢而不止；其先痰嗽而后见血者，是积热生痰，载血上行，清痰为要，若用血药，则痰滞而不行。汇补

附：齿衄

有血从齿缝牙龈中出者，名曰齿衄，属阳明少阴二经症。从阳明者，龈肉腐烂，痛甚口臭，齿不动摇，由好饮及膏粱积热所致；从少阴者，齿浮动脱落，口不臭，由好色火旺水亏所致。其属阳明者，服清胃散，热甚者承气汤，外敷石膏散；属少阴者，六味丸加黄柏、骨碎补，阳虚者八味丸，外敷雄鼠骨散，或青盐炒香附擦之。外治用烧盐、釜墨二物研匀，临卧擦牙漱口亦佳。汇补

附：肌衄

有皮毛节次出血，少间不出，即皮胀如鼓，口鼻眼目俱皆胀合，名曰脉溢。以姜汁和水，各一二盏饮之。《类案》

附：腘血

有膝腕后委中穴，搔之血出不止，谓之腘血。此肾与膀胱虚热也。

选方

四物汤 统治血症。

归脾汤 收功调补者用之。

六味丸 阴虚火动者用之。

八味丸 阳虚水泛者用之。

理中汤 阳虚阴走者用之。

独参汤 血脱益气者用之。

犀角地黄汤 上病疗下之方。

当归 丹皮 犀角各一钱 生地四钱

一方用大黄、黄芩、黄连。

门冬饮子 治气虚不能摄血。

麦冬 五味子 人参 当归 黄芪 生地

水煎。

生地黄散 清上滋下之方。

生地 熟地 枸杞 地骨皮 天冬 白芍 甘草 黄芩 黄芪

天门冬丸

天冬 阿胶 甘草 贝母 茯苓 杏仁

炼蜜丸。

四生丸

生荷叶 生艾叶 生柏叶 生地

等分，捣烂，每服一钱，水煎。

清胃散 治阳明胃火。

黄连 生地 当归各三分 升麻一钱 丹皮五分

水煎，冷服。

三黄补血汤 阳生阴长之方。

熟地二钱 生地三钱 黄芪 丹皮 川芎 升麻各一钱 当归 柴胡各一钱五分 白芍五钱

清唾汤 治唾中带血，随唾而出。

知母 贝母 桔梗 黄柏 熟地 玄参 远志 天冬 麦冬各等分 炮姜减半

水煎。

又方：用芦根汁、藕节汁、梨汁和童便饮之。

呃逆章

大意

《内经》有咳逆，而无呃逆。大率由痰闭于上，火动于下，上注于肺，直冲清道而作声也。有阴阳之分，虚实之别，寒热之异，不可一概混治。要知胃实则噫，胃虚则哕。汇补

内因

有久病胃虚者，有伤寒失下者。有痰结于上，火起于下，痰火相搏者；有胃弱阴虚，木挟火势，上凌胃土者；有过服寒凉，胃寒而得者；有水停食郁，气逆而得者。有恚怒郁热者，有单衣着寒者。汇补

外候

火呃，呃声大响，乍发乍止，燥渴便难，脉数有力；寒呃，朝宽暮急，连续不已，手足清冷，脉迟无力；痰呃，呼吸不利，呃有痰声，脉滑有力；虚呃；气不接续，呃气转大，脉虚无力；瘀呃，心胸刺痛，水下即呃，脉芤沉涩。汇补

呃逆上下

中焦呃逆，其声轻而短，水谷为病也；下焦呃逆，其声恶而长，虚邪相搏也。子昆

呃逆虚实

不足因内伤脾胃，及大病后胃弱，多面青肢冷便软；有余因外感胃热，及大怒大饱，多面红肢热便闭。虚者难治，实者易愈。如寻常无别症，忽然发呃者，属

气逆与痰滞。《入门》

呃逆危症

伤寒及滞下后，老人、虚人、妇人产后多有呃症者，皆病深之候也。《三因》若额上出汗，连声不绝者危。《医鉴》

脉法

浮而暖者易治，大而散者难治。结促者可治，脉代者难治。又左关弦者为木乘土，右寸数者为火刑金，俱不治。

治法

治当降气化痰和胃为主，随其所感而用药。气逆者，疏导之；食停者，消化之；痰滞者，涌吐之；热郁者，清下之；血瘀者，破导之。若汗吐下后，服凉药过多者，当温补；阴火上冲者，当平补；虚而挟热者，当凉补。汇补

温补宜审

《局方》概用丁、附、姜、桂，温暖助火，不辨寒热。其间气实痰滞，当用开导者。若执一治之，损不足而益有余，宜乎呃逆之必死也。丹溪

用药

主以二陈汤。平人气呃，加枳壳、莱菔子；食呃，加山楂、麦芽；痰火，加山栀、黄连；水气，加猪苓、泽泻；胃虚，加人参、白术；胃寒，加丁香、炮姜。伤寒失下，主以承气汤；顽痰可吐，主以瓜蒂散；气不归原，主以八味丸。古方用柿蒂者，取其苦温能降滞气也。

选方

陈皮汤　治痰气作呃。

陈皮四钱　生姜八钱

水煎服。

橘皮竹茹汤　治虚热痰呃。

陈皮　竹茹各二钱　大枣三枚　生姜八分　人参一钱　甘草一钱

柿钱散洁古　治虚寒作呃。

柿蒂　丁香　人参各等分

水煎。

丁香柿蒂散　治寒气作呃。

丁香　柿蒂　青皮　陈皮各等分

水煎。

木香调气散　治气郁、气逆作呃。

理中汤　治虚寒作呃。

参附汤　治大汗、大吐、大泻后，厥冷，呃忒，腹痛。

人参一两　附子炮，五钱

姜、枣煎。

大补阴丸

大补丸　治阴火上炎作呃。

大柴胡汤

苏子降气汤

凉膈散

三方皆治地道不通，因而呃逆，及火郁为患者。

外治法　或以纸捻鼻嚏而止，或以诈冤盗贼而止，或鼻闻食香调气而止，皆抑之、骇之而使气下也，此治气逆之法。若夫虚寒呃逆，用乳香、硫黄、艾叶各三钱为末，好酒一盅，煎数沸，乘热使病人鼻嗅其气。甚者，灸期门穴于乳下动处，男左女右三七壮。再不止者，灸脐下丹田二三十壮，间有活者。

呕吐章

大意

呕吐哕俱属脾胃虚弱，或寒热所侵，或饮食所伤，致气上逆而食不得下也。东垣

内因

有内伤饮食，填塞太阴，新谷入胃，气不宣通而吐者；有久病气虚，胃气衰微，闻食则呕者。有胃中有热，食入即吐者；有胃中有寒，食久方吐者。有风邪在胃，翻翻不定，郁成酸水，全不入食者；有暑邪犯胃，心烦口渴，腹痛泄泻而呕者。有胃中有脓，腥臊熏臭而呕者；有胃中有虫，作痛吐水，得食暂止者。有胃中停水，心下怔忡，口渴欲饮，水入即吐者；有胃中有痰，恶心头眩，中脘躁扰，食入即吐者。汇补

外候

挟寒，则喜热恶寒，肢冷脉小；挟热，则喜冷恶热，躁渴脉洪。气滞者，胀满不通；痰饮者，遇冷即发。呕苦，知邪在胆；吐酸，识火入肝。呕涎水，虽属痰饮，尚疑虫症；吐酸腐，无非食滞，更防火患。吐清水，是土之卑监；吐绿水，是木之发生。黑水从胃底翻出，臭水是肠中逆来。汇补

吐分三焦

上焦吐者从于气，气者，天之阳也。脉浮而洪，头晕不已，气上冲胸，食已即吐，渴欲饮水，当降气和中。中焦吐者从于积，有阴有阳，气食相假。脉浮而弦，胸中痞闷，或先痛后吐，或先吐后痛，当祛积和气。下焦吐者从于寒，地道也。脉大而迟，四肢清冷，朝食暮吐，暮食朝吐，小便清利，大便不通，当通其闭塞，温其寒气。洁古

呕吐哕辨

呕属阳明，气血居多之乡，故有声有物，气血俱病也；吐属太阴多血少气之所，故有物无声，血病也；哕属少阳，多气少血之部，故有声有物，气病也。东垣

呕哕微甚

干呕即哕之微，哕即干呕之甚。呕声轻小而短，哕声重大而长。呕为轻，哕为重。《溯洄》故曰：木陈者其叶落，病深者其声哕。经文

死症

吐如青菜汁者死。船晕大吐不止，渴欲饮水者危，惟童便饮之最效。女子肝气大实，久吐不已者死。呕而脉弱，小便复利，身有微热，见厥者死。

脉法

寸口脉微者，胃寒；趺阳脉浮者，胃虚。阳紧阴数为吐，阳浮而数亦为吐。寸紧尺涩，胸满而吐。紧而滑者吐逆，紧而涩者难治。寸口脉紧而芤为噎，关上脉数为吐；寸口脉微数则血不足，胸中冷故吐。又有呕吐太甚，胸气不能降，而尺脉不至者。汇补

治法

古方以半夏、生姜、橘皮为呕家圣药。独东垣云：生姜止呕，但治表实气壅，若胃虚谷气不行，惟当补胃调中，推扬谷气而已。若吐而诸药不效，必加重镇以坠之；吐而中气久虚，必借谷食以和之。《必读》

呕吐忌下

凡呕吐者，切不可下，逆之故也。丹溪　惟兼胸满腹胀者，视其何部不利，然后利之。《大全》

阴虚成呕

诸阳气浮，无所依从，呕咳上气，此阴虚成呕。不独胃家为病，所谓无阴则呕也。地黄汤加石斛、沉香治之。汇补

附：漏气走哺

先吐后泻，身热腹闷，名曰漏气。漏气者，上焦伤风也。二便不通，气逆不续，名曰走哺。走哺者，下焦实热也。《准绳》

附：食痹症

食痹者，食已则心下痛，吐出乃止。此因胃脘痰饮恶血留滞于中所致，薤白半夏汤治之。汇补

用药

主以二陈汤，加藿香、厚朴。因食者必嗳气吞酸，加枳实、山楂、麦芽；因气者必痞满不舒，加枳壳、苏梗、厚朴。胃热者必呕苦吐酸，加黄连、姜炒山栀；胃寒者必呕冷不食，加炮姜、益智。湿痰者；必呕绿水痰涎，加苍术、香附；虫痛者，必吐清水，能食加楝根、使君。气虚挟热，合四君子；气虚挟寒，合理中汤。或

入糯米共煎，或用伏龙肝水煎，或煎好调代赭石末服。

选方

二陈汤 治呕吐诸症，为能安胃气降逆气也。

六君子汤 治胃气衰微呕吐。

理中汤 治胃气虚寒呕吐。

竹茹汤 治胃热火炎呕吐。

橘皮 半夏各三钱 甘草 竹茹各一钱 山栀七分 枇杷叶二片 姜 枣

左金丸 治肝火上逆呕吐。

黄连 吴茱萸各等分

末之，粥丸。煎白术陈皮汤下。

小半夏汤 治胃实呕吐。

半夏 生姜各三钱

加橘皮，名橘皮半夏汤。

大半夏汤 治胃虚呕吐。

半夏五钱 人参三钱 白蜜三钱

水扬二百四十遍，煎。

半夏生姜大黄汤 治邪实呕吐，便闭可下者。

半夏二两 生姜两半 大黄二两

水煎，分三服。

红豆丸 治胃气久虚，大寒呕吐。

丁香 胡椒 砂仁 红豆各二十粒

姜汁糊丸，以大枣去核填药，面裹煨熟，细嚼，白滚汤下。

麦冬汤 治漏气，因上焦伤风，邪着不舒，闷而呕吐。

麦冬　芦根　竹茹　白术各五两　甘草三两　茯苓三两　人参　陈皮　萎蕤各三两　生姜五片　陈皮一撮

水煎，分服。

人参汤　治走哺，由大小便不通，下焦实热。

人参　黄芩　知母　萎蕤各三两　芦根　竹茹　白术　山栀　陈皮各半两　石膏一两

每服四钱，水煎。

旋覆代赭汤　治呕吐不已，真气逆而不降，用此镇坠。

旋覆花三钱　代赭石一钱，研

用旋覆花煎，调赭石末服。

痞满章

大意

痞与否同，不通泰之谓也。气血痰积，皆能成之。觉满闷痞塞，按之不痛，由脾弱勿能运化。故《内经》谓太阴所至为痞膈中满。汇补

内因

痞由阴伏阳蓄，气血不运而成。处心下，位中央，填满痞塞，皆湿土之为病也。《心法》

外候

痞与胀满不同，胀满则内胀而外亦有形，痞满则内觉满塞而外无形迹。汇补

痞分虚实

虚痞不食，大便利；实痞能食，大便闭。虚痞以芍药、陈皮和之，实痞以厚朴、枳实消之。汇补

痞满分治

有饮食痰积不运为痞者，六君子加山楂、谷芽；有湿热太甚、土来心下为痞者，分消上下，与湿同治，或黄连泻心汤；不因误下，邪气乘虚为痞者，宜理脾胃，兼以血药调之；有阴火上炎，痞闷嗳气者，宜降火；有肝气不伸，膈有稠痰，两寸关脉弦滑带涩者，当先吐而后舒郁。有中虚不运，如饥如刺者，益气温中；有内伤劳役，清气下陷，浊气犯上者，补中益气，兼清湿热。有悲哀多郁，痰挟瘀血，结成窠囊者，宜逐瘀行气；有食后感寒，饮食不消，或食冷物成痞者，宜温中化滞。汇补

痞分肥瘦

肥人心下痞，湿痰也，二陈、二术，有火加芩、连，实者去白术，或滚痰丸；瘦人心下痞，乃郁热也，宜枳实、黄连以导之，葛根、升麻以发之。汇补

脉法

胸痞脉滑，为有痰结。弦伏中虚，微涩气劣，沉涩血郁。《举要》

治法

大抵心下痞闷，必是脾胃受亏，浊气挟痰，不能运化为患。初宜舒郁化痰降火，二陈、越鞠、芩连之类。久之固中气，参、术、苓、草之类，佐以他药。有痰治痰，有火清火，郁则兼化。若妄用克伐，祸不旋踵。又痞同湿治，惟宜上下分消其气，如果有内实之症，庶可疏导。汇补

用药

主以二陈汤去甘草，加人参、白术、枳实、厚朴、黄芩、黄连、泽泻等。如饮食痰积，去参、术，加山楂、麦芽、莱菔子、青皮；湿热太甚，去参、术，加苍术、黄柏；中虚不运者，加山楂、麦芽助化之；肥人湿痰，宜苍术、半夏、茯苓、滑石消之；瘦人湿热，宜枳实、黄连导之，升麻、葛根发之。若大病后，元气未复而痞满短气，及误服利剂为虚痞者，宜补中益气汤加陈皮、枳实。

选方

厚朴温中汤　治脾胃气虚，心腹胀满，疼痛时止时作者。

厚朴　陈皮　茯苓　草豆蔻　甘草　木香　干姜

如不应，加参、术。

黄连泻心汤

黄连　厚朴　干姜各五分　甘草三分　人参　半夏　生姜各一钱

水煎。

东垣失笑丸　治右关脉弦，心下虚痞，恶食懒倦，开胃进食。

黄连　枳实各五钱　麦芽二钱　干姜　甘草　白术　茯苓　人参　半夏曲各三钱　厚朴四钱

蒸饼丸服。

木香顺气丸汤　治心腹满闷。药稍辛散，初病无火最宜。

木香　益智　陈皮　苍术　草豆蔻　厚朴　青皮　茯苓　泽泻　半夏　干姜　茱萸　当归　人参　升麻

柴胡

消痞丸 治心下痞块，或痛或黄肿，肌瘦腹大，作胀，气积食积。

苍术四两 厚朴四钱 青皮二钱 陈皮 山楂 枳实各二两 三棱 莪术 槟榔 草果 针砂各五钱 砂仁 木香各七钱 小茴 甘草 香附 乌药各一两

上为末，酒糊丸，如黄豆大。每服十五丸，姜汤下。

噎膈章

大意

三阳结谓之膈。《内经》三阳者，大、小肠、膀胱也。小肠热结则血脉燥，大肠热结则便闭，膀胱热结则津液涸。三阳既结，便闭不通，火反上行，所以噎食不下。子和

内因

膈，有拒格意。因忧郁失志，及膏粱厚味，醇酒淫欲而动脾胃肝肾之火，致令血液衰耗，胃脘枯槁，气郁成火，液凝为痰，痰火固结，妨碍道路，饮食难进，噎膈所由成也。汇补

外候

噎枯在上，咽喉壅塞，饮虽可入，食不能下；膈枯在下，胸臆痞闷，食虽可入，至胃复出。或食下而眼白口开，气不能顺；或食入而当心刺痛，须臾吐出，食出痛止。《绳墨》

噎分五种

有气滞者，有血瘀者，有火炎者，有痰凝者，有食积者。虽分五种，总归七情之变，由气郁为火，火旺血枯，津液成痰，痰壅而食不化也。若咽下塞住不宽，项背转侧，欠伸不得，似乎膈噎之症。饮食不下，心胃作疼，此痰凝血瘀。更有痰气结核在咽臆间，咯吐不出，饮食不下。此七情所致，不可用润剂，以二陈加香附、砂仁、瓜蒌、苏子、枳壳、厚朴、黄连、生姜开之。有因色欲过度，阴火上炎，遂成膈气，宜作死血治，二陈加当归、桃仁、香附、砂仁、白术、沉香、韭汁、姜汁治之。汇补

噎属七情

怒气所致，食则气逆不下；劳气所致，为咽噎喘促；思气所致，为中痞，三焦闭塞，咽噎不利。《针经》大抵此症乃神思间病，惟内观静养，庶几得之。《鸡峰》

噎与膈分

噎乃阴气不得下降，六府之所生，属阴与气；膈为阳气不能上出，五藏之所生，属阴与血。然皆由阴中伏阳而作也。东垣

脉法

数而无力为血虚，缓而无力为气虚，弦滑有力为痰，数实有力为热。又血虚者，左脉无力；气虚者，右脉无力；痰凝者，寸关沉滑而大；气滞者，寸关沉伏而涩。火气冲逆者，脉来数大；瘀血积滞者，脉来芤涩。小弱而涩者，反胃；紧滑而革者，噎膈。

治法

治宜养血生津，清痰降火，顺气调脾，抑肝开郁。

治养虚实

若健脾理痰，恐燥剂妨于津液；用养血生津，恐润剂碍于中州。审其阴伤火旺，以养血为亟。脾伤阴盛，以温补为先。更有忧恚盘礴，火郁闭结，神不大衰，脉犹有力，当以仓公、河间法下之，关扃自通。若膈间痰盛者，先微微涌出，然后治下，药势易行，或蜜盐下导亦可。《必读》

治在肺肾

夫阴血根于肾，阳气运于肺。胃中之气血，皆藉此滋生也。故有气衰不能运化生痰者，亦有血衰不能滋肾生火者。当养金水二藏，使阴血滋润，津液生而噎膈渐开也。汇补

治宜调补

咽噎闭塞，胸膈满闷，似属气滞，然有服耗气药过多，中气不运而致者，当补气；大便燥热，结如羊屎，似属血热，然有服利药过多，血液衰耗而致者，当补血。《玉机》

治禁香燥

治宜益阴养胃为主，辛香开导为暂。若概以辛散燥热之药，以火济火，重耗津液，久则大便闭结，幽门不通，上冲吸门，而噎膈转甚矣。汇补

治禁泥滞

尝见多郁之人，气结胸臆，聚而成痰，胶固上焦，道路窄狭，不能宽转。又或好酒之徒，湿中生火，火复生痰，痰火交煎，胶结不开，阻塞清道，渐觉涩痛。若以血槁治，投以滋润之品，血未必润，反助其痰，病何

由愈？惟黑瘦之人，真阴素虚，常觉内热，又不嗜酒，或过服香燥热药，当以血槁治之。汇补

死症

年满六旬者，难治；粪如羊屎者，不治；大吐白沫者，不治胸腹嘈痛如刀割者，死；不绝酒色及忧恚者，危。

用药

主以二陈汤，加白术、枳壳。清痰，加竹沥、姜汁；降火，加竹茹、山栀；开郁，加香附、抚芎；抑肝，加青皮、白芍。如咽嗌阻格，此为血少，加当归、韭汁；如胸臆满闷，此为气逆，加诃子、昆布。食下心痛，吐出乃止，此胃中血瘀也，加韭汁、姜汁以润之；腹硬而大便闭结，食反上奔，此下焦实热也，加大黄、桃仁以下之。有虫，加驴尿；有火，加童便。如血少瘦弱，本方合四物汤；气虚倦怠，本方合四君子加竹沥、姜汁、童便、乳酪之类。凡膈病初起，郁结太过，血液未枯者，当以沉香、木香、豆蔻等开提之，不可徒用滋补；及久病胃伤，津液已涸者，当以白蜜、芦根、当归、白芍养之，不可徒事香燥。此先后之序也。

附：梅核气

梅核气者，痰气窒塞于咽喉之间，咯之不出，咽之不下，状如梅核。此因湿热内郁，痰气凝结，治宜开郁顺气消痰，加味二陈主之。一方：用韭汁一杯、姜汁半杯、牛乳半杯，和匀，细细温服，得下咽渐加之。

选方

五汁饮

芦根汁　生姜汁　韭汁　沉香汁　竹沥

和匀，重汤煮服。

七圣汤

半夏　黄连　白蔻　人参　茯苓　竹茹各等分

生姜、水煎。

涌痰汤

甘草　桔梗　瓜蒂各一钱　枳壳　陈皮各五分

水煎，饮尽探吐。

滋阴清膈散

滋血润肠汤

噎膈仙方

白硼砂一钱半、真青黛一钱、乌角沉香二钱，共为细末，听用。再用白马尿一斤（如反胃者用黑驴尿）、白萝卜一斤取汁、生姜半斤取汁，共于铜锅内熬成膏，每服用膏三茶匙，加前末药七厘，白汤调下，一日三服。当日可以通关能食，诚神验仙方也。

反　胃　章

大意

王太仆曰：食入反出，是谓无火。张洁古曰：下焦吐者因于寒。合是两说而并衡之，其为真火衰微，不能腐熟水谷则一也。汇补

内因

病由悲愤气结，思虑伤脾，或先富后贫之失精，或

先贵后贱之脱营，抑郁无聊，而寄情诗酒，或艳冶当前，而纵饮高歌，皆能酿成痰火，妨碍饷道，而食反出。汇补

外候

或食已则吐，或再食则吐，或朝食暮吐，或暮食朝吐，心胸痞闷，往来寒热，或大便不实，或嗳腐噫酸。丹溪

反胃分辨

有损伤胃气而吐者，有脾不运化而吐者，有中焦积热者，有下焦虚寒者。脉大有力，当作热治；脉小无力，当作寒医。色之黄白而枯者，为虚寒；色之红赤而泽者，为实热。士材

脉法

趺阳脉浮而涩，虚而微，弦而迟，小而滑者，均为反胃；右尺濡弱者，亦成反胃。

治法

治宜开胃顺气以调上，培脾扶土以和中，壮火回阳以温下。其他如化痰抑肝镇坠诸药，酌而用之。

用药

主以二陈汤加藿香、蔻仁、木香、砂仁、香附、苏梗。消食，加神曲、麦芽；助脾，加人参、白术；抑肝，加沉香、白芍；温中，加炮姜、益智；壮火，加肉桂、丁香，甚用附子理中汤或八味丸。反胃，用伏龙肝水煎药以补土，糯米汁以泽脾，代赭以镇逆，乌铭以抑肝。若服药初愈者，切不便与粥，复伤胃家。惟以人参五钱、陈皮一钱、老黄米一两，作汤细啜，旬日之后，

方可食粥。否则仓廪未固，卒至不救。

选方

二陈汤

理中汤

八味丸

六君子汤

木香调气散

白豆蔻　丁香　木香各二钱　檀香一钱半　藿香八分　砂仁四钱　甘草八分

为末，每服二钱，盐点，沸汤下。

滋血润肠汤《统旨》　治血枯，及死血在膈，饮食不下反出，便燥。

当归三钱　白芍　生地各一钱半　红花　桃仁　大黄煨　枳壳各一钱

水煎，入韭汁服。

滋阴清膈散　治阴火上冲而食反出。

当归　白芍　黄柏　黄连各一钱半　黄芩　山栀　生地各一钱　甘草三分

水煎，入童便、竹沥服。

九伯饼　治反胃饮食不下，下即吐痰涎。

南星姜汁制炮，七次　人参各三钱　半夏姜汁洗，七次　枯矾　枳实麸炒，七次　厚朴姜炒　甘草各五钱　木香四钱　豆豉一两

为末，老米打糊为饼，如钱大，瓦上焙干，露过。每服一饼，细嚼，以姜煎平胃散下。此方加阿魏三钱，神效。

附子散

用大附子一只，坐砖上，四面着火，渐逼干，淬入姜汁中，又依前火逼干，复淬之，约姜汁尽碗许，捣为末，将粟米饮下一钱。

金桃酒 治反胃吐酸。

古铜四钱，敲如米大，再入核桃肉一斤，与前同研烂，用烧酒一斤，和铜桃匀，入瓶内，封口，隔水慢火煮一时，取出埋地下一二时，每日空心服一盏。如病重者，午后再服。

吞酸章

大意

诸呕吐酸，皆属于火。《内经》酸者木之味，由火盛制金，不能平木，肝火自甚，故为酸也。《原病式》

内因

有湿热在胃上口，饮食入胃，被湿热郁遏，食不得化。戴氏以致清气不升，浊气不降，清浊相干，气逆于内，故欲吐复入，是为吞酸。方氏

外候

素有湿热，因外感风寒，或食生冷，则内热愈郁。酸味刺心，欲吐不吐，胸中无奈。《入门》或吐出酸水，令上下齿牙酸涩，不能相对，《发明》是为吐酸。

吞吐各别

吐酸者，吐出酸水，平时津液上升之气，郁滞清道，湿中生热，故从火化，遂作酸味。如谷肉在器，得热则易酸也。吞酸者，郁滞日久，不能自涌而出，伏于

肺胃之间，咯不得上，咽不得下。《指掌》

本热标寒

肌表遇风寒，则湿热愈郁，而酸味入心。肌肤得温暖，则腠理开发。或得香热汤丸，则津液流通，郁热得行，亦可暂解。盖标寒而本热也。河间言热者，言其本也；东垣言寒者，言其标也。《指掌》

酸分寒热

大凡积滞中焦，久郁成热，则本从火化，因而作酸者，酸之热也；若客寒犯胃，顷刻成酸，本无郁热，因寒所化者，酸之寒也。汇补

脉法

弦滑为痰滞于内，浮紧为寒束于外，沉迟为中气寒，洪数为火气盛。《医鉴》

治法

初因标寒，宜暂与辛温，反佐以开发之；久成郁热，宜以寒凉清解，或分利之。结散热去，则气自通和，酸亦自已也。《入门》

气实宜疏

吞酸为中气不舒，痰涎郁滞，须先用开发疏畅之品，不宜食粘滑油腻，令气不宣畅。宜入清虚淡蔬，使气道通利也。丹溪

酸久成噎

吞酸，小疾也。然可暂不可久，久而不愈，为膈噎反胃之渐也。若脉两关俱弦者，尤宜慎防，以木来凌土故耳。汇补

用药

主以二陈汤，加吴萸、黄连，顺其性而抑之；佐以山栀、苍术、茯苓，以行湿热。如食不化，平胃散加香附、神曲、枳实等；如朝食甘美，至晚心腹刺酸吐出者，此血虚火盛，宜加归、芎；若劳役过度，及病后气虚，食入吞酸，稍顷乃止，此胃弱难化，宜加参、术。

附：吐清水

吐清水者，其因有五。身受寒气，口食生冷而作者，胃寒也；食少而吐清水者，火虚也；食后而吐清水者，宿食也；胸膈间辘辘有声者，痰饮也；心腹间时时作痛者，虫也。宜辨而治之。汇补

选方

茱连丸 治吞酸吐水，更兼胸胁病者，每服二十丸，妙。

黄连一两 黄芩 陈皮 吴茱萸各五钱 苍术七钱

神曲糊丸，白汤服。

二陈汤

六君子汤

平胃散

越鞠丸

嘈 杂 章

大意

嘈杂者，痰因火动，乃噎膈反胃之渐也。丹溪病因恣食无节，蓄积痰饮，滞于中宫，故为嘈杂，此嘈杂之属于痰也。若夫大病后，每于夜分，心嘈如饥，殊难容忍，此阴虚血少，或阳气下陷，阴火沸腾，此嘈杂之属

于气血虚而有火也。汇补

外候

嘈杂者，似饥非饥，似痛非痛，有若热辣不宁之状。《医鉴》若五更嘈者，思虑伤血。丹溪

脉法

右寸关紧而滑，痰火内郁；两寸弦滑，胸有留饮；右关弦急，木乘土位，欲作反胃噎隔。若终岁嘈者，其寿必夭，以熯万物者火也。汇补

治法

治宜开郁行气，兼以清痰降火。《绳墨》血分稍亏者，宜补接真阴，不可纯用辛香燥热之剂。

治各有别

有痰因火动者，脉滑而数，治痰为先，治火次之；有食郁作热者，脉数而大，治火为先，开导次之。有因湿痰者，脉沉而滑，宜豁痰；有因气郁者，脉沉而涩，宜开郁。汇补

用药

主以二陈汤，加黄连、山栀、苍术、枳壳。久而不愈，属血虚脾弱，用当归、山药、茯苓、陈皮、甘草、黄连、生地、贝母、桔梗，平调自愈。

附：嗳气

病因积滞蕴蓄，冲逆于上，故嗳发大声。《绳墨》食能嗳出腐气者，实也；不因饮食而常嗳者，虚也。《入门》

选方

二陈汤 加姜炒黄连、山栀、半夏。治痰症嘈杂。

三补丸 合二陈汤，加香附、抚芎。

越鞠丸 加枳壳、桔梗、黄连。

枳术丸 加二陈汤、神曲、山楂、麦芽。

逍遥散 治肝肾火郁嘈杂。

归脾汤 治思虑血亏嘈杂。

恶 心 章

大意

一见饮食，便发畏恶，谓之恶心。

内因

恶心非心经病，由胃口有虚，有热有痰也。丹溪

外候

恶心者，无声无物，心下欲吐不吐，兀兀不宁，如畏舟车之状。戴氏

恶心分辨

胃有寒气恶心者，呕清水，不渴脉迟；胃有痰火恶心者，呕酸水，烦渴脉洪。《指掌》

治法

治宜开胃理气。挟寒温散，挟热清降，挟痰开导，挟虚调补。汇补

用药

主以二陈汤，加黄连、山栀、竹茹、藿香等。伤食，加山楂、麦芽；挟气，加桔梗、枳壳。胃弱主以六君子汤，胃寒主以理中汤。

选方

二陈汤

六君子汤

温胆汤

归脾汤

消渴章

大意

二阳结，谓之消渴。《内经》二阳者，手阳明大肠主津液，足阳明胃主血气，津血不足，发为消渴。《入门》

内因

水之本在肾，末在肺。《内经》真水不竭，何渴之有？人惟酒色是耽，辛热太过，或以甘肥煿炙适其口，或以丹砂玉石济其私，于是火炎上熏，津液干枯而病生焉。

外候

上消者，心也，多饮少食，大便如常，溺多而频；中消者，脾也，善渴善饥，能食而瘦，溺赤便闭；下消者，肾也，精枯髓竭，引水自救，随即溺下，稠浊如膏。《医鉴》

三消移热

上消于心，移热于肺；中消于脾，移热于胃；下消于肾，移热于膀胱。传染既久，肠胃合消，五藏干燥。《辨疑》故上轻，中重，下危。《入门》

三消传变

凡消病火炎日久，气血凝滞。能食者，末传脑疽背痈；不能食者，末传噎膈鼓胀。皆不治之症也。《总录》

死症

上消心火亢极，肺金受囚，饮一溲二者死；中消胃阳独旺，脾阴困败，下利而厥，食已善饥者死；下消肾阴枯涸，邪火煎熬，精溺时泄，如油如脂者死。

脉法

胃脉浮数者消谷，肺脉滑数者消渴。大率数大者生，细微者死。沉小者生，牢实者死。

治法

治宜补肾水，泻心火，除肠胃燥热，济身中津液。使道路散而不结，津液生而不枯，气血利而不涩，则病自已矣。《玉机》

血分气分

气分渴者，因外感传里，或过食香燥，热耗津液，喜饮冷水，当与寒凉渗利以清其热，热去则阴生，而渴自止；血分渴者，因内伤劳役，精神耗散，胃气不升，或病后亡津，或余热在肺，口干作渴，喜饮热汤，当与甘温酸剂以滋其阴，阴生则燥除而渴自止。《入门》

治宜滋补

初起宜养肺清心，久病宜滋肾养脾。盖五藏之津液，皆本乎肾，故肾暖则气上升而肺润，肾冷则气不升而肺枯，故肾气丸为消渴良方也；又五藏之精华，悉运乎脾，脾旺则心肾相交，脾健而津液自化，故参苓白术散为收功神药也。汇补

治无太峻

如上消、中消，治之太急，久成中满之症。所谓上热未除，中寒复起也。

用药

上消初起，人参竹叶汤，久则麦冬饮子；中消初起，加减甘露饮，久则钱氏白术散；下消初起，生地饮子，久则小八味丸。若心肾不交，水下火上，无以蒸气而消者，桂附八味丸；若脾胃虚衰，不能交媾水火，变化津液而渴者，参苓白术散。夏月伏暑心胞，患消渴者，香薷散主之。其他如缫丝汤、天花粉、芦根汁、淡竹叶、麦冬、知母、牛乳，皆消渴之神药也，不可不审。

选方

人参竹叶汤 治上消属实者。

人参 淡竹叶 炙甘草 麦门冬 栀子 黄连 黄芩

麦冬饮子 治上消属虚者

人参 麦门冬 五味子 茯神 生地 干葛 炙甘草 花粉 知母各等分 竹叶十四片

水煎服。

生津甘露饮加减 治中消属实。

石膏二钱半 甘草 升麻 人参各一两 知母二钱 桔梗 山栀各一钱 兰叶 麦冬 当归各五分 白豆蔻 白芷 连翘各一钱 黄连 木香 藿香各三分 柴胡三分

为末，浸饼捏作饼子，晒干。每服杵碎二钱末，随津咽下。此方制治之缓，不惟不成中满，亦不作痈疽、下消矣。

钱氏白术散 治中消属虚者。

人参　白术　茯苓　藿香　甘草各一两　干葛二两　桔梗五钱　白蜜十匙

生地黄饮子　治下焦虚炎者。

人参　生地　熟地　麦冬　天冬　石斛　五味子　枇杷叶　甘草　茯苓

磁石荠苨丸　治强中消渴，不交精泄者。

荠苨　大豆　茯苓　磁石　玄参　石斛　花粉　地骨皮　鹿茸各一两　沉香　人参各五钱　熟地四两

猪肾一具，煮烂，捣和蜜丸，空心盐汤下。

加味地黄丸

即六味丸加麦冬、五味。

一方：水梨取汁，和蜜熬成，不时调服。或藕汁亦妙。

一方：消渴能食，防其将生痈疽。用忍冬，不拘根茎、花叶，酒浸火煨，晒干，入甘草、花粉为末，蜜丸服。

癫狂章

大意

重阴者癫，重阳者狂。越人多喜为癫，多怒为狂。王太仆然喜属心，怒属肝，二经皆火有余之地。大都谋为不遂，郁抑不得志者恒多。《入门》且癫症在腑，痰流胞络，故时发时止。狂症在脏，痰伏心络，故发而不止。汇补

内因

狂由痰火胶固心胸，阳邪充极，故猖狂刚暴，若

有神灵所附；癫由心血不足，求望高远，抑郁不遂而成。虽有轻重之分，然皆心神耗散，不能制其痰火而然也。

外候

狂病初发，少卧而不饥，自高贤也，自辨智也，自贵倨也，好笑好歌，妄行不休，甚则弃衣而走，登高而歌，逾垣上屋，杀人，不畏水火，骂詈不避亲疏；癫病始发，意不乐，语言有头无尾，秽洁不知，如有所见，经年不逾，俗呼心风，有狂之意，不如狂之甚。《衍义》

总治

二症之因，或大怒而动肝火，或大惊而动心火，或痰为火升，升而不降，壅塞心窍，神明不得出入，主宰失其号令，心反为痰火所役。一时发越，逾垣上屋，持刀杀人，裸体骂詈，不避亲疏，飞奔疾走，涉水如陆，此肝气太旺，木来乘心，名之曰狂，又谓之大癫，法当抑肝镇心，降龙丹主之；若抚掌大笑，言出不伦，左顾右盼，如见鬼神，片时正性复明，深为赧悔，少顷态状如故者，此膈上顽痰泛滥洋溢，塞其道路，心为之碍，痰少降则正性复明，痰复升则又举发，名之曰癫，法当利肺安心安神，滚痰丸主之。《指掌》

五志相胜

五志之火，郁而成痰，为癫为狂，宜以人事制之。如喜伤心者，以怒解之，以恐胜之；忧伤肺者，以喜胜之，以怒解之。《准绳》

醉饱发狂

有大醉过饱，膏粱厚味填塞胸中发狂者，先用盐汤

探吐，后随症施治。节斋

刚剂发狂

有服金石丹剂发癫狂者，此药性刚烈，热气慓悍，治宜清热解毒，如三黄石膏汤加黄连、甘草、青黛、板蓝根，或紫金锭。《微义》

外感发狂

此阳明胃经邪热炽盛，燥火郁结于中。大便闭者，下之。《金匮》

恚怒致狂

阳气最宜畅达，若暴怒所折，则志拂郁而不伸；或事有难决，则气抑逆而不疏。少阳胆木挟三焦相火而上，故令人发怒如狂，治宜夺食自已。夫食入于阴，长气于阳，夺其食者，不使助火也。更服铁落饮者，取铁性沉重，能坠热开结，平肝降火，乃金能制木也。汇补

痰食致狂

有忧愤沉郁，痰食交结胸中，以致狂歌痛哭，裸裎妄骂，瞪视默默，脉得沉坚而结，须涌去积痰裹血，清彻上膈始愈。汝言

颠因心火

有心经蓄热，发作不常，或时烦躁，鼻眼觉有热气，不能自由，有类心风，稍定复作，宜清心汤加菖蒲，或芩、连、花粉、茯神、麦冬、丹参、远志、牛黄之类。

血迷似颠

有妇人月水崩漏过多，血气迷心，或产后恶露上冲，而言语错乱，神志不宁者，此血虚神耗也，宜宁神

定志。但不可纯服补心敛神药，宜清魂散，或举卿古拜散主之。《良方》

颠狂似祟

有视听言动俱妄，甚则能言平生未见闻事，及五色神鬼。此乃气血虚极，神光不足，或挟胆火，壅闭神明，非真有祟也，宜随症治之。汇补

颠狂死症

癫发如狂者不治，气下泄者不治。如狂不如宿，由心之阳不胜其阴气之逆，神明散乱，阳气暴绝，故发如狂，犹灯将绝而复明也；下泄不治者，癫本邪入于阴，阳气填塞于上，则气亦逆奔而上，今气下泄，将见肾气虚脱故也。又神脱目瞪如愚者，不治。汇补

脉法

脉大坚实者癫狂，脉大滑实者自已，沉小急疾者死。又癫狂脉虚者可治，实则死。

用药

狂，主二陈汤，加黄连、枳实、瓜蒌、胆星、黄芩等。如便实火盛，加大黄下之；痰迷心窍，控涎丹吐之。癫，亦主二陈汤，加当归、生地、茯神、远志、枣仁、黄连、胆星、天麻等。风痰，加全蝎、白附子；心经蓄热，用牛黄清心丸。因惊而得者，抱胆丸；思虑伤心者，归脾汤，兼用酒服天地膏。因七情郁痰为热者，用郁金七两、明矾三两为末，薄荷汤泛丸，每服二钱，菖蒲姜汤下。

附：中邪

血气者，心之神也。神既衰乏，邪因而袭，理或有

之。若悲哭呻吟，为邪所凭者，主以定志丸；或烧蚕退故纸，酒调下；或用秦承祖灸鬼法。丹溪

附：心风

心风一症，精神恍惚，喜怒不常，言语或时错乱，有癫之意，不如癫之甚，亦痰气所谓也，宜星香散加菖蒲、人参、竹沥、姜汁。《微论》

选方

牛黄泻心汤 治心经邪实，狂言妄语，心神不安。

片脑另研 牛黄另研 朱砂另研，各一钱半 生大黄一两

末之，每服三钱，生姜、蜜、水调服。

灵苑方 治癫狂失神，宜助心气。

朱砂一两 枣仁六钱，炒研 滴乳香六钱，另研

上作一服，温酒下，以醉为度，勿令吐。服后便令熟睡，待其自醒，则神魂安矣。万一惊触，不可复治。

神应丹

朱砂不拘多少，研细末飞过，猪心血和得所，蒸饼，裹蒸熟，取出，丸如桐子大，每服一丸，食后临卧，人参汤下。

苦参丸 治狂邪大叫。

苦参不拘多少，为末，蜜丸桐子大，薄荷汤下，每服五十丸。

大黄一物汤

大黄四两，酒浸一宿，煎分三服。必数日后方可与食。但得宁静，方为吉光。不可见其瘦弱减食，便以饮食温药补之，犯必再发。

降龙丹 抑肝镇心。

黑铅一两，熔开，投水银一两，不住手炒至成粉为度，名曰银粉 朱砂五钱 蛇含石五钱，火煅 金箔 银箔各五十片

研细，丸如芡实大。每服三丸，茯神汤磨化下。

安神滚痰丸

礞石一两 风化硝一两 朱砂一两 沉香五钱 珍珠五钱

末之，煎天麻膏为丸，如芡实大，每服三丸，姜汁、竹沥下。

抱胆丸

水银二两 朱砂一两 乳香一两 黑铅一两半

将铅入铫内，下水银结成砂子，次下乳香、朱砂，乘热研匀，丸如芡实大，每服一丸，空心，井花水下。

清魂散

泽兰叶 人参各二钱半 川芎五钱 荆芥穗一两 甘草二钱

上为细末，每服二钱，用温酒热汤各半盏，或入童便调，急灌之，下咽眼即开，气定即醒。

举卿古拜散 治妇人胎前产后中风。

荆芥穗焙燥为末，每服一钱，豆淋汤调服。

痫 病 章

大意

痫病有阴有阳，大率属痰与热、惊三者而已，不必分五等。汇补

内因

或因母腹受惊，或因卒然闻惊而得，惊则神出舍空，痰涎乘间而归之；或因饮食失节，脾胃亏损，积为痰饮，以致涎潮上涌，均能发痫。大抵肥人多痰，瘦人多火，总不外因惊而得。汇补

外候

发则昏不知人，眩仆倒地，甚而瘛疭抽掣，手足搐搦，口眼相引，目睛上视，胸背强直，叫吼吐沫，食顷乃醒。《三因》

五痫病状

五痫者，牛、羊、犬、马、猪也。大率类猪、羊者多，似马、犬牛者少，以其属心、脾、肺痰热之故也。

病久必归五藏。肺痫，反折上窜，有类羊叫；心痫，目瞪吐舌，仿佛马鸣；脾痫，直视腹满，声如牛吼；肝痫，惊跳反折，掣疭，宛如鸡鸣；肾痫，直视如尸，吐沫，绝类猪叫犬吠。此五痫病状，偶类之耳。其实痰火惊三者，闭其孔窍，鼓动涎潮，乱其主宰故也。汇补

痫分阴阳

先身热掣疭，惊啼叫喊而后发，脉浮洪者，为阳痫，病属六府，易治；先身冷，无惊掣啼叫而病发，脉沉者，为阴痫，病在五藏，难治。阳痫痰热客于心胃，闻惊而作，若痰热甚者，虽不闻惊，亦作也，宜用寒凉；阴痫亦本于痰热，因用寒凉太过，损伤脾胃，变而成阴，法当燥湿温补祛痰。汇补

痫与卒中痉病辨

三症相因。但痫病仆时，口作六畜声，将醒时吐涎沫，醒后复发，有连日发者，有一日三五发者。若中风、中寒、中暑之类，则仆地无声，醒时无涎沫，亦不复发。惟痉病，虽时发时止，然身体强直，反张如弓，不似痫病身软作声也。汇补

死候

病后发痫者，不治；神脱目瞪如愚者，亦不治；发时遗尿者，死。

脉法

脉虚弦为惊，又为风痫。

治法用药

大率行痰而兼清心降火，寻痰寻火，分多少治之。先以二陈加瓜蒌、南星、黄连探吐，吐后服朱砂安神丸，以降南方之火，当归龙荟丸以平东方之木。但化痰必先顺气，顺气必先调中，顽痰胶固，非辛温何以佐其开导之功，故用之。《入门》

选方

朱砂安神丸

当归龙荟丸

泻青丸

葶苈苦酒汤 治痫病发时项强直视，不省人事，肝经热盛，或有咬牙者。

苦酒半斤 葶苈一合 生艾汁半斤

煎作三服，吐后，泻青丸下之。

加减通圣散

导赤散 治痫症咬牙者。

粉黛汤

轻粉 代赭石 白矾各等分

发过，米饮调下。

杨氏五痫丸 治癫痫潮发，不论新久。

白附子炮，五钱 半夏 皂角各二两 白矾生用 乌蛇酒浸，各一两 白僵蚕一两半 全蝎二钱 朱砂二钱半 蜈蚣条半 麝香三字 雄黄一钱半

为末，姜汁煮面糊丸，每服三十丸，食后姜汤下。

三痫丸 治一切惊痫。

荆芥穗二两 白矾二两半，半生半熟

朱砂为衣。

惊悸怔忡章

大意

大率惊悸属痰与火，怔忡属血虚有火。丹溪

内因

人之所主者心，心之所养者血。心血一虚，神气失守，神去则舍空，舍空则郁而停痰。痰居心位，此惊悸之所以肇端也。汇补

外候

惊悸者，忽然若有惊，惕惕然，心中不宁，其动也有时；怔忡者，心中惕惕然，动摇不静，其作也无时。《正传》

肝胆心虚

或因怒伤肝，或因惊入胆，母令子虚，而心血为之

不足；或富贵汲汲，贫贱戚戚，忧思过度，或遇事烦冗，则心君亦为之不宁，皆致惊悸怔忡之症。其脉弦者是也。汇补

郁痰

或耳闻大声，目见异物，遇险临危，触事丧志，大惊大恐，心为之忤，以致心虚停痰，使人有惕惕之状，甚则心跳欲厥，其脉滑者是也。汇补

停饮

有停饮水气乘心者，则胸中辘辘有声。虚气流动，水既上乘，心火恶之，故筑筑跳动，使人有怏怏之状。其脉偏弦。汇补

气虚

有阳气内虚，心下空豁，状若惊悸，右脉大而无力者是也。汇补

血虚

有阴气内虚，虚火妄动，心悸体瘦，五心烦热，面赤唇燥，左脉微弱，或虚大无力者是也。汇补

痰结

有膏粱厚味，积成痰饮，口不作干，肌肤润泽如故，忽然惊惕而作悸，其脉弦滑有力者是也。汇补

气郁

有郁悒之人，气郁生涎，涎与气搏，心神不宁，脉必沉结或弦者是也。汇补

阴火

有阴火上冲，头晕眼花，耳鸣齿落，或腹中作声，怔忡不已者，宜滋阴抑火，加养心之剂。久服不愈，为

无根失守之火，脉必空豁，宜温补方愈。汇补

脉法

寸口脉动而弱，动为惊，弱为悸。惊者其脉止而复来，其人目睛不转，不能呼气。《必读》

治法

痰则豁痰定惊，饮则逐水蠲饮。血虚者，调养心血；气虚者，和平心气。痰结者，降下之；气郁者，舒畅之。阴火上炎者，治其肾而心悸自已。若外物卒惊，宜行镇重。又惊者平之。所谓平者，平昔所见所闻，使之习熟，自然不惊也。汇补

用药

主以安神丸。心虚甚者，加茯神、人参；神不宁者，加柏子仁、枣仁、远志；痰，加贝母、南星、半夏、石菖蒲，或用吐法。水饮，宜用小半夏茯苓汤。气虚，用参、芪；血虚，用四物；肾虚，用地黄汤；阳虚，用八味丸；痰结，用温胆汤，或滚痰丸；气郁，用四七汤。

附：卑惵病

有胸中痞塞，不欲饮食，心中常有所歉，爱居暗室，或倚门见人，即惊避无地，似失志状，此为卑惵之病。由心血不足者，人参养荣汤；脾胃不和者，六君子汤加益智、远志治之。

附：失志病

有所求不遂，或过纵自悔，嘘嗟夜语，若有所失，宜温胆汤加人参、柏子仁为丸，辰砂为衣，日进三次。

选方

朱砂安神丸 治心乱烦热，胸中气乱，兀兀欲吐，膈上伏热。

黄连一两半 朱砂一两 生地 归身各一两 炙甘草五钱

末之，汤浸蒸饼丸，如黍米大，每服十五丸，津咽下。

镇心丸 治心血不足，怔忡多梦，如堕崖谷。

枣仁二钱半 车前子 白茯苓 麦冬 五味 茯神 肉桂各一两五钱 熟地 龙齿 天冬 远志 山药各一两五钱 人参 朱砂为衣，各一两半

蜜丸梧子大，每服三钱，空心米汤下。

定志丸

远志一两 菖蒲二两 茯神 茯苓各三两 人参一两 龙齿一两

蜜丸，辰砂为衣。米汤下三钱。

琥珀养心丹 治心跳善惊。

琥珀二钱半 龙齿煅，另研，一两 远志 石菖蒲 茯神 人参 枣仁各五钱 生地 归身各七钱 黄连三钱 柏子仁五钱 朱砂三钱，另研 牛黄一钱，另研

末之，猪心血为丸，如黍米大，金箔为衣。灯心汤下五钱。

归脾汤

四七汤

温胆汤

天王补心丹

健忘章

大意

健忘由精神短少，神志不交。亦有天禀不足者，亦有属痰者。汇补

内因

忧思过度，损伤心胞，以致神舍不宁，遇事多忘；又思伤脾，神不归脾，亦令转盼遗忘。若求望高远，所愿不遂，悉属心神耗散。

外候

健忘者，陡然而忘其事也。为事有始无终，言谈不知首尾。

健忘因心肾不交

心不下交于肾，浊火乱其神明；肾不上交于心，精气伏而不用。火居上则搏而为痰，水居下则因而生躁。故补肾而使之时上，养心而使之时下，则神气清明，志意合治矣。《必读》

治法

当养心血，调脾土，佐以宁神定志之品。

用药

大抵思虑过度，病在心脾者，归脾汤，挟痰加竹沥、姜汁。精神短少者，人参养荣汤；痰迷心窍者，导痰汤送寿星丸。心肾不交，神志不宁者，朱雀丸；禀赋不足，神志虚扰者，大圣枕中方。

附：惊恐

惊因触于外事，内动其心，心动则神摇。恐因内歉

其志，志歉则精却。故经云：惊则心无所依，神无所归，虑无所定，故气乱矣；恐则精却，却则上焦闭，闭则气不还，气不还则下焦胀，故气不行矣。治之之法，惊则安其神，恐则定其志。心以神为主，阳为用；肾以志为主，阴为用。阳则气也，火也；阴则精也，水也。及乎水火既济，全在阴精上奉以安其神，阳气下藏以定其志。汇补

选方

归脾汤 治思虑过度，劳伤心脾，健忘怔忡。

人参 茯苓 黄芪 枣仁 白术 当归 远志 木香 炙甘草 龙眼肉

宁志膏

人参 枣仁各一两 辰砂五钱 乳香二钱半

蜜丸，弹子大，薄荷汤下一丸。

人参养荣汤 治精神衰倦短少。

导痰汤

寿星丸 治痰迷心窍健忘。

南星一斤，掘坑深二尺，炭五斤，坑内烧红扫净酒浇，南星下坑，急盖密一宿，焙 琥珀四两，另研 朱砂一两，水飞，一半为衣

猪心血三个，姜汁打糊为丸，每服三钱，人参汤下。

朱雀丸 治心肾不交。

沉香一两 茯苓四两

蜜丸豆大，每服三十丸，参汤下。

柏子养心丹

柏子仁去壳，炒，二两　枸杞三两　麦冬　茯神各一两　熟地　甘草五钱　玄参二两　当归五钱　石菖蒲五钱

蜜丸，临卧服。

大圣枕中方

龟甲　龙骨　远志　菖蒲各等分

为末，酒服方寸匕，日三服。令人大聪大明。

定志丸　治恍惚多忘。

远志　人参各一两　菖蒲二两　茯神三两

蜜丸，辰砂为衣，如梧子大，每服三十丸，米汤下。

天王补心丹

人参　玄参　杜仲　天冬　麦冬　远志　熟地　百部　桔梗　丹参　五味　柏子仁　甘草　茯苓　茯神　菖蒲　枣仁　香附

蜜丸。

二丹丸　治健忘，开心志。

丹参　天冬　熟地各半两　茯神　甘草　麦冬各一两　远志　菖蒲　朱砂为衣，各五钱

蜜丸。

卷之六

腹胁门

心痛章

大意

心为君主，义不受邪。其厥心痛者，因内外犯心之胞络，或他藏邪犯心之支脉，非真心痛也。谓之厥者，诸痛皆气逆上冲，又痛极则发厥。然厥痛亦甚少，今人所患，大半是胃脘作痛耳。汇补

内因

其络与府之受邪，皆因怵惕思虑，伤神耗血，是以受如持虚，而方论复分曰痰、曰食、曰热、曰气、曰血、曰悸、曰虫、曰疰、曰饮者，亦常见之候，均宜力辨。汇补

痰痛

肺郁痰火，忧恚则发。《入门》心膈大痛，攻走胸背，发厥呕吐。丹溪嘈杂不宁，如饥如饱，怏怏欲吐，吐则稍宽，此皆痰火为患也。《指掌》

食痛

因气而食，卒然发痛，心胸高起，按之愈痛，腹胀嗳气，不能饮食。《机要》痛时如有物阻碍，累累不得下，《指掌》大便或闭，久而注闷。《机要》

热痛

纵酒嗜辛，蓄热在胃，偶遇寒气，热郁而发。大便不通，面带阳色，痛必作止不常，甚则躁渴吐酸，额上有汗，《指掌》手足温暖，或身虽热而手足寒，谓之热厥。汇补

寒痛

如身受寒气，口伤冷物，因而心痛。面冷唇白，口吐清水，手足厥逆，遍身冷汗，便溺清利，口和不渴，气微力弱，痛必绵绵不已。《机要》欲近暖处，得热则缓，此因寒作痛也。《指掌》

气痛

因恼怒而发，痛时隐隐闷结，胸臆相引，得嗳觉宽，为忧郁所致。《指掌》甚则痛连胁肋，呕逆恶心，吐不得出，坐卧不安，奔走狂叫。均宜枳壳、木香，以开其气。汇补

血痛

若跌扑损伤，或平日喜食热物，以致死血留于胃口。时痛时止，或饮汤水，下咽即呃。《心法》痛时从上而下，自闻唧唧有声，搔抓无措，眠卧不稳，心下如刮，上连胸臆，乃积血不消，为火所载，非虫症也。《指掌》又有妇人经行未尽，偶触恚怒，气郁不行，血亦留积，上攻心痛而成薄厥者。轻则开导，重则攻下。

汇补

悸痛

内因七情，心气耗散，心血不荣。轻则怔忡惊悸，似痛非痛，《入门》肢体懒怠，或欲揉按。《指掌》重则两目赤黄，手足青冷，亦真心痛之亚欤。《入门》

虫痛

湿热生虫，上攻于心，痛发难当，痛定能食，饥则呕沫。《入门》痛极如咬，时吐清水，或青黄绿水涎沫，面清白而少光彩，《指掌》或乍青乍赤，《脉经》或兼见白斑。又有蛔虫作痛，因胃气虚寒，入膈攻心而吐蛔者，宜安蛔为主。用香油、葱汁呷之，或花椒、乌梅入药同煎。

疰痛

卒感恶忤尸疰，素虚之人，挟肾经阴气上攻，神昏卒倒，痛则引背，伛偻。素实之人，挟肾经阴火上冲，心痛彻背，《入门》昏愦妄言。汇补

饮痛

水停心下，心火畏水，不能自安，惕惕然引痛。或如针刺，恶心烦闷，时吐黄水，按之有声。汇补

死症

有心痛者，卒然大痛，如有刀割，汗出不休，舌强难言，手足青至节。旦发夕死，夕发旦死。《医统》

心痛分辨

心痛在歧骨陷处，胸痛则横满胸间，胃脘痛在心之下。《准绳》

脉法

心痛者，脉必急；痛甚者，脉必伏。又热则数，痰则滑，瘀则涩，虚则濡，外寒则紧，内寒则迟。沉细者生，弦长者死。

大凡痛甚者，脉必伏，且有厥冷昏闷、自汗寒热之症。切不可疑为虚寒，即投温补，宜究病因而施治，方为无失。

治法

久病无寒，新病无热。初病宜温宜散，久痛宜补宜和。《机要》

治分寒热

外因寒气郁遏元阳，初宜温散，久则寒郁成热，治宜清解；内因郁气者，始终是热，只宜苦寒泻火，辛热行气为向导也。《入门》

治分虚实

心痛满闷拒按便闭者，宜利，痛随利减，所谓通则不痛也。如病后羸弱，食少体虚，因劳忍饥而发，手按痛缓者，治宜温补。然喜按属虚，拒按属实，乃论其常耳，往往有阴寒凝结，亦令胀闷难按，必当温散，无任寒凉。汇补

急救法

凡心腹痛，仓卒无药，急以盐置刀头，烧红，淬入水中，温和饮之，探吐。若痛攻走腰背，欲呕，诸药不效者，二陈加苍术、川芎、山栀探吐之；或用明矾三钱为末，以生熟水调服，探吐痰涎，亦愈。汇补

用药

主以二陈汤。痰加枳实、南星；食加山楂、麦芽；

热加黄连、山栀；寒加干姜、厚朴；气加乌药、木香、香附；瘀加韭汁、桃仁、延胡索；虫加槟榔、楝根；疰加沉香、木香；虚加干姜、炒盐；饮加猪苓、灯心；便闭久结，加玄明粉。

古方治九种心痛，痰用导痰汤，食用保和丸，热用清中汤，寒用温胃汤，气用调气汤，血用手拈散，悸用妙香散，虫用万应丸，疰用苏合香丸，属虚者，加味归脾汤，认证投之，无不捷效。

附：胃脘痛

内因：胃之上口曰贲门，与心相连。故胃脘当心而痛，亦由清痰食积郁于中，七情九气触于内，是以清阳不升，浊阴不降，妨碍道路而为痛耳。《正传》

外候：或满或胀，或呕或吐，或噫气，或吞酸，或不能食，或大便难，或泻痢不止，或面浮面黄，本病与客邪必参杂而见也。《必读》

治法：大率气食居多，不可骤用补剂，盖补之则气不通而痛愈甚。《医鉴》若曾服攻击之品，愈后复发，屡发屡攻，渐至脉来浮大空虚者，又当培补。盖脾得补而气自运，痛自缓，此虚实之分也。汇补

用药：用药与心痛相仿。但有食积满痛者，用大柴胡汤攻下之，余参心痛用药；如克伐过多而痛者，宜六君子汤加木香。汇补

附：胸痛

胸中引胁下空痛者，肝虚也；引小腹病痛者，肾虚也；引背膊臂臁皆痛者，心火盛也；引胁肋髀外皆痛者，胆木实也。有痰结者，有停饮者，有血瘀者，有气

滞者，此皆实症也。惟作劳之人，胸痛引背，食少倦怠，遇劳频发，此为脾肺俱虚，宜培补元气。若夫怯弱咳嗽，引痛胸中云门、中府者，须防肺痈之患。汇补

选方

二陈汤　统治心痛诸症。

导痰汤　治痰痛、心痛。

即二陈汤加枳实、胆星。

海蛤丸丹溪　治痰饮心痛。

海蛤烧为末，研极细，过数日，火毒散用之。瓜蒌仁带瓤同研，以蛤粉入瓜蒌内，干湿得所为丸，每服五十丸。

保和丸　治食积心痛。

清中汤《统旨》　治火症心痛。

黄连　山栀各一钱　陈皮　茯苓各一钱半　半夏一钱　甘草七分　草豆蔻五分　生姜一片

水煎。

术桂汤东垣　治寒湿所客，身体沉重，胃脘心痛，面萎黄。

桂枝　草豆蔻　半夏　炒曲各五分　白术八分　陈皮一钱　炙甘草二分。

水煎服。

温胃汤东垣　治服寒药过多，致脾胃虚弱，胃脘作痛。

白蔻仁三分　益智仁　砂仁　厚朴　甘草　干姜　姜黄各二分　人参三分　陈皮七分

水煎服。

调气汤　治气逆心痛。

香附上　乌药中　陈皮中　青皮下　砂仁下　甘草下　木香下　藿香中

水煎服。

手拈散《奇效》　治血瘀心痛。

延胡索　五灵脂　没药　草果等分

为末，每服三钱，热酒调下。

失笑散　治妇人心痛气刺不可忍。

五灵脂净好者　蒲黄等分

为末，每服二钱，用醋一勺熬成膏，再入水一盏，煎七分服。

妙香散《良方》　治心虚悸痛，精神恍惚。

人参　茯苓　茯神　山药　远志　黄芪各一钱　桔梗　甘草各五分　木香二分　辰砂三分　麝香一分

为末，每服温酒调下。

万应丸　治虫积心痛。

黑牵牛　大黄　槟榔各八两　雷丸　木香各一两　沉香五钱

糊丸。

苏合香丸　治疰心痛。

归脾汤　治虚心痛。

大柴胡汤　治心脾胃脘积热，壅滞作痛而便闭者。

连理汤　即理中汤加黄连。

一法：用香附醋炒为末，高良姜略炒为末，俱各收贮。因寒作痛者，用良姜二钱、香附一钱；因气心痛者，香附二钱、良姜一钱，和匀，以热米饮，和姜汁一匙，盐一捻，调服即止。

治九种心疼方《家秘》

木香　生矾　胡椒各一两

共为末，捣黑枣肉为丸。每服一钱，姜汤下。地腊日合。

又方

玄胡索　荔枝核等分

焙燥为末，每样一钱二分，砂糖汤下。

腹 痛 章

大意

腹痛有三部。大腹痛者，属太阴脾；当脐痛者，属少阴肾；小腹痛者，属厥阴肝及冲任大小肠。各有五贼之变，七情之发，六气之害，五运之邪。《必读》

内因

大腹痛，多食积寒邪。脐腹痛，多积热痰火；小腹痛，多瘀血及溺涩。《入门》

外候

腹痛乃脾家受病，或受有形而痛，或受无形而痛。盖暴伤饮食，则胃脘先痛而后入腹；暴触怒气，则两胁先痛而后入腹。血积上焦，脾火熏蒸，则痛从腹而攻上；血积下部，胃气下陷，则痛从腹而下坠。伤于寒者，痛无间断，得热则缓；伤于热者，痛作有时，得寒则减。因饥而痛者，过饥即痛，得食则止；因食而痛者，多食则痛，得便乃安。吞酸腹痛，为痰郁中焦；痞闷腹痛，为气搏中州。火痛，肠内雷鸣，冲斥无定，痛处觉热，心烦口渴；虫痛，肚大青筋，饥即咬啮，痛必吐水，痛定能食。气虚痛者，痛必喜按，呼吸短浅；血虚痛者，痛如芒刺，牵引不宁。汇补

腹痛分辨

痛而胀闷者，多实；痛不胀闷者，多虚。拒按者为实，可按者为虚；喜寒者多实，爱热者多虚；饱则甚者多实，饥即闷者多虚。脉强气粗者多实，脉虚气少者多虚。新病年壮者多实，久病年高者多虚。补而不效者多实，攻而愈剧者多虚。病在经者脉多弦大，病在脏者脉多沉微。《必读》

死候

脐下忽大痛，人中黑色者死。丹溪　此中恶客忤也。《入门》

腹痛别症

肠痈痛者，腹重而痛，身皮甲错，绕脐生疮，小便如淋；疝气痛者，大腹胀，小腹急，下引睾丸，上冲而痛；痧症痛者，或大吐，或大泻，上下绞痛，厥冷转筋；阴毒痛者，爪甲青，面唇黑，厥逆呕吐，身冷欲绝；积聚痛者，有形可按；痢疾痛者，后重逼迫。至于妇人腹痛，多有关于经水胎孕者，宜先审之。汇补

治法

凡痛多属血涩气滞，宜甘以缓之。寒宜辛温消散，热宜苦寒清解，虚宜甘温调理，实宜辛寒推荡。在上者吐之，在下者利之。随其乘侮胜复，俱以开胃调脾为主。汇补

补法宜审

表虚痛者，阳不足也，非温经不可；里虚痛者，阴不足也，非养荣不可。上虚痛者，脾胃伤也，非调补中州不可；下虚痛者，肝肾败也，非温补命门不可。临症之顷，最宜审谛。汇补

急救法

或用炒盐，或姜渣，或麸皮炒热，绢包熨痛处，冷则再炒再熨，以愈为度。或用吐法亦可。

用药

主以二陈汤，加香附、苏梗等。寒加肉桂、木香；热加黄连、芍药；痰加枳实、苍术；食加山楂、麦芽；血瘀加归尾、玄胡索、桃仁、红花；气滞加厚朴、枳壳；虫加槟榔、使君子；气虚加人参、白术。大实大满者，以大黄、槟榔下之；大寒大虚者，以理中、建中温之。血虚痛者，炮姜、芍药和之。

附：腹中窄狭

腹属坤土，位居中央。升心肺之阳，降肾肝之阴。情志不乐，湿热交旺，腹中自觉窄狭，神昏性躁，饮食减少，乃湿热痰火横格中州，以致升降失常者，比比然也。汇补

肥人多湿痰，宜二陈汤加苍术、香附；瘦人多湿火，宜二陈汤加黄连、苍术；虚人气血虚弱，宜六君子汤加芎、归。

附：小腹痛

小腹为至阴之位，厥阴所属。有沉寒下虚，有积热内郁，或忿怒所至，或房劳损伤，俾中上二焦清纯之气，下陷于至极之地，郁久不舒，痛连阴器。久则元气

愈虚，不能归复本位，所以痛无止耳。然肝主疏泄，不利峻补，总宜调和血气为主。汇补

气滞用四磨汤，血瘀用手拈散。寒郁以二陈汤，加干姜、吴萸、苍术、厚朴；热郁以四逆散，加黄连、山栀、香附、黄芩；沉寒以理中汤，加附子、肉桂、吴萸、茴香；气陷以二陈汤，加升麻、柴胡、干姜、当归。若醉饱行房，小腹胀痛，用当归、芍药、川芎、柴胡、青皮、吴萸、甘草之类。

选方

二陈汤 统治腹痛诸症。

大承气汤 治实满腹痛。

理中汤 治虚寒腹痛。

建中汤 治腹痛喜按。

六君子汤 治腹痛泄利。

四逆散 治热郁腹痛。

柴胡 枳壳 芍药等分 甘草减半

水煎服。

顺气散 治气郁腹痛。

香附上 木香下 槟榔下 青皮中 陈皮中 厚朴中 苍术上 枳壳中 砂仁上 甘草下 生姜

水煎服。

加味平胃散 治酒积腹痛，以宽气为主。

即平胃散加干葛、香附、木香、槟榔。

加味枳术丸《正传》 治清痰、食积、酒积、茶积、肉积在胃脘，当心作痛，及痞满恶心，嘈杂嗳气，吞酸呕吐，脾疼等症。

白术三两，土炒　枳实麸炒　苍术米汁浸三宿，炒　猪苓去黑皮　麦芽曲炒黄　神曲炒黄　半夏各一两　泽泻去毛　赤茯苓　川芎　黄连土炒　白螺壳煅，七钱　砂仁　炒豆蔻　黄芩土炒　青皮　莱菔子

干生姜各五钱　陈皮　香附　瓜蒌仁　厚朴姜炒　槟榔各二钱　木香　甘草各二钱

吞酸，加吴萸汤泡，寒月五钱，热月二钱半；久病虚者，加人参、扁豆、石莲肉各五钱；时常口吐清水，加滑石一两，牡蛎五钱。

上为末，青荷叶泡汤，浸晚粳米，研粉作糊丸桐子大。每服五十丸，米清饮下。

霍乱章

大意

霍乱者，腹中卒痛，上下奔迫，《三因》手足抽掣而挥霍，眼目旋转而撩乱也。参黄

内因

盖因饮食不节，寒温不调，伤于中脏，停积胃脘。外为风寒暑湿相干，以致浊邪壅滞，脾土不运，阴阳反戾，升降失宜而成此症。《大全》

外候

心腹卒痛，呕吐下利，憎寒壮热，头痛眩晕。先心痛则先吐，先腹痛则先泻，心腹俱痛，吐泻俱作。甚则转筋，入腹则毙。《三因》

寒症

因寒腹痛者，腹痛吐泻，口和不渴，四肢清凉。此

症发于秋后者较多，然当三伏时亦有挟寒而病者，乃因暑求凉，过吞生冷，填塞至阴，抑遏肝气故也，宜用辛温芳香之品。汇补

暑症

因暑霍乱者，口渴心烦，吐泻清水，自汗面白，出言懒怯。此症发于暑月者恒多，然在秋冬亦有之，因冒伏藏之暑而患者，宜甘寒清胃治之。汇补

吐泻分别

邪在胃腑则吐，邪在脾脏则泻，脾胃两伤，吐泻兼作。《巢氏》

转筋

暴吐暴泻，津液顿亡，宗筋失养，致令挛缩。轻者仅在手足，重者必及遍体。《三因》

寒热分辨

因寒者，不烦少渴，或吐利后，乃见烦渴，以津液外亡也；因暑者，大烦大渴，吐利清水，未吐利前，预见烦渴，以暑邪内扰故也。汇补

禁与谷食

凡霍乱后，切不可即与谷食，恐中气未清，反助邪气。必待吐泻过一二时，饥甚，方可渐与米饮。若遽进饮食，下咽立毙矣，慎之！汇补

脉法

脉微而涩，或代而散，或隐而伏，或大而虚，或结促代，皆不可断为必死。大率脉来洪滑者生，微涩渐迟者死。汇补

治法

霍乱乃湿土兼风木为害，治宜疏风散寒，利湿降火。《入门》如邪气实在上者，宜吐。已经吐利而未透者，仍宜再吐，以提其气。惟吐利不止，元气耗散，病势危笃。或大渴喜冷而不能咽，或恶寒逆冷，或发热烦躁欲去衣被，此阴盛格阳，不可误认热症，妄投凉药，宜四逆理中汤冷服。汇补

干霍乱症

干霍乱者，忽然心腹胀满，绞刺疼痛，欲吐不吐，欲利不利，状若神依，顷刻之间，忽然闷绝。《三因》此由脾土郁极，不得发越，以致火热内扰。不可过攻以伤脾，过热以助火，过寒以拒格，惟用反佐之法，然后郁可开，火可散。古方用炒盐调童便服之探吐，此降火行血，开郁疏利，均得之矣。《必读》

此症俗云痧痛。用开口花椒七粒，或绿豆，阴阳水一盏吞服。或生矾三钱研末，阴阳水调服碗许。或麻皮蘸油刮臂膊上，或视膝腕内有红筋刺出紫血，或刺十指头出血，立愈。若转筋不止，用木瓜盐汤顿煎饮之，外仍用热汤浸足。汇补

死症

湿霍乱病，大喘大渴，大躁大汗，遗尿者死；舌卷囊缩，转筋入腹者死。干霍乱病，上不得吐，下不得泻，所伤之物不得出，壅闭正气，关格阴阳者死。汇补

急救法

转筋者，男子以手挽其阴，女子以手牵乳近两旁，后以盐填脐中，灼艾不计壮数，虽已死而胸中有热气者立苏。研生蒜涂脚掌心，虽昏危入腹者亦效，再以大蓼

一握煎汤洗之。心腹卒痛，以盐斤许炒热，纸包纱护，顿其胸腹，频以火熨，觉热气透入即苏。汇补

用药

主以藿香正气散。挟暑，加香薷、扁豆；挟寒，加厚朴、官桂；挟食，加山楂、麦芽；挟气，加苏梗、枳壳；胸满，加枳实；转筋，加木瓜；小便不利，合五苓散；烦渴不宁，调益元散加姜汁。此皆分利之法也。又当引清气上升，浊气下降。吐泻未彻者，二陈汤加苍术、防风探吐，以提其气；如吐涌不止，二陈汤加木瓜、槟榔，以降其气。不可纯用凉药，恐伤中气；不可遽用补药，闭塞邪气。惟吐泻既久，汗出肢冷脉脱者，用理中、四逆等汤，冷香饮子之类，煎好冷服。

选方

藿香正气散　能分理中焦，治不服水土，吐泻腹痛，恶心胸满。

大腹皮　白芷　茯苓　苏梗　藿香各一钱　厚朴　白术　陈皮　桔梗　半夏各五分　甘草三分

水煎，加姜、枣服。

六和汤

人参汤　治寒湿霍乱，吐泻久而脉虚者。

人参　厚朴　广皮各一钱　木香　干姜各五分

加桂心、半夏。

加味建中汤　治寒湿霍乱转筋之症。

桂枝　白芍　甘草　柴胡　木瓜　饴糖　生姜　大枣

水煎去渣，入饴二匙服。

吴茱萸汤 治转筋入腹，腹痛欲死。

吴茱萸 木瓜 食盐各一钱

先炒令极焦，水煎温服。

冷香饮子 治寒湿霍乱，因伤肉、面、瓜果停物而致者。

草果仁三钱 附子 橘红各一钱 甘草三分 生姜

水煎冷服。

理中汤

人参白术散 治霍乱后，饮食不入。

人参七分 白术一钱 茯苓一钱 甘草 木香各四分 藿香八分 干葛五分

加姜汁，水煎。

益元散

暑霍乱症，用丝瓜叶二片，霜梅一个，捣烂，和冷水服，仍以新汲水浸足。

积聚章

大意

积聚癥瘕，皆太阴湿土之气，名虽不同，大要不出痰与食积、死血而已。气则不能成形也。《玉册》

内因

积之始生，因起居不时，忧恚过度，饮食失节，脾胃亏损，邪正相搏，结于腹中，或因内伤、外感、气郁误补而致。汇补

外候

或恶寒潮热，或痞满呕吐，或走注疼痛，或腹满泄

泻，或眩晕嘈杂，胁肋攻冲。吴球

左右有别

旧说以积块在中为痰饮，在右为食积，在左为死血，此大概之论，不可拘执也。常有胃家食积而病发于中者，亦有气与食积相假而积留于左者。汇补

积聚不同

积属阴，五脏所主，发有常处，痛不离部；聚属阳，六脏所成，发无定所，痛无常处。《难经》

癥瘕各别

癥者，征也，以其有所征验也，腹中坚硬，按之应手，不能移动；瘕者，假也，假物而成蠢动之形，如血鳖之类，中虽硬而聚散无常，且有活性，故或上或下，或左或右。癥因伤食，瘕是血生，二症多见于脐下。汇补

痃癖痞异

痃在腹内，贴近脐旁，左右一条，筋脉急痛，有时而见；癖居两肋，有时而痛，外不可见；痞居心下，满闷壅塞，按之不痛，而无形迹。汇补

脉法

大率实大坚强者生，虚弱沉细者死。又沉而附骨者，积脉也。

积聚分治

食积，气口紧盛，或弦急，或中或右，硬痛不移，呕吐饱胀，或作寒热身痛。痰积，脉来沉滑，忽时眩晕麻木，恶心痞塞，嘈杂。虫积，口吐清水，或时吐虫，或偏嗜一物，脉来乍大乍小，面生白斑，唇红能食，时

痛时止。血积，因打扑闪肭，血瘀成块；或妇人产后不月，多有是症。盖月事正临，产后虚弱，适感寒气，寒气客于子门，血凝成块，多在小腹，发则痛楚万倍，面色不泽。汇补

五脏积名

肝积曰肥气，在右胁下，如覆杯，有头足，如龟鳖状，久不愈，令人呕逆，或胸胁痛引小腹，足寒转筋；肺积曰息奔，在右胁下，大如覆杯，久不愈，令人洒洒寒热，呕逆喘咳，发肺痈；心积曰伏梁，起脐上，大如臂，上至心，久不已，令人烦心，身体胫股皆肿，环脐而痛；脾积曰痞气，在胃脘，覆大如盘，久不愈，令人四肢不收，发黄疸，饮食不为肌肤，心背彻痛；肾积曰奔豚，发于小腹，上至心，如豚奔走状，久不愈，令人喘逆骨痿少气。汇补

养正

壮实人无积，虚人则有之。皆因脾胃虚衰，气血俱伤，七情悒郁，痰挟血液凝结而成。若徒用磨坚破积之药，只损真气，积虽去而体已惫，虽或暂时通快，药过依然，气愈耗而积愈大，惟当渐磨熔化，攻补兼施。若去积及半，即宜纯与甘温调养，使脾土健运，则破残余积，不攻自走，所谓养正积自除之谓也。汇补

治法

大法：咸以软之，坚以削之，惟行气开郁为主。或以所恶者攻之，或以所喜者诱之，则易愈。汇补

治分初中末

初起正气尚强，邪气尚浅，则任受攻；中则受病渐

久，邪气较深，正气较弱，任受且攻且补；末则邪气侵凌，正气消残，则任受补。洁古又初起为寒，宜辛温消导；久则郁热，宜辛寒推荡。汇补

用药

主以二陈汤，随症加减。消痰，加南星、枳壳、海石；去食，加山楂、神曲、草果；追虫，加槟榔、使君子、楝树根、花椒；破瘀，加桃仁、红花、赤芍、玄胡索、归尾；导饮，加茯苓、泽泻；顺气，加香附、砂仁；开郁，加木香、白豆蔻；温散，加肉桂、沉香；削坚，加三棱、蓬术；滋阴，加鳖甲、知母；化热，加黄连、山栀；平胃，加苍术、厚朴；疏肝，加青皮、柴胡；补气，加人参、白术；养血，加当归、川芎。又积属阴，参攻积丸；聚属阳，兼行气散结。癥加麦芽、神曲、山楂、枳实、厚朴；瘕加川芎、当归、丹皮、乌药、玄胡、桃仁、红花、海石；痞加黄连、枳实、厚朴、山楂、瓜蒌；癖加肉桂、玄胡。若久病人虚，法须六君、归脾、理中等汤大补；若在皮里膜外者，用抚芎、香附等开之。仍须断厚味。

选方

新制阴阳攻积散 治积聚、癥瘕、痃癖、蛊血、痰食，不问阴阳，皆效。

吴茱萸泡　干姜炒　官桂　川乌泡，各一两　黄连炒　半夏　橘红　茯苓　槟榔　厚朴　枳实　菖蒲　玄胡索　人参　沉香　琥珀另研　桔梗各八钱　巴霜五钱，别研

末之，皂角水煎汁，泛丸绿豆大，每服八分，渐加至一钱五分，姜汤送下。

遇仙丹　治血积、气积、痰癖，肢节肿痛，一切有余湿热痰火，痰涎壅滞，脉滑实有力者。

白牵牛头末，四两，半生半炒　白槟榔一两　茵陈六钱　蓬术　三棱各五钱，俱醋炒　牙皂五钱，炙，去皮弦

一方加沉香一两，末之，醋糊丸绿豆大，每服三钱，五更凉茶下。天明看所去之物，有积去积，有虫去虫。小儿减半，孕妇勿服。

济阴丸　治经候不调，痃癖积块刺痛。

香附一斤，醋浸炒　莪术　当归各四两，俱酒浸

末之，醋糊丸，醋汤下。

三圣膏　贴积。

用未化石灰十两，筛过极细，炒红，将好醋熬成膏，入大黄末一两，再入肉桂末五钱，略炒，搅匀，厚摊，烘热贴之。

琥珀膏

用大黄、朴硝各一两为末，以大蒜捣膏贴之。

黄蜀葵根煎汤　治小腹有块，曾服涩药止经，因而血滞成块。入人参、白术、青皮、陈皮、甘草、牛膝煎膏，入研细桃仁、玄明粉少许，热饮之，二服当见块下。病重者，补接之后，加减调理，或再行一度，去块一二次，去葵根、玄明粉。

积块　用海石、三棱、莪术、香附，俱醋炒，桃仁、红花、五灵脂之类为丸，石碱白术汤下。

六君子汤

归脾汤

理中汤

胀满章

大意

诸湿肿满，皆属于脾。《内经》专主土败木贼，湿留气滞为病。《正传》

内因

由七情内伤，六淫外侵，饮食失节，房劳致虚。脾土之阴受伤，转运之官失职，胃虽纳谷，脾不运化，故阳自升而阴自降，乃成天地不交之否。清浊相混，隧道壅塞，郁而不行，气留血涩，湿气内停，遂成胀满。丹溪

外候

夫胀者，皆在于脏腑之外，排脏腑而廓胸胁，胀皮肤，故命曰胀。《内经》外虽坚满，中空无物，有似于鼓。《格致余论》击之有声，按之有形。《绳墨》色苍黄，腹筋起，心腹胀满，旦食则不能暮食。《内经》

胀分新久

凡诸实症，或六淫外客，或饮食内伤，阳邪急速，其至必暴，每成于数日之间。若是虚症，或情志多劳，或酒色过度，日积月累，其来有渐，每成于经月之后。《必读》

胀分虚实

腹胀坚硬，按之而痛者，为实；按之不坚不痛者，为虚。先胀于内，而后肿于外者，为实；先肿于外，而后胀于内者，为虚。小便黄赤，大便闭结，为实。小便清白，大便溏泄，为虚；脉滑数有力为实，弦浮微细为

虚，色红气粗为实，色枯气短为虚。《微论》

胀分朝暮

朝宽暮急为血虚，朝急暮宽为气虚。朝暮皆急，气血俱虚。《入门》

胀分脏腑

心胀烦心，肝胀胁痛，脾胀呕哕，肺胀喘咳，肾胀腰痛，胆胀口苦，胃胀胃脘痛，大肠胀肠鸣飧泄，小肠胀小腹引腰痛，膀胱胀小便癃闭，三焦胀气满皮肤。《入门》

胀分诸症

气胀者，七情郁结，胸腹满闷，四肢多瘦；食胀者，谷食不化，痞满醋心，不能暮食；虫胀者，腹痛能食，善吃茶叶、盐土等物；积胀者，痞块有形，心腹坚硬；水胀者，停饮肠鸣，怔忡喘息；瘀胀者，跌扑产后，大便黑色。虚胀者，腹柔软而食入倒饱。更有单腹胀者，腹大而四肢极瘦，此由胀满既久，气血结聚，不能释散，俗名曰蛊，其病更重。汇补

脉法

关上脉弦为胀。又迟而滑，盛而紧，大坚以涩者，皆胀也。又虚为虚胀，牢为实胀。浮而大者易治，细而微者难治。汇补

治法

实者，下之消之，直清阳明；虚者，温之升之，调补脾肾。其有不大满不大虚者，先以清利疏导，继以补中调摄。惟有标实而本虚者，泻之不可，补之无益，最难调治。宜却盐味，以防助邪；断妄想，以保母气。

《必读》

寒胀宜温

脏寒生胀满，胃中寒则胀满。经文盖脾为阴中之至阴，同湿土之化，运精微而制水谷者也。脾湿有余，无阳以化，聚而不散，因成胀满者，宜以辛热药治之。东垣

热胀宜清

诸腹胀大，皆属于热，经文因湿热之气，不得施化，壅滞于中而成胀满者，宜以苦寒药治之。若脾气不宣，郁而成火，吞酸吐酸，渐成胀满者，用药宜刚中带柔，连理汤主之。喻嘉言

实胀宜下

腹坚惧按，舌黄脉牢者，此实邪有余，法宜推荡，所谓下之则胀已是也。汇补

虚胀宜补

脾虚之人，偶因气滞，误用克伐，致中气散乱不收，故水气横决而作胀，此脾虚不能统摄，法宜补土理中，浊阴自化。

肝胀宜调

肝旺而胀者，虽当伐肝，然本性太过，肝亦自伤，不可过用克伐，宜扶脾疏肝，两法并用，使木性条达，不郁土中，则胀自已。《准绳》

肾虚宜温

常见作劳好色之人，脾肾交虚，浊邪横溢，外为肿胀者，当收摄肾气，使水无泛滥之虞。此益火之源，以消阴翳。金匮肾气丸主之。《直斋》

治无速效

凡胀初起是气，久则成水，治比水肿更难。益水肿饮食如常，鼓胀饮食减少，病根深固，三五年而后成。治肿，惟补中行气足矣；治胀，必补中行湿，兼以消积。不责速效，乃可万全。《入门》

胀当大补

俗云气无补法者，以痞闷壅塞，似难于补。不思正虚不运，邪着为病，不补其气，则气何由行？丹溪

治无峻攻

医者不察病起于虚，急于取效，病者苦于胀急，喜行利药，以求一时之快，不知稍宽一日，胀愈甚，病愈增，正愈伤。冀其再下，不可得矣。丹溪

死症

腹胀不食者，死；腹胀身热者，死。腹胀，寒热如疟者，死；腹大胀，四末清，脱形泄甚为逆。腹胀便血，脉大如绝者，死；腹胀时喘，法出厥逆者，死；胸膛胀满，脐关突出者，死。汇补

用药

主以二陈汤，加厚朴、木香、苏梗、大腹皮，去甘草。肥人多湿，加苍术、木通；瘦人多火，加芩、连、山栀。食积，加山楂、神曲；蓄血，加桃仁、莪术。郁气，加香附、抚芎；怒气，加柴胡、青皮。内寒凝滞者，加木香、炮姜；外寒郁束者，加升、葛、苍术。便闭实热，加大黄；溺短湿结，加木香、泽泻。凡腹胀初起，宜行气疏导之剂，加木香、槟榔、陈皮、青皮、枳壳、厚朴等；久而挟虚，宜补脾调气，如六君子加苏

梗、砂仁等；虚而挟寒，宜温补，如理中汤加肉桂等。若脾肾俱虚，少火不能扶脾者，宜补肾。然补肾有两法，能食而胸膈舒畅者，金匮肾气丸；不食而胸膈满闷者，复元丹主之。惟大实大满坚硬而按之痛者，量其元气下之，三花神祐丸、导气丸等，下后仍宜调补脾胃。

附：虫蛊胀

虫蛊由湿热既久，血化为虫。肚腹胀大，按之有块，形如稍瓜，四肢削瘦，腹虽痛而唇色红，能饮食，脉滑数者，乃为蛊症。宜积块丸下之。《准绳》

选方

六君子汤 治气虚中满。

连理汤 治脾虚肝郁，吞酸腹胀。

胃苓汤 治脾湿腹胀，面黄，身浮，溺涩。

肾气丸《金匮》 治脾肾两虚，肿胀，腹濡而胸不硬者。

补中益气汤

调中汤

复元丹《三因》 治脾肾俱虚，发为肿胀，心腹坚满，小便不通，两目下肿。

附子炮，二两 南木香煨 茴香炒 川椒炒出汗 厚朴 独活 白术炒 陈皮 桂心 吴茱萸炒，各一两 泽泻一两半 肉豆蔻煨 槟榔各半两

为末，糊丸，紫苏汤下。

导气丸 治诸腹胀大，痞塞不通，大便虚秘，形气、病气俱实者。

青皮水蛭炒 莪术虻虫炒 三棱干漆炒 槟榔斑猫炒

吴萸牵牛炒　赤芍川椒炒　菖蒲桃仁炒　黄芩大黄炒　厚朴干姜炒　山楂肉草果炒

以上同炒药熟，去水蛭等不用，为末，酒糊丸，如梧子大，每服五丸至七丸，空心，紫苏汤下。

中满分消丸东垣　治中满热胀。

黄芩炒　黄连炒，各五钱　姜黄　白术　人参　炙甘草　猪苓各一钱　白茯苓　干生姜　砂仁各二钱　枳实炒　半夏各五钱　厚朴炒，一两　知母炒，四钱　泽泻　陈皮各三钱

为末，汤浸蒸饼为丸，每服百丸。

中满分消汤东垣　治寒胀。

吴茱萸　厚朴　草豆蔻　黄柏各五分　益智仁　半夏　茯苓　木香　升麻各三分　人参　青皮　当归　黄连　泽泻　生姜　麻黄不去节　柴胡梢　干姜　川乌　荜澄茄各二分

水煎，热服。

广茂溃坚汤东垣　治中满腹胀有积。

厚朴姜炒，五分　升麻　红花　甘草　吴茱萸汤泡，各二分　黄芩　益智　草豆蔻　当归各五分　黄连三分　半夏七分　广茂煨，三分　柴胡　泽泻　陈皮　神曲炒　青皮各三分

渴加葛根四分，生姜、水煎。

保安丸　治癥结内积，上抢心痛，脐腹痛。

大黄三两　附子五钱　干姜一两　鳖甲一两五钱

为末，先用醋一升，煮四五合，和药丸，空心服下，取积为度。

鸡矢醴《素问》 治湿热胀满。

羯鸡矢八合，炒微焦，无灰好酒二碗，煎至碗半，滤取汁，五更热饮，则鸡鸣辰巳时行二三次黑水。次日足有绉纹，又饮一次，渐绉至膝上而愈。

积块丸

京三棱 莪术 自然铜 蛇含石 雄黄各二钱 蜈蚣一钱一分 木香一钱半 铁粉 辰砂 沉香八分 冰片五分 芦荟 天竺黄 阿魏 全蝎各四钱

炼猪胆汁为丸，每服八分，重者一钱，五更，酒送下。

肿满外治法

用水蓼花、皮硝、牙皂、大黄各五钱，生姜十片，葱、蒜各七枚，莱菔子三钱，栀子五钱，捣烂作一大膏药，贴脐腹上，外用绵絮裹暖。

又法：方士用商陆根打烂，入麝香少许，贴脐中，外以绵絮裹暖，引水下行。又有用蝼蛄捣碎服法，每称神奇。

又法：以田螺、大蒜、车前草，和研为膏，作大饼覆于脐上，使从便旋出。

又法：用大戟、牵牛各一两，大枣二升，入锅内煮，去药食枣，即愈。

铺脐药饼

真轻粉二钱，巴豆四两，生硫黄一钱，研匀成饼，先以新绵铺脐上，次铺药饼，外以帛紧束之，如人行十里许，即下水。待行三五度，即去药，以温粥补之。一饼可治十人。

胁痛章

大意

足厥阴肝经之络，令人胁痛。《内经》然亦有少阳胆经病者，亦有肝乘脾经者，有肝侮肺经者，有肝肾同治者，当推原之。汇补

内因

因暴怒伤触，悲哀气结，饮食过度，风冷外侵，跌仆伤形，叫呼伤气；或痰积流注，或瘀血相搏，皆能为痛。《医鉴》至于湿热郁火，劳役房色而病者，间亦有之。汇补

外候

胁痛宜分左右，辨虚实。左胁痛者，肝受邪也；右胁痛者，肝邪入肺也；左右胁胀痛者，气滞也；左右胁注痛有声者，痰饮也；左胁下有块作痛，夜甚者，死血也；右胁下有块作痛，饱闷者，食积也；咳嗽引痛，喘急发热者，痰结也；时作时止，暴发痛甚者，火郁也；满闷惧按，烦躁多怒者，肝实也；耳目𥆨𥆨，爪枯善恐者，肝虚也；隐隐微痛，连及腰胯，空软喜按者，肾虚也。胁痛咳嗽腥臭，面赤唾痰者，肺气伤也；胁内支满，目眩，前后下血者，肝血伤也；两胁搐急，腰腿疼痛，不能转侧者，湿热郁也；胸右近胁一点刺痛，内热咳嗽者，肺痈也。当须防之。汇补

危候

虚甚成损，胁下常有一点痛不止者，此因酒色太过，名干胁痛，大危。《入门》。

胁痛成积

凡胁痛年久不已者，乃痰瘀结成积块，肝积肥气在左，肺积息贲在右，发作有时。虽皆肝木有余，肺积膹郁，不可峻攻。汇补

脉法

脉双弦者，肝气有余，两胁作痛。《脉经》弦而紧细者，怒气也；弦而沉涩者，郁滞也。大抵弦涩者顺，洪大者逆。若弦急欲绝，胁下如刀刺，状如飞尸者，不治。汇补

治法

治宜伐肝泻火为要，不可骤用补气之剂。虽因于气虚者，亦宜补泻兼施。《玉策》胁者，肝胆之区。肝为尽阴，喜条达而恶凝滞；胆无别窍，喜升发而恶抑郁。故凡木郁不舒，而气无所泄，火无所越，胀甚惧按者，又当疏散升发以达之。不可过用降气，致木愈郁而痛愈甚也。汇补

用药

主以二陈汤，加柴胡、青皮。气加香附、枳壳。火加胆草、芍药。痰加南星、苍术。食加枳实、山楂。瘀加桃仁、红花。肝火旺者，左金丸。木气盛者，当归龙荟丸。如气血俱虚，脉细紧，或弦大，多从劳役怒气得者，用八珍汤加木香、青皮、桂心少许。劳役太过，肝伤乘脾者，补中益气汤加芍药，或建中汤与六君子合用。房色太过，肾肝两伤者，地黄汤加芍药、当归。有膈间停痰宿食，或挟恚怒，抑其肝气，不得上达，两胁大痛，面青或黑，脉代者，用盐汤探吐。得吐则生，不

吐则死。汇补

选方

柴胡疏肝散《统旨》

柴胡　陈皮　枳壳各一钱　芍药　川芎各八分　香附三钱二分　甘草四分　生姜一片

水煎。

左金丸　治肝火作痛。

黄连六两　吴茱萸一两

为末，水丸。

加味柴胡汤《良方》　治伤寒少阳症胁痛。

柴胡　黄芩各二钱　牡蛎　半夏　枳壳　甘草各一钱

姜、枣，水煎服。

枳壳煮散《本事》　治悲怒内郁，风寒外束，肝气受伤，两胁骨疼，筋脉急，腰脚重，两股筋急瘈痛，渐至脊背，腰急，此方主之。

枳壳麸炒，四两，先煎　细辛　川芎　桔梗　防风各二两　葛根一两半　甘草一两

为粗末，每服四钱，姜、枣、水同煎，空心服。

控涎丹　治痰痛。

甘遂　大戟　白芥子

香橘汤《良方》　治七情气滞，中脘不快，腹胁胀痛。

香附炒　橘红　半夏各三钱　炙甘草一钱　生姜三片　红枣三枚

水煎，食远服。

推气散《济生》 治气痛。

枳壳 桂心 姜黄各五分 甘草三分

姜、枣，水煎。

桃仁承气汤 治血瘀。

当归龙荟丸 泻肝火痛。

当归 胆草 山栀 黄连 黄芩 黄柏各一两 大黄 芦荟 青黛各五钱 木香二钱半 麝香五分

一方有青皮、柴胡。痛甚者，以姜汁吞下。

八珍汤 治虚症胁痛。

外治法 或用白芥子水研敷患处；或用吴茱萸研细，醋调敷；或用韭菜打烂醋拌，放在痛处，以熨斗火熨之。

腰 痛 章

大意

腰为肾府，乃精气所藏，有生之根蒂也。假令作强伎巧之官，谨其闭蛰封藏之本，则州都之地，真气布护，虽六气苛毒，勿之能害。惟以欲竭其精，以耗散其真，则肾气虚伤，膀胱之府安能独足，所以作痛。《必读》

内因

诸经皆贯于肾，而络于腰脊。肾气一虚，凡冲风冒湿，伤冷蓄热，血涩气滞，水积堕伤，与夫失志作劳，并能患此。《心法》

外候

悠悠不止，乏力酸软者，房欲伤肾也；髋骨如脱，四肢倦怠者，劳力伤气也。面黧腰胀，不能久立者，失志伤心，血脉不舒也；腹满肉痹，不能饮食者，忧思伤脾，胃气不行也。胁腰胀闷，筋弛白淫者，郁怒伤肝，肾肝同系也。冷痛沉重，阴雨则发者，湿也；足冷背强，洒淅拘急者，寒也；牵连左右无常，脚膝强急难舒者，风也；举身不能俯仰，动摇不能转侧者，挫也；有形作痛，皮肉青白者，痰也；无形作痛，胀满连腹者，气也。便闭溺赤，烦躁口渴者，膏粱积热也；昼轻夜重，便黑溺清者，跌损血瘀也。汇补

死候

腰者，肾之外候。转摇不能，肾将惫矣。《内经》痛甚，面上忽见红点，人中黑者死。丹溪

脉法

腰痛之脉，必沉而弦。沉弦而紧者，寒；沉弦而浮者，风；沉弦而濡细者，湿；沉弦而急实为闪肭。刘三点芤涩者，瘀血；滑伏者，痰气；虚豁者，肾虚。汇补

治法

治惟补肾为先，而后随邪之所见者以施治。标急则治标，本急则治本。初痛宜疏邪滞，理经隧；久痛宜补真元，养血气。汇补

治禁

凡诸痛本虚标热，寒凉不可峻用，必用温散之药。又不可纯用参、芪大补，大补则气旺不通，而痛愈甚。《心法》

用药

主以归芎汤，加桑寄生、杜仲、续断等。肾虚，加

生熟地、枸杞、牛膝；虚火，加黄柏、知母；瘀血，加桃仁、红花；痰涎，加苍术、半夏；跌损，加猴姜、玄胡索；气滞，加香附、枳壳；风寒，加威灵仙、羌活；风湿，加五加皮、海桐皮；湿热，加苍术、黄柏；风，加独活、防风；寒，加干姜、肉桂；湿，加萆薢、防己。凡腰痛久不愈，古方多用肉桂者，取其性达下焦，辛温开导也。又虚腰痛多用磁石者，取其引肺金之气下达肾中，可使大气周流也。汇补

附：肾着症

肾着腰痛，腰冷如冰，身重不渴，小便自利，饮食如故，腰以下冷重如带五千钱。多因作劳汗出，衣裳湿冷，久久得之，治宜流湿为主，兼以温暖之药散之，肾着汤。《医统》

选方

芎归汤 统治腰痛。

当归　川芎

独活寄生汤《宝鉴》 养荣血，祛外邪。

独活　桑寄生　杜仲　牛膝　细辛　秦艽　茯苓　桂心　防风　川芎　人参各一钱五分　甘草　当归　熟地各一钱　生姜五片

水煎服。

调荣活络散 治瘀血腰痛，通经络。

大黄　当归梢　牛膝　杏仁各二钱　赤芍　红花　羌活　桃仁各一钱　川芎　桂枝各三分　香附一钱半

水煎服。

无比山药丸子和 补肾气，益诸虚。

熟地　赤石脂煅　山萸肉　白茯苓　泽泻　巴戟肉　牛膝各一两　杜仲姜炒　山药　肉苁蓉酒浸　菟丝子各三两

加萆薢、骨碎补、续断、木瓜、破故纸、桂心、鹿角、青盐等，炼蜜为丸，空心，温酒、盐汤任下。

青娥丸《直指》　补肾强腰，乌鬓壮脚。

杜仲四两，生姜片炒　破故纸四两，炒

末之，以胡桃三十枚，取肉捣和，入蜜为丸，梧子大。每服五十丸，调气散下。

补阴丸丹溪

黄柏酒炒　龟板酒炙　知母　侧柏叶　枸杞子　五味子　杜仲姜炒　砂仁各等分　甘草减半

为末，猪脊髓加地黄膏为丸。

立安散《奇效》　暖肾添精，治五积腰痛，健脚膝。

牛膝酒浸　杜仲姜炒　木瓜　破故纸　川续断各一两　萆薢二两

炼蜜丸，盐汤下。

牛膝酒《三因》　治湿热腰痛。

地骨皮　五加皮　薏苡仁各一两　海桐皮二两　川芎一两　生地十两　甘草　牛膝　羌活各一两

以好酒一斗，浸二七日，夏七日。每服一杯，日三四次，令酒气不绝为佳。一方入炒杜仲一两。

二妙丸

黄柏　苍术

摩腰膏丹溪　治寒湿腰痛，虚者亦宜。

乌头尖　附子尖　南星各二钱半　樟脑　丁香　干

姜　吴茱萸各一钱半　雄砂一钱　麝五粒

为末，蜜丸，龙眼大，用时以姜汁化开如粥，布上火烘热，摩腰上，外用绵衣缚定。二日一丸，十丸即效。

肾着汤

干姜　茯苓各四两　甘草　白术或苍术，各二两

凡腰痛不能立者，须刺人中穴。又瘀血作痛者，刺委中穴以行血滞。如肾虚作痛，药中加猪脊髓，丸服。

又法：用猪腰子一具剖开，入青盐三钱，杜仲末五钱，煮烂，空心服。

卷之七

腰膝门

痿躄章

大意

肺热叶焦，五脏因而受之，发为痿躄。《内经》肺主诸气，畏火者也，脾主四肢，畏木者也。嗜欲无节，则水失所养，火寡于畏，而侮所胜，肺得火邪则热矣。肺既受热，则金失所养，木寡于畏，而侮所胜，脾得木邪而伤矣。肺伤则不能管摄一身，脾伤则四肢不能为用，而诸痿作矣。丹溪

内因

诸痿有皮、脉、筋、肉、骨五痿之名，应乎五脏。肺主皮毛，脾主肌肉，心主血脉，肝主筋膜，肾主骨髓。惟喜怒劳色，内脏虚耗，使皮肤、血脉、肌肉、筋膜、骨髓，无以运养，故致痿躄。汇补

外候

皮痿者，色枯毛落，喘呼不已，肺受热也；脉痿

者，色赤脉溢，胫纵不任地，心受热也；筋痿者，色苍口苦，爪枯筋挛，肝受热也；肉痿者，色黄肉瞤，肌痹不仁，脾受热也；骨痿者，色黑耳焦，腰膝难举，肾受热也。汇补

脉法

痿属肺热，传于五脏。其脉多浮而大，或尺脉虚弱，或缓涩而紧。《玄要》

痿挟标症

内热成痿，此论病之本也。若有感发，必因所挟而致。有湿热者，有湿痰者，有气虚者，有血虚者，有阴虚者，有死血者，有食积，妨碍升降道路者，当明辨之。

湿热痿

湿热痿者，雨湿浸淫，邪气蒸脾，流于四肢，自觉足胫逆气上腾，或四肢痠软肿痛，或足指麻木顽痒，小便赤涩，脉来沉濡而数，此皆湿热在下之故。所谓湿热不攘，大筋緛短，小筋弛长，緛短为拘，弛长为痿也。宜升阳燥湿，禁用填补之剂。汇补

湿痰痿

湿痰痿者，肥盛之人，血气不能运动其痰，致湿痰内停，客于经脉，使腰膝麻痹，四肢痿弱，脉来沉滑，此膏粱酒湿之故。所谓土太过，令人四肢不举是也。宜燥脾行痰。汇补

气虚痿

气虚痿者，因饥饿劳倦，胃气一虚，肺气先绝，百骸溪谷，皆失所养，故宗筋弛纵，骨节空虚。凡人病后

手足痿弱者，皆属气虚。所谓脾既病，不能为胃行其津液，四肢不得禀水谷气而不用也，宜补中益气。汇补

血虚痿

血虚痿者，凡产后失血后，面色痿黄，手足无力，不能行动者也，宜滋养荣血。然血生于脾，往往用养血药，而痿如故者，脾虚不能生血也。能补其脾，则血自旺，而痿自愈矣。汇补

阴虚痿

阴虚痿者，酒色过度，下焦肝肾之火，燔灼筋骨，自觉两足极热，上冲腿膝，痠弱痿软，行步艰难，不能久立，脉来涩弱，或左脉虽大，按之无力。宜峻补精血，以扶肝肾。汇补

血瘀痿

血瘀痿者，产后恶露未尽，流于腰膝，或跌扑损伤，积血不消，四肢痛而不能运动，致脉涩而芤者。宜养血行瘀。汇补

食积痿

食积痿者，饮食太过，妨碍道路，升降失常，脾气不得运于四肢，手足软弱，或腹膨胀痛，或恶心嗳气，右手脉洪弦滑者。宜运脾消导，从食积治，俟食消积化，然后补脾。汇补

痢后痿

痢后脚软胫疼，或膝肿者，此下多亡阴所致，宜补脾兼升举之剂。若作风治，则反燥其阴而痿难愈。间有痢后兜涩太早，积瘀不清，下注隧道经络而成痿者，此又当行气逐瘀，与前症迥异矣。汇补

痿症总辨

痿与柔风脚气相似，但彼因邪实而痛，痿属内虚而不痛。《三因方》其痿症亦有作痛者，必挟火、挟痰、挟湿、挟瘀而起，切不可混同风治。汇补

治法

治痿独取阳明，因阳明经为水谷之海，主化津液，变气血，以渗灌溪谷，而润筋脉者也。况阳明之经，合于宗筋，会于气街，属于带脉，而络于督脉，故阳明虚则五脏无所禀，不能行血气，濡筋骨，利关节，则宗筋弛纵，带脉不引而为痿。故古人治痿，首重阳明，此为气虚者立法也。其专重肾肝，因肾主骨而藏精，肝主筋而藏血，故肾肝虚，则精血竭，精血竭，则内火消烁筋骨为痿，治当补养肾肝，此为阴虚者立法也。善治者辨其孰为气虚，孰为阴虚，合宜而用。至于七情六欲，所挟多端，或行痰瘀，或清湿热，泻实补虚，是在神而明之。汇补

肺热禁温剂

若肺金壅塞，阳气不能下达，两足畏冷，重绵裹蔽而外跗仍热，小便涩数者，宜清肺和胃。若认阳虚，妄投刚剂，其痿必甚。《六要》

胃虚禁寒剂

至于食少肌瘦，或泄泻者，虽有内热血虚之症，必以芳香甘温之品，先复胃气为主。盖胃为万物之母，资生气血之乡，饮食进而痿弱自健。若拘于泻南补北之说，久任寒凉，则谷气益衰，四末益枯矣。汇补

痰热禁厚味

脾胃虚症，诚宜藉五味以养之。若湿痰湿热成痿者，必须严戒厚味，以免生痰。盖天产属阳，膏粱发热，若不淡泊，难以安全。可见虚症与实症不同，非但用药各别，即服食亦异也。汇补

死候

骨痿久卧，不能起于床者死。

用药

血分虚者，主以四物汤，加牛膝、秦艽、杜仲、独活。有火者，加黄柏、知母；有瘀血者，加桃仁、红花、丹皮、牛膝、玄胡索等。气虚者，用四君子汤；虚热者，补气和中汤；肾虚者，地黄丸，或丹溪补阴丸；虚热者，虎潜丸；虚寒者，还少丹加鹿茸；食积成痿者，二陈汤加神曲、山楂、麦芽、枳实；湿痰痿者，二陈二术加竹沥、姜汁；痰火痿者，二陈汤加黄芩、山栀，或黄柏、竹沥；湿热痿者，东垣健步丸、清燥汤；膏粱壅热者，承气汤。

附：鹤膝风症

鹤膝风乃调摄失宜，亏损足三阴经，风邪乘虚而入，以致肌肉日瘦，内热食减，肢体挛痛，久则膝大而腿细。若伤于脾胃者，补中益气汤为主；伤于肝肾者，六味地黄汤为主；若欲作脓或溃后，十全大补汤为主。皆佐以大防风汤。初起须用葱熨，可以内消。若见症口干头晕，并用补中益气汤；饮食少，胸膨胀，大便泄，并用六君子汤；热来复去，有时而动，脓水清稀，肌肉不生，并用八珍、十全大补汤；脐腹冷疼，脚膝无力，头晕吐痰，小便频数，并用八味丸。立斋

附：阴痿症

肾乃坎象，水火具焉。阴阳交济，伎巧生焉。故有房劳太甚，宗筋弛纵，发为阴痿者，乃命门火衰。譬之严冬，百卉凋残也。亦有思想无穷，气郁心肾而为阴痿者，乃下焦火郁；譬如炎暑，而草木下垂也。火衰者，桂附八味丸；火郁者，知柏六味丸。如肾经火郁而阴痿者，合服知柏清火坚肾之品，立见其效。须临症审察，不可偏认为火衰也。汇补

附：解㑊

解㑊者，脊脉痛而少气懒言。《内经》形迹懈怠，筋脉弛解，坐行不任，尺脉缓涩，此即痿类也。《医统》

选方

虎潜丸

龟板　黄柏各四两　知母　熟地各二两　牛膝三两半　白芍一两半　锁阳一两　陈皮七钱　当归　虎胫骨各一两

冬月加干姜五钱。末之，羊肉为丸。盐汤下。加附子，治痿躄如神。

清燥汤东垣　治湿热成痿。

人参三分　黄芪一钱半　苍术　白术各一钱　陈皮五分　泽泻五分　茯苓　升麻各三分　当归一钱二分　生地　黄柏　柴胡　麦门冬　甘草　神曲　猪苓各二分　黄连一钱

水煎服。

补气和中汤　即补中益气汤加苍术、黄柏、白芍、茯苓。

东垣健步丸 治湿热痿症。

羌活 柴胡各五钱 防风三钱 川乌一钱 滑石炒，半两 泽泻三钱 防己酒洗，一两 苦参酒洗，一钱 肉桂 甘草炙 瓜蒌根酒制，各半两

为末，酒糊丸，每服煎愈风汤下。

神龟滋阴丸 治足痿。

龟板四两，酒炙 黄柏 知母炒，各二两 枸杞子 五味子 锁阳各一两 干姜半两

末之，猪脊髓为丸。

小丹《玄珠》 去风释冷，补劳益血，强筋壮骨，添精固髓，活血驻颜，安神益智，种子温经，延年益寿。

熟地 肉苁蓉各六两，酒洗 五味子 菟丝子各五两，酒浸 柏子仁 天门冬去心 蛇床子炒 覆盆子 巴戟酒浸，去心 石斛各三两 续断 泽泻 人参 山药 远志炒，去心 山茱 菖蒲 桂心 白茯苓 杜仲炒去丝，各二两 天雄炮，去皮脐，一两。

炼蜜丸，温酒下。

换骨丹 治风症。兼治鹤膝风。

防风 牛膝 当归 虎骨酥炙，各一两 枸杞二两 羌活 独活 龟板 秦艽 萆薢 松节 蚕沙各一两 茄根洗，二两 苍术四两

或酒浸，或为末，或酒糊丸。俱可服。

大防风汤 治足三阴虚，外邪乘虚而入，成鹤膝风症。或附骨疽肿痛或不痛者。

川芎钱半 肉桂 黄芪各五分 白芍 附子 牛膝

各一钱　白术　羌活　人参　防风各二钱　杜仲　熟地　炙甘草各五分

水煎服。三五剂后，再服调补之药。

疝气章

大意

疝本湿热痰瘀，乘虚下流；复加外寒所束，经脉收引，相搏而痛。丹溪专主于肝，与肾绝无干涉，以肝主筋，下环阴器故也。然究竟肾主下焦，肾气若旺，客邪乌能停滞？故疝症必以肾虚为本，湿热为标。至于外寒，则梢末耳。汇补

内因

因醉饱远行，房劳忿怒，激发五志之火；或涉水处湿，冲风冒雨，外着阴冷之邪，湿热得寒，内收血隧；或乘虚下聚，流于肝经。肝性急速，火复暴烈，郁极而发。丹溪揆其大端，有痰饮、食积、死血、水气郁结之实者，有气虚、血虚、阴虚、陷伏之虚者。汇补

外候

有痛在睾丸者，痛连小腹者，痛在五枢穴边者，或无形，或无声，或有形如瓜，或有声如蛙。丹溪或攻刺腰胁，或游走胸腹，或绕脐痛，或抢心痛。《入门》小腹急疾，小便频并，升于上为呕为吐，坠于下为肿为胀。《绳墨》

疝分七种

七疝者，寒、水、筋、气、血、狐、㿗也。寒疝囊冷，结硬如石，阴茎不举，胫痛引丸。此坐卧湿地，寒

月涉水冒雨，或劳碌热极，坐卧砖石，或风冷处使内过劳而得，宜温经散寒。

水疝肾囊肿痛，阴汗时出，或肿如水晶，或发痒而搔流黄水，或小腹按之作水声。此醉酒行房，或汗出遇风，寒湿之气，聚于囊中而得，宜利水除湿。

筋疝阴囊肿胀，或溃或痛，或筋缩里急，或挺纵不收，或茎中痛极作痒，或白物随溲下流，此房术丹药积郁不散所致，宜清火解毒。

血疝状如黄瓜，在小腹两傍横骨之端，俗云便毒。或睾丸偏大，阴分作痛，甚则血溢气聚，流入脬囊，结成痈肿。此醉饱入房，或扑损积怒，血流隧道所致，宜和血消瘀。

气疝上连肾俞，下及阴囊，遇恚怒悲哀，则气滞而胀，胀罢则散，或劳役坐马，摩击睾丸，致令肿胀。此肝气怫郁所致，宜散气疏肝。小儿每患此，俗名偏气，因父精怯弱，强力入房，乃胎病。惟灸筑宾穴可消。

狐疝状如仰瓦，在小腹，立则出囊而肿胀疼痛，卧则归腹而闷苦皆消，上下无定，如狐之昼出夜入。此脾气下陷所致，宜升阳降阴。令人带钩钳者是也。

㿗疝阴囊肿硬，如升如斗，不痛不痒。此感地气卑湿所生，故江淮之间，湫溏之处，多有此疾，宜导湿利水。

若暴发而疼痛者，必兼前六症，宜参治之，又有得于有生之初，父子相传，习以为常。此禀先天之气，非三因所致之疾，不可治也。子和若在女子，则前阴突出，后阴痔核，亦皆疝类，但不名疝而名瘕，故经云：

任脉为病，男子内结七疝，女子带下瘕瘕。汇补

疝病分辨

疝必睾丸先痛，次连小腹，次攻胸胁，有自下而上之象。若小肠气者，脐傍钓痛，连及腰脊；膀胱气者，肿胀溺涩，手按有声；肾气胀者，脐下绕身，撮急引痛，或连胯内。三症之发，必从腹而下及睾丸，有自上而下之象。其偏坠木肾者，惟睾丸为病，而无攻冲诸症。汇补

疝分寒热

疝病本热标寒，言热者，言其本；言寒者，论其标。大要热多者，遇热即发，二便赤涩，小便肛门俱热，外肾累垂，玉茎挺出；寒多者，遇寒即发，二便清利，小腹腰胁清冷，外肾紧缩，玉茎痿软。《入门》又寒多则痛，热多则肿，湿多重坠。然虚疝亦下坠，不可不知也。汇补

内外虚实

大抵外遇寒邪，必兼头疼寒热；内郁湿热，必带阴囊红肿。劳伤肝脾者，兼下血黄瘦；劳伤肝肾者，必腰酸遗浊。上下而痛者，多邪气之冲逆；下坠而痛者，多元气之下陷。汇补

疝分左右

睾丸有两，左属水，水生肝木，木生心火，三部皆司血，统纳左之血者肝也；右属火，火生脾土，土生肺金，三部皆司气，统纳右之气者肺也。故诸寒收引，则血泣而归肝，下注于左丸；诸气膹郁，则湿聚而归肺，下注于右丸。其患左者，痛多肿少；患右者，痛少肿

多。《准绳》

疝分气积

疝痛无形，走注不定者，七情四气内搏而然；疝痛有形，不移其处者，痰瘀食积下聚而成。汇补

疝久成积

凡疝久则成积，盘附脐之上下左右，为癥为瘕，作痛不已，或变痃癖，或发奔豚。汇补

脉法

肝脉大急而沉为疝，寸脉弦紧为寒疝，趺阳脉虚迟，亦为寒疝。疝脉牢急者生，弱急者死。

治法

外寒束热者，开散外寒，疏通内热，袪逐肝经之湿热，消导下焦之瘀血，以寒因热用之法，立方处治，则邪易伏而病易除。《正传》若寒积下焦者，非大热之剂则不能愈；谦甫如热郁肝经者，非渗利之品则不能痊。汇补

治禁预补

诸疝皆属于肝，肝欲散，急食辛以散之。此疾虽因虚而得，然不可虚而骤补。所谓邪之所凑，其气必虚，留而不去，其病为实。故必先涤去所蓄之邪，然后议补。《本事方》

温散

疝因阴邪凑肾，寒气上攻，小腹结块，下坠睾丸，坚紧如石。得暖渐消，得寒愈胀。其气并入前后腰脐各道筋中，上攻入胃，则大呕大吐，战栗畏寒。此下焦地气上冲，宜以参、附、姜、桂大剂，非寻常郁热比也。

汇补

补虚

有劳役而发者，其脉不甚沉紧，而豁大无力，其痛不甚猖獗，而重坠牵引。羸瘦少气，呕吐少食，泻利胸满，洒淅寒热者，当以参、术、桂、附为君，略以疏导药佐之。若泛用克伐，必变攻胃冲心而死。汇补

危症

疝久虚甚，上为吐逆，下有遗精者，危；咬牙战栗，冷汗反张者，凶。《入门》

用药

主以二陈汤。寒疝，加肉桂、小茴、玄胡、香附、吴萸、川椒；水疝，猪苓、泽泻、苍术、防己；筋疝，黄柏、山栀、赤芍、甘草、胆草、大豆；血疝，赤芍、玄胡、归尾、香附、丹皮、牛膝；气疝，青皮、香附、枳实、木香、乌药、橘核、川楝；狐疝，柴胡、升麻、干葛、苍术。㿗疝，或得于胎元，或经年久病者，不必治之。如遇外感而发，痛甚者，参前六法治之。瘀加桃仁，痰加海石，郁加木香，虚加故纸，红肿加山栀、赤芍，冰冷加吴茱、干姜。积湿过多，阴汗如雨，倍苍术，加白芷；湿郁成热，皮宽燥痒，加木通、泽泻。中焦虚疝脉濡者，四君子加川楝；下焦虚疝脉沉细者，八味茴香丸，或八珍汤加肉桂。至于湿热为病，具宜泻南补北，不可妄用刚剂，如乌头、附子之类。

附：木肾症

木肾者，外肾坚硬顽痹，不痛不痒，阴茎不垂，常如麻木，便溺之时，闷胀不顺。此肾家虚惫，阴阳不

交，水火不济，而沉细痼冷，凝滞其间。未可纯用燥药，当行温散温利以逐其邪。俾水火交媾，荣卫流行，如寒回春谷，自然得愈。间有跌扑惊恐，痰气瘀滞者，当消瘀行气，佐以温散之品。汇补

附：偏坠症

睾丸坠重，有大小左右不同。在左因怒气伤肝，外寒内郁；在右因肾气虚损，湿痰食积。皆使真气不升，客邪下陷，宜温中行气为君，升阳疏散为辅。不可泥引而竭之之法。汇补

附：白液症

有纵情酒色，而平素多火者，初起癞疝，服利湿降气却疝之药，后每遇劳欲，疝必随发，发必寒热，小腹不仁，隐隐痛连腰胁，阴囊肿大，毫毛之间，俱出白液，如米泔水，大注而下。头眩倦怠，静卧则身热所缓，囊肿渐缩，缩则干硬如荔枝状，直至皱起白皮，揭去一层，方得和软。若遇劳伤，其发如故。治宜六味丸，加柴胡、黄柏、白芍、当归、山栀。汇补

附：阴挺症

随茎挺纵不收，为强中之症。由多服壮阳之品，或受金石丹毒，遂使阳旺阴衰，相火无制，得泄稍软。殊不知愈泄而阴愈伤，愈伤而茎愈强。治宜助阴抑阳，地黄汤加牛膝、知、柏之类。汇补

附：肾囊风

是症乃肝经风湿，作痒不已，喜浴热汤。甚则疙瘩顽麻，破流脂水。宜蛇床子汤熏洗，或吴茱萸汤更妙。汇补

选方

蒺藜丸《宝鉴》

蒺藜炒，去尖　乌头炮，去脐　山栀各等分

每服三钱，为末，水煎服。

论曰：疝由湿热，因寒郁而作，故用栀子以降湿热，乌头以破滞气。况二物皆下焦之药，而乌头为栀子所引，其性急速，不容胃中停留，直趋下焦故也。又按之痛止者属虚，须加肉桂，以姜汁丸服，其效尤速。

三因燔葱散　治一切寒疝作痛。

川芎　当归　枳壳　厚朴　官桂　青皮　干姜　茴香　茯苓　川楝　麦芽　神曲　三棱　蓬术　熟地　白芍　人参

上细切，每服五钱，葱白三茎，盐少许，水煎。

沉香桂附丸《宝鉴》　治中气虚弱，真火不足，脏腑积冷，腹胁痛，手足冷，便利无度，喜热物熨者。

沉香　肉桂　附子　川乌炮　良姜炒　茱萸　茴香炒，各一两

为末，醋和丸，米饮下。

治㿗疝不痛，如升斗，俗名气胞者。或灸大敦穴。

苍术　神曲　白芷　山楂　川芎　栀子　半夏　南星

入姜煎。或加海藻、昆布，必须断酒，薄味寡欲。

马兰花丸　治七疝及妇人阴㿗，小儿偏坠。

马兰花醋炒　川楝子　橘核　海藻　海带　昆布俱酒净　桃仁各一两　厚朴　枳实　玄胡　肉桂各二钱

当归四逆汤《宝鉴》　治疝气属阴寒者。

当归七分　附子　官桂　茴香　柴胡各五分　芍药四分　玄胡　川楝　茯苓各三分　泽泻二钱

水煎。

补肾汤　治疝气属虚，遇劳即发者。

沉香三分　人参　茯苓　附子　黄芪　白术　木瓜各一钱半　川芎　甘草各三分　羌活　苏叶各一钱

姜、枣。呕吐，加半夏。

济生葵子汤　治膀胱湿热，腹胀溺涩者。

赤苓　猪苓　葵子　枳实　瞿麦　车前　木通　黄芩　滑石　甘草各等分

姜煎。

五苓散　治疝气卒痛，小便涩。

即五苓加川楝。

疝痛急救方　痛甚致气上冲，如有筑塞心下，欲死，手足冷者。

用硫黄不拘多少，溶化投水中，去毒，研细。入荔枝核炒黄，陈皮为末，各等分，饭丸桐子大。每服四五丸，酒下，其痛立止。甚者，不过六丸，不可多服。

偏坠初起，用川山甲、茴香为末，酒调下，以干物压之。外用牡蛎、良姜煅末，唾津调涂患处，须臾如火热，痛即安。

睾丸痛甚，用荔枝核、乳香、没药为细末，调入顺气治疝药中，或另用长流水调服。

肾气方

茴香　破故纸　吴萸　胡芦巴

莱菔子汁丸，盐汤下。

食积下流疝

枳实　山楂　青皮　茱萸　茴香　香附　姜汁

死血下流疝

玄胡　桃仁　山楂　归尾　川芎　栀子　姜汁

寒湿下流疝

肉桂　吴萸　小茴　羌活　紫苏　厚朴　青皮　柴胡

痰饮下流疝

苍术　南星　半夏　海石　山栀　山楂　橘核　青皮　姜汁

湿热下流疝

楝实　泽泻　猪苓　木通　滑石　山栀　橘核　黄柏　青皮

虚人疝

人参　白术　补骨脂　肉桂　附子　当归　川芎　黄芪　柴胡

捷径方

寒疝自汗欲死，用丹参末一两，热酒调下二钱。

又方：用仙人对坐草、青木香捣汁，和酒少许服之。

又方：治块物上冲者。用牡蛎六两，盐泥封固，火煅二两，干姜一两，焙为末，和匀，水调敷患处，小水大利，即缓。

外治法　治疝气阴囊如斗者。

木鳖子七粒，皂角二条煨黄，玄胡五钱，川椒一合，去目炒，共为末，以烧酒调如稀粥，涂在肾囊上，外以绵纸包裹，再以布包缚，随缩随收，一时即愈。

秘法外洗

经霜楮树叶半斤，水煮滚，置阔口大坛内，乘热坐熏其囊，温则倾出洗之。每日三次，其效甚速。

五叶汤 洗疝痛。

枇杷叶　野紫苏　椒叶　苍耳叶　水晶葡萄叶

煎汤熏洗。

脚气章

大意

伤于湿者，下先受之。经文故脚气之疾，实水湿所为也。《发明》然有挟痰、挟火、气虚、血虚之不同。汇补

内因

由脾肾虚弱，劳碌犯房，为风寒暑湿所侵；或乳酪醇酒，饮食厚味，损伤脾胃，湿热下注肾肝而成。《医鉴》

外候

初起其势甚微，惟先从气冲穴隐核痛起，及两足屈弱，转筋掣急，或缓纵不随，或膝髌枯槁，或足胫红肿。其上升也，小腹不仁，心烦胸闷，痰壅气逆，闻食即呕，或泻或闭，胸中忡悸，不欲见光，错乱妄语，精神昏愦，恶寒发热，头疼身痛，状若伤寒。但初起必先足胫焮赤红肿，膝髌软弱顽麻为异。平复之后，或一旬或半月，复作如故。足胫肿大，脚如虫行，上走腰背心腹。汇补

病分南北

北方地高，陵居土燥，多酒面湩酪，湿从内生；南方地卑，川泽土润，多山岚瘴气，邪从外感。然北方虽无卑地，亦有践雨冒露之外湿；南方纵无湩酪，亦有鱼腥瓜果之内湿。可见内外之湿，南北俱有。宜随症而辨，不可以地限之也。汇补

病分干湿

湿脚气者，筋脉弛而浮肿，或生臁疮之类，但肿重而不上升，此属湿胜，宜利湿疏风；干脚气者，筋脉蜷缩，枯细不肿，因他病而发，有时上冲，此以热胜，宜凉血清火。汇补

病分寒热

感湿热而发，必四肢俱热；感寒湿而发，必四肢俱寒。汇补

人分肥瘦

肥人多湿痰生热，瘦人多血虚有火。必先有内因，然后邪从外入，故化痰清热，因人而施。汇补

病分表里

湿热上干三阳，则寒热头痛，呕恶不食，身痛且重；湿热流注三阴，则胸满怔忡，遍身转筋，二便闭涩。《入门》

脉症总辨

自汗走注，脉浮弦为风胜；无汗挛急，脉沉涩为寒胜；肿满重着，脉濡细为湿胜；烦渴便赤，脉洪数为暑胜。膏粱之火下乘者，顽痹不仁，脉沉有力；肾肝之阴不充者，软缓少力，脉亦空虚。《三因方》

脚气死症

凡脚气致上攻胸膈，呕吐不止，喘急抬肩，自汗淋漓，乍寒乍热，脉短促者死。入心则兼恍惚谬妄，眠卧不安，小腹痹胀，左寸乍大乍小、乍有乍无者死；入肾则腰脚皆肿，小便不通，呻吟额黑，气冲胸满，左尺绝者死。若见症虽危，脉未绝者，宜分虚实救之。虚者四物汤加黄柏，以附子末津调涂涌泉穴；若气实者，用五子五皮散、薏苡仁散，或用槟榔末三钱，童便调下。如上气喘促，初起有表邪者，疏散之，小青龙汤加槟榔。实者五子五皮饮，或用苏叶、桑皮、前胡、杏仁、生姜。若已经攻泄分利，致不得眠，及上气喘促者，属虚，八味汤大剂冷服。脾胃虚者，参、术补之。初起攻胃呕逆，二陈平胃汤加木瓜。小便不通，实者，五苓加木瓜；虚者，八味丸加车前、牛膝。汇补

脚气病戒

恚怒则烦心，大语则伤肺，纵欲则伤肾，醉饱则伤脾，犯之均使病发。古称壅疾，宜疏通气道为先。凡甘湿补剂及药汤淋洗，恐邪入经络，皆在所禁。汇补

治分诸症

湿多宜利湿，热多宜清热，上升者兼降，下陷者兼升，表症兼发散，里症兼攻下。不可太过，亦不可不及。太过则损脾，不及则病不去。汇补

用药

脚气俱属湿热，初宜辛凉发散，继宜分利二便，与湿同治。用二术以祛湿，知、柏、芩、栀以清热，归、芎以调血，木瓜、槟榔以行气，羌独活以利关节兼散风

湿，木通、防己、牛膝以引药下行，且消肿除湿。气虚肥白者用养气，瘦人血燥者用滋阴。若湿痰湿热瘀血，壅滞经络者，非肉桂、草乌、附子辛温，不能开结行经，但不可单用多用，须以黄柏辛凉佐之可耳。大率气在下，用苍术、防风、升麻、羌活以提其湿；冲上，用黄柏、独活、防己、木瓜，以降其热。赤肿为血热，用赤芍、苦参、黄芩、萆薢清之；黄白为寒湿，用干姜、肉桂、厚朴、苍术温之。实热便闭者，大黄、槟榔微下之；食积下注者，神曲、麦芽、苍术、半夏消之；脾虚滑泄，山药、苡仁补之。至于表症宜汗，麻黄左经汤；里症宜下，泽泻散；表里双解，大黄左经汤。理气，大腹皮散；调血，薏苡仁酒。入肾欲死，牛膝散加大黄救之；入心欲死，八味丸救之，外用附子末，津调涂涌泉穴，引势下行。故治分先后，不可初起遽补，久虚反攻，以致实实虚虚。

附：湿火症

有肾火挟湿，溢于皮肉，红肿如云痕在足胫之间，按之热且痛者，湿火也。甚则红势自足而起，渐行至股上而入腹升心者不治，宜预防之，二妙丸。有外感瘟疫症患脚痛者，俗呼绝足伤寒。《汇补》

附：附骨疽症

环跳穴在胯眼 及腿根彻痛不已，外皮如故，脉沉数滑者，防生附骨疽。乃毒气着骨，人多误为湿热，及至脓成，气血大亏，已不可救。不知鹤膝风与附骨疽，惟肾虚者多患之，因真气虚弱，邪得深入。若真气壮实，外邪焉能为害？前人用附子以温肾，又能行药势散寒邪也。亦有体虚之人，夏秋露卧，为冷气所袭，寒势伏结，多成此症。不能转动，乍寒乍热而无汗，按之痛应骨者是也。若经久不消，阴极生阳，寒化为热，则为脓溃。若被贼风所伤，患处不甚热而洒淅恶寒，不时汗出，熨之痛少止，须大防风汤及火龙膏贴之，设用寒凉，必成废疾。或挛曲偏枯，或痿弱不起，坚硬如石为石疽，皮肉俱腐为缓疽。大抵下部道远，非桂、附不能直达。况肾主骨，而臀以下俱属肾，舍桂、附不可。薛氏

附：脚心痛

脚心痛多属虚劳，不可用克药，宜大圣散补养气血。

选方

大圣散

川芎　当归　人参　黄芪　麦冬　炙甘草　茯苓　木香

入木瓜末一钱，酒调服。仍用草乌、川椒、白芷煎汤洗。

麻黄左经汤　治脚气初起，有表症，可发散者。

麻黄　干葛　细辛　苍术　茯苓　防己　桂枝　羌活　防风　甘草

加味泽泻汤　治脚气传里，有实症，可攻者。

泽泻　赤苓中　枳壳　木通上　猪苓　槟榔　牵牛

加赤芍、陈皮。水煎。

大黄左经汤　治脚气兼表里者。

大黄　细辛　茯苓　防己　羌活　黄芩　前胡　枳

壳　厚朴　甘草　杏仁　姜　枣

大腹皮散　治脚气上冲，胸腹满闷，肢节心烦。

腹皮　苏梗　木通　桑皮　乌药　木瓜　半夏　赤芍　青皮　独活　枳壳　姜　葱

薏苡仁酒　治脚气虚软无力，时常顽木作痛。

薏仁　牛膝　海桐皮　五加皮　防风　萆薢　当归　杜仲　白芍　地骨皮　灵仙

牛膝散　治脚气入肾，小便闷痛，气喘面黑欲绝者。

牛膝二两　桂心八钱　当归一两　朴硝五钱　小茴　木瓜各七钱

八味丸　治肾气入心，小腹不仁，上冲喘急，呕吐自汗之危症。

大防风汤

杉木汤　治脚气入肝，左胁有块，痞塞欲绝者。

杉木节一升　橘叶一升，或皮　槟榔七枚　童便三升　共煮一升，分三服。得快利，停后服。

二妙丸

苍术　黄柏　加牛膝，名潜行散。

健步丸

火龙膏

生姜八两，取汁　乳香　没药各五钱　麝香一钱　牛胶二两，切片

先将姜汁、牛胶溶化，方下乳香、没药调匀，待少温，下麝香，即成膏矣。

羌活导滞汤　治脚气初发，一身尽痛，或肢节肿

痛，便溺阻隔，先以此汤导之，后用当归拈痛汤。

羌活　独活　防己　归尾　枳实　大黄

当归拈痛汤

当归　白术　苍术　黄芩　羌活　防风　泽泻　猪苓　茵陈　干葛　苦参　人参　知母　升麻　甘草

治湿热脚气方

紫苏　黄柏　芍药　木瓜　泽泻　木通　枳壳　槟榔　苍术　甘草　香附　羌活　防己

痛加木香。肿甚加腹皮。发热加大黄、黄芩。

简便方　治脚气上冲，腹胀满闷。

用威灵仙末，酒调下二钱，痛减一分，则药亦减一分。或灸风市、肩髃、曲池三穴，或七壮，或五十壮，甚验。

又方：用甘遂末，调敷红肿处，内服浓甘草汤，即散。

又方：用蓖麻叶蒸捣裹之，一日二三易，即消。

洗法

川椒　葱头　生姜

煎汤洗之，单治湿热而成者。

厥　证　章

大意

世以卒然昏冒，不省人事为厥，方书以手足厥冷为厥。厥者，气逆也。凡移热移寒，或伏热深而战栗，或虚寒甚而发躁，皆谓之厥，不独手足厥冷而已也。汇补

内因

人身气血，灌注经脉，刻刻流行，绵绵不绝，凡一昼夜，当五十营于身。或外因六淫，内因七情，气血痰食，皆能阻遏运行之机，致阴阳二气不相接续而厥作焉。汇补

外候

卒然仆倒，手足冰冷，面色不泽，或昏冒不知，牙关紧闭，或六脉沉伏，状若中风，而无痰声搐搦之异。汇补

阳厥

阳厥者，外感六淫，初起头疼身热，口干脉数，后变四肢乍冷乍凉，有似阴症。但寒不过肘膝，冷不过一时，大便闭结，目溺俱赤。此热邪入里，气血不得宣通，所谓阳极发厥，火极似水也。宜清凉攻下之剂，不可误作阴症治，四逆散主之。汇补

阴厥

阴厥者，素有内寒，或食凉物，或中寒威，或因病后湿利，自汗变出，身寒厥冷，踡卧不渴，面青溺白，脉沉细迟，忽然烦躁不宁，欲坐卧泥水井中。此阴极发躁，阴症似阳也。宜温经散寒，四逆汤主之。汇补

热厥

阴气衰于下，则为热厥。《内经》因数醉入房，湿热下陷，酒气慓悍，肾水日衰，阳气独盛，阴水渐涸，令人发厥，宜壮水之主。亦有平人手足常热，冬不加绵，非壮也，乃三阴交虚。急断酒色，培养真阴，不尔成痿。酒客辈有此者，防生痈疽。汇补

寒厥

阳气衰于下，则为寒厥。《内经》因多欲夺精，元阳亏损，不能充沛经络，阳气损衰，阴气独在，阳衰于下，令人手足厥冷。《入门》宜益火之源。若久病，及平昔真阳虚惫，脉沉细不鼓，而肢冷者，此非纯寒，乃虚极也。汇补

煎厥

阳气者，烦劳则张。精绝，辟积于夏，使人煎厥。《内经》夫阳气者，所以卫外而为固也。夏月劳役犯房，扰乱阳气，水亏火亢，孤阳浮越，热气并逼，如煎如熬，故视听俱失，乃肾膀胱并损也，宜滋肾保肺。汇补

薄厥

阳气者，大怒则形气绝而血菀于上，使人薄厥。《内经》夫苍天之气清静，则志意治，气血顺利，因恚怒动气，载血上行，积于心胸，谓之薄厥。言阴阳相薄，气血奔迫，宜消瘀降气。《入门》

痰厥

不因恚怒，忽然气闷痰升，肢冷吐涎，喉中有声，为之痰厥。脉必沉滑，宜导痰顺气。又气实多怒之人，忽大吐发厥者，乃痰闭于上，火起于下，先行探吐，后用导痰。汇补

食厥

因饮食醉饱后，或感风寒，或着气恼，食填胸中，胃气不行，忽然厥逆，口不能言，肢不能举。若作中风、中气治之，必危。宜先以姜盐汤探吐，后以和中理气化痰药调之。《杂著》

气厥

经云：暴怒伤阴，暴喜伤阳。忧愁不已，气多厥逆，卒尔倒仆，手足冰冷，口无涎沫，但出冷气，气不相续，其脉沉弦或伏，为中气症，与中风身温多痰涎者大异。宜顺气和中，如乌药顺气散、木香流气饮之类。许学士

血厥

有平素无痰，忽然如尸，目闭口噤，或微知人事，恶闻人声，状如眩晕，移时方醒。此汗多亡阳，阴血衰少，阳并于上，名曰血郁，《医贯》宜养血调脾，又曰郁冒。凡妇人经后，虚人房劳，多有此症。又有吐血过多，上渴下厥，冷过腰膝，入腹即死，或狂言错语，皆阳气妄行，阴无所依，气血相离之故。须大蒜捣烂，盦于脚心；或热手频擦涌泉穴，须用八珍汤加肉桂。汇补

尸厥

尸厥即中恶。因冒犯不正之气，如登冢入庙，吊死问丧，飞尸鬼击，卒厥客忤之类。忽然手足厥冷，肌肤粟起，头面青黑，精神不守，或错言妄语，牙口俱噤，昏晕不知。丹溪此正虚邪入之症，用韭汁灌鼻中，或苏合香丸同姜汁调灌，或醋炭熏法，然后用药。汇补

蛔厥

蛔厥者，其人素有食蛔在胃，又犯寒伤胃；或饥不得食，蛔求食而上攻；或外感症不应发汗而妄发其汗，以致胃气虚寒，虫上入膈。舌干口燥，漱水不咽，烦躁昏乱，手足逆冷，不醒人事，甚至吐蛔，宜理中安蛔汤。勿用甘草，勿食甜物。盖蛔得甘则动，得苦则安，得酸则静。亦有食填太阴，往往痛而吐蛔者，以温中化

滞丸主之。汇补

厥分虚实

厥有多端，须分阴阳虚实。如未厥前，吐泻不渴，身凉踡卧，及已发而脉迟，口出涎沫者，阴厥也；如未厥前，便秘溺涩，口渴身热烦躁，及已发而脉数大，口中反干燥者，阳厥也。若厥而口噤牙闭者，实厥也；厥而口张自汗者，虚厥也。汇补

死症

厥症身温汗出，入腑者吉；身冷唇青，入脏者凶。如手冷过肘，足冷过膝者死；指甲青黑者死。《绳墨》或醒，或未醒，或初病，或久病，忽吐出紫红色者死。如口开手撒，五脏绝症已见一二，惟大剂参、附，兼灸气海、丹田，间有活者。汇补

脉法

寸脉沉大而滑，为痰气食厥，诸有余之症；微濡而弦，为阴阳虚厥，诸不足之症。大小无常，为尸厥；沉细无力，为蛔厥。汇补

治法

治当降痰益气，温中健脾。热厥补阴，寒厥补阳。汇补

用药

热厥，地黄汤；寒厥，桂附八味丸；煎厥，黄芪人参汤加麦冬、五味，或地黄汤；薄厥，八味顺气散加减；痰厥，温胆汤加竹沥、姜汁；尸厥，平胃散加木香、檀香；食厥，二陈汤加山楂、麦芽、砂仁、枳实，在上者吐之；蛔厥，理中汤加乌梅、花椒；气厥，乌药

顺气散；血厥，加味八珍汤；阳厥，四逆散、白虎汤；阴厥，四逆汤、五味子汤。

附：急救法

男女涎潮于心，卒然中倒。当扶入暖室，正东端坐，作醋炭熏之，令醋气入鼻，其涎自退。轻者即醒，重者亦知人事。惟不可一点汤水入喉，使痰系心包，必成废人。初厥用生半夏末，或细辛、皂角、石菖蒲末，吹鼻取嚏，有嚏可治。汇补

附：暴死总断

按：暴死者，卒然而倒。其因甚多，详于诸症，今复类举者，欲仓卒之际，辨症显然耳。如暴仆，口噤吐涎，身温体暖，脉虚者，中风也，二陈汤加天麻、钩藤；如腹痛额黑，手足收引，脉来沉迟，无气以息，中寒也，理中四逆汤，更灸关元。有本于阴虚，复遇暑途饥困劳役，暴仆昏绝者，此暑邪乘虚而犯神明之府，生脉散加香薷。如有痰声者，名曰痰厥，此虚阳载痰上升也，四君子如竹沥、姜汁，切不可用二陈燥痰之剂。如行立之间，暴眩仆绝，喉无痰声，身无邪热者，此阴虚而阳暴绝也，独参汤；如暴怒卒倒，身冷无涎污者，名曰气厥，六磨汤；如食后着寒着气而暴死者，名曰食厥，二陈汤探吐之，小儿多有此症。有大怒载血，瘀于心胸而暴死者，名曰血升，宜逐瘀行血，妇人产后经行，遇着恚怒多有之。如感臭秽瘴毒暴死者，名曰中恶，宜醋炭熏鼻，候醒，以藿香正气散调之；或探丧入庙，或入无人之室，或造天地坛场归来，暴绝面赤不语者，名曰尸厥，进药即死，宜移患人东首，焚香北面礼

拜，更行醋炭熏鼻。有伤寒新瘥，与妇人交，忽患小腹急痛，外肾搐缩，面黑喘急，冷汗自出，名曰脱元。有因大吐大泻后，卒然四肢厥冷，不省人事，名曰脱阳。俱宜急以葱白紧缚，切去两头，先用一头烧热，放脐上，以熨斗熨之，使热气入腹，后以参、附、姜汤救之。汗止喘息为可治，迟则无及矣。有男女交接而死者，男子名走阳，女子名脱阴。男虽死，阳事犹然不倒；女虽死，阴户犹然不闭。有梦中脱泄死者，其阳必举，阴必泄，尸容尚带喜笑，为可证也。皆在不救。汇补

选方

五味子汤

即生脉散加杏仁、陈皮、姜、枣。

黄芪人参汤

黄芪　人参　白术　陈皮　甘草　当归　麦冬　五味　生地　黄柏　熟地　天冬

八味顺气散

即四君子汤加青皮、乌药、陈皮、香附，去白芷。

加味温胆汤

即二陈汤加竹茹、枳实、山栀、黄芩。

加味平胃散

即平胃散加木香、檀香、乌药、砂仁。

卷之八

下窍门

泄泻章

大意

湿胜则濡泻。《内经》脾土受湿，不能渗化，致伤阑门元气，不能分别水谷，并入大肠而泄泻。《指掌》泄者，大便溏薄；泻者，大便直下。略分轻重，总属脾虚。汇补

内因

胃气和平，饮食入胃，精气则输于脾，归于肺，行于百脉而成营卫。若饮食起居内外之邪，伤于脾胃，传化失节，清浊不分，上升精华之气，反下降而为泄泻矣。《机要》

外候

泄分五种。如脾泄，饮食不和，色黄；胃泄，腹胀注下，食则呕吐；大肠泄，食已窘迫，色白，肠鸣切痛；小肠泄，溲涩便脓血，小腹痛；大瘕泄，里急后

重，数至圊而不能便，茎中痛。《难经》又有飧泄、肠垢、鸭溏、濡泄、滑泄之名。飧泄者，湿兼风也，故恶风自汗，完谷不化，肠鸣脉弦；肠垢者，湿兼暑也，故稠粘垢秽，小水赤涩，烦渴脉数；鸭溏者，湿兼寒也，故澄彻清冷，便如鸭粪，溺白脉迟；濡泄者，湿邪自甚也，故泻多清水，肠鸣身重，溺短脉沉；滑泄者，湿胜气虚也。故所下不禁，大孔如竹筒，直出不止。又食积泄者，泻下腐臭，噫气作酸也；痰泄者，或多或少，胸闷泻沫；火泄者，暴注下迫，焦黄秽臭；气泄者，腹常痞满，去不通泰；虚泻者，困倦无力，食减微溏，必兼体瘦；瀼泻者，停蓄饮食，数日一泻，必兼腹胀；肾泄者，五更腹痛，微响乃泄，必兼足冷；肝泄者，忿怒所伤，厥而面青，必兼胁满；交肠泻者，大小便易位而出；直肠泻者，饮食入口，少顷即泻。汇补

泻分久暴

暴注下迫，食不及化，是无水也；溏泄日久，止发无恒，是无火也。《太仆》

腹痛分辨

泻不腹痛者，湿也；泻白腹痛者，寒也。痛一阵，泻一阵，泄复涩滞者，火也；痛一阵，泻一阵，泻后痛减者，食也。腹中胀痛，泻不减者，肝气也；腹中绞痛，暴泻烦渴者，霍乱也；腹中绞痛，下无休时，去如蟹渤者，气食交并也；腹中觉冷，隐隐微痛，下如稠饮者，痰也。戴氏

寒热分辨

热者，小便赤涩，烦渴，肛门热，谷食腐化，或虽

不化，而色变焦黄，身能动作，手足温暖；寒者，小便清白，不渴，腹中冷，完谷不化，色亦不变，变亦白色，身懒动作，饮食不下，手足清冷。河间

肠鸣分辨

湿多成五泻，肠走若雷奔，此寒湿之患。然亦有火势攻冲，搏击水气而鸣者，必兼腹痛，暴注下迫，肛门涩滞，小水色黄，非若湿症之腹不痛也。汇补

完谷分辨

完谷不化，其因有四：曰气虚，曰胃寒，曰胃火，曰胃风。夫气虚胃寒，固不能传化矣。火者，火性急速，传运失常，即邪热不杀谷也。至于胃风者，肝风传脾，脾受其克，不能变化，名为飧泄。乃五泄之一也。《医统》

泄泻死症

脉细，皮寒，少气，泄利前后，饮食不入，是谓五虚者死。其浆粥入胃，泄注止，则虚者活。《素问》

脉法

泻脉自沉，沉迟寒侵，沉数火热，沉缓湿邪，沉虚滑脱，凡泄注沉缓弱小者，生；浮大弦数者，死。汇补

治法

凡泻皆兼湿，初宜分理中焦，次则分利下焦，继以风药燥湿，久则升举元气。滑脱不禁，然后涩之。其间风胜，兼以解表；寒胜，兼以温中。虚弱补益，食积消导，湿则淡渗，火则清凉，痰则涌吐，陷则升提。随症而用，不拘次序。汇补

治审虚实

下积如稠脓者，消化为上；去薄而小便短少者，利水为捷。若小便如常，不必再利，惟燥脾而已；如兼口渴，则利水与燥脾，皆不可用。但审溺赤为有热，如溺短而色不变，则补益无疑也。汇补

郁结当开

忧思太过，脾气结而不能升举，陷入下焦而泄泻者，宜开郁结，使气升而谷自化。汇补

郁热当清

有肺热闭锢，咳嗽胸满，误服参、术，使肺中之热，回奔大肠而泻者，当先清肺金，然后和脾。汇补

泄泻忌用

补虚不可纯用甘温，太甘则生湿；清热不可纯用苦寒，太苦则伤脾。兜涩不可太早，恐留滞余邪；淡渗不可太多，恐津枯阳陷。《必读》

用药

主以茯苓、白术，加陈皮、半夏。湿加猪苓、泽泻；火加黄连、白芍；寒加炮姜、益智；风加防风、苍术；食加枳实、厚朴；食积加楂肉、麦芽；气虚加人参、黄芪；气陷加升麻、柴胡。泄久脾虚，饮食难化，加参、芪、神曲、麦芽、干姜；泄久肠滑，加肉果、诃子、木香。有夏月暴注水泄，用香薷散、益元散；有肾脾两虚，每朝五更洞泻，用四神丸、浆水散；有经年脾泻，用桂香丸、椒附丸；有痰积肺中，魄门不禁，用二陈加防风、桔梗探吐；有肺热移肠，下为肠癖，用黄芩、地骨皮、阿胶、百合、兜铃、甘草；有酒积作泻者，五更腹鸣作痛，泻下黄赤，此酒湿入脏所致，非肾

虚者比也。宜四苓、葛花，或金匮泽泻汤加萆薢之类。凡煎泻药，用甘澜水者，取其不助湿而益脾胃也。汇补

选方

白术茯苓汤 统治泄泻。

白术 茯苓 甘草

胃苓汤

即五苓合平胃散。

益元散

理中汤

香薷饮 治夏月暑泻。

四苓散 治清浊不分，因作泄泻。

茯苓 猪苓 白术 泽泻

加桂，名五苓散。

白术散

白术 芍药各三钱 炮姜五钱 甘草二钱

每服二钱，水煎。

桂枝汤

桂枝 白芍 白术各五钱 炙草二钱

每服五钱，水煎。

术附汤

白术 附子 甘草

理中汤

连理汤

即理中加茯苓、黄连。

五味子散 治肾虚人感阴气，而每泄于五更者。

五味子二两　吴萸五钱

炒研末，每服二钱，陈米饮下。加补骨脂、肉果，名四神丸。

参附汤

人参一两　附子五钱

每服五钱，加姜十片煎。

二神丸　治脾肾虚泄，五更肠鸣。

补骨脂四两　肉豆蔻二两

加五味子二两，吴茱萸五钱，名四神丸。

四柱散《济生》　治脏腑虚冷，真阳耗散，脐腹冷痛，泄泻。

茯苓　附子　人参　木香各一两

每服三钱，姜五片。加肉果、诃子，名六柱散。《活人方》有白术，无诃子。

浆水散洁古　治脾土阴寒，水泻清冷。

半夏二两　良姜二钱半　干姜　肉桂　甘草　附子各五钱

为末，每服三钱。

椒朴丸魏氏

益智　川椒炒　厚朴　陈皮　白姜　茴香炒，各等分

上用青盐，于银石器内，以水浸干药，用火煮干，焙燥为末，酒糊丸，盐汤下。

椒附丸　治肾脏虚寒，大便久泻。

椒红炒　熟附　鹿茸焙　桑螵蛸炙　山药　山萸　龙骨煅

桂香丸《三因》 治脏腑虚寒，为风寒所迫，冷滑注下。老人虚人危笃，累效。

附子 肉豆蔻 茯苓各一两 桂心 干姜 木香各半两 丁香二钱半

为末，面糊丸，米饮下五十丸。

戊己丸和剂 治脾胃不足，湿热下乘而泄。

黄连 吴萸 白芍各等分

为末，面糊丸，如梧子大，米饮下。

温六丸丹溪 治湿热气滞，用为向导，上可治吞酸，下可治自利。

六一散七两 干姜一两

末之，粥丸。一方去干姜，加吴萸二两，名参萸丸。

节斋泄利方

白术 茯苓 半夏 陈皮 甘草 砂仁 神曲 麦芽

痢 疾 章

大意

饮食不节，起居不时，阴受之则入五脏，闭塞滞下，为飧泄肠澼。《内经》滞下者，谓气食滞于下焦；肠澼者，谓湿热积于肠中，即今之痢疾也。汇补故曰：无积不成痢，痢乃湿、热、食积三者。《杂著》

内因

生冷油腻，留滞于内，湿蒸热瘀，伏而不作，偶为调摄失宜，风寒暑湿，干触秽浊，故为此疾。《指掌》

其多发于夏秋者，因脾主长夏，脾感酷暑，肺金亦病，至秋阳气收敛，火气下降，肺传大肠，并迫而为病也。《医统》

外候

或脓或血，或脓血相杂，或纯肠垢，或无糟粕，或糟粕相杂，虽有痛、不痛、大痛之分，然皆里急后重，逼迫恼人。丹溪若初起有恶寒发热，头疼身痛者，带表症也；初起有心烦口渴，腹痛呕吐者，里实症也。汇补

分寒热

痢起夏秋，湿热交蒸，本乎天也；因热求凉，过吞生冷，由于人也。气壮而伤于天者，郁热为多；气弱而伤于人者，阴寒为甚。湿土寄旺四时，或从火化，则阳土有余，而湿热为病；或从水化，则阴土不足，而寒湿为病。《必读》

辨虚实

胀满恶食，急痛惧按者，实也；烦渴引饮，喜冷畏热者，热也。脉强而实者，实也；脉数而滑者，热也。外此无非虚寒矣，其相似之际，最当审察。如口渴而喜冷者，为热；口渴而喜热者，为寒。腹痛而胀闷者，为实；腹痛而喜按者，为虚。溺短而赤涩者，为热；溺短而清白者，为寒。后重而新病，为实；后重而久病，为虚。脉大而沉实，为实；脉大而浮洪，亦虚。《必读》

辨五色

湿热之积，干于血分则赤，干于气分则白，赤白兼见，气血俱病也。纯下清血者，伤风也；色如豆汁者，伤湿也；淡黄挟白者，食积也；微红焦黄者，热毒也；

紫黑血丝者，瘀血也；杂下散血者，损伤也；如鱼脑者，脾失运而陈积不腐也；如冻胶者，肠胃冷而真液下脱也；如白脓者，虚而挟热，津液努责而结也；如屋漏水尘腐色者，元气弱极也；如鸡肝色者，百脉皆伤也。汇补

辨寒热

世俗多以白为寒，赤为热，似矣。然白色亦有属热者，如谷食腐熟而成脓也；赤色亦有属寒者，因血瘀凝泣而入肠也。不可以赤白为准，但当以脉辨之。《医统》

积分新旧

旧积者，湿热食积也，当推荡；新积者，下后又生也，当调补。不可轻攻，脾运而积自化。若因虚而痢，虽旧积亦不可下，虚回而痢自止。丹溪有先用参、术，补完胃气而后下者，亦一时之权宜也。汇补

邪分逆顺

先水泻，后便脓，此脾传肾之贼邪，为逆，难愈；先脓血，后水泻，此肾传脾之微邪，为顺，易愈。丹溪

里急分辨

里急而不及更衣者，火也，火性急速，能燥物也；里急而频见更衣者，虚也，元气滑脱，不禁固也。汇补

后重分辨

邪迫而后重者，至圊积减，未几复作，此大肠经积滞，不能宣通也；虚滑而复重者，至圊不减，后反加甚，此肺脾气降，不能发升也。《医统》

身热分辨

初痢，身热脉浮者，可解表；初痢，身热脉沉者，

可攻下。久痢，身热脉虚者，正虚可治；久痢，身热脉大者，邪盛难医。汇补

腹痛分辨

痢疾腹痛，乃肺金之气郁在大肠，宜苦梗开之，丹溪后随症用药。因积滞者，腹必胀满；血虚者，痛必喜按。又有虚寒作痛者，必久痢见之。汇补

色黑分辨

下痢色黑有三：黑而焦色者，热极反见水化也；黑而有光如漆者，瘀血也；黑如尘腐者，乃死症耳。汇补

呕逆分辨

痢而呕者，胃气不和也。《心法》有胃中火逆而呕者，有毒气上攻而呕者，有胃虚而呕者，有肝旺而呕者。大率久痢见之为逆。汇补

气滞痢

七情乖乱，气不宣通，郁滞肠间，触发积物，去如蟹渤，拘急独甚，必兼胸宇不宽，首宜化气。汇补

食积痢

饮食过多，脾胃不运，生冷失调，湿热乃成。痢下黄色，或如鱼脑，腹痛胀满，不嗜饮食，宜消导。汇补

时疫痢

有一方一家之内，上下传染，长幼相似，是疫毒痢也。当察运气之相胜，以发散疫邪。《大全》不可用克导攻下之剂。

瘀血痢

凡饱食疾走，极力叫号，跌仆受伤，郁怒不泄，以及妇人经行产后，误吞生冷，恶血不行，凝滞于内，侵

入肠间而成痢疾。纯下紫黑恶血，脉现芤细结促，治当祛瘀。汇补

噤口痢

痢而能食，知胃未病。有脾家湿热，熏蒸清道而成噤口者；亦有脾胃素虚者；亦有误服利药，犯其胃气者；亦有服涩剂太早者。如胃弱气陷，绝不思食，则难治矣。如大虚大热者，以人参同姜炒黄连煎汤，时时呷之，或单用石莲肉炒香煎服。外用田螺捣烂，入麝一分，纳入脐中，引热下行。汇补

休息痢

屡止屡发，经年不愈，名曰休息。多因兜涩太早，积热未清所致。亦有调理失宜，亦有过服寒凉，亦有元气下陷，亦有肾虚不固，均能患此。《医统》

虚滑痢

劳役过度，中州衰损，四肢困倦，谷食难化，下痢糟粕，腹中微痛，但有虚坐，并无努责，六脉沉伏，或应指模糊，治宜调补，不可以常例治之。亦有痢久不愈而变成者，治法相同。如再用寒凉行气，则恶寒厥逆，自汗昏沉等症立见矣。须大剂辛温之品补之，如肉桂、芪、附之类。

阴虚痢

有素患阴虚，偶感寒邪，腹痛下痢，里急后重，赤白稠浊，或见红水，发热夜甚，烦渴不宁，胸中似饥，得食则胀。治以清解热邪，兼滋阴血，庶可保全。设用凉血攻积、补气破气治之，必死，如白芍、生地、丹皮、山药、甘、桔、阿胶、石莲、赤苓、陈皮、风、

米、泽泻之类。《寓意草》

蛲虫痢

胃弱肠虚，则蛲虫下乘，或痛或痒，从谷道中出，其形极细，乃九虫之一也，宜清热杀虫。《医统》

虫疰痢

痢下黑色，形如鸡肝，口燥大渴，五内切痛。由服金石汤丸，逼损真阴，其血自百脉经络而来，难治。《医统》

痢分轻重

凡痢身不热者轻，身热者重。能食者轻，不能食者死。汇补

疟痢前后

疟痢二症，同因暑邪饮食失宜。致有疟后发痢者，由汗多亡阳，元气下陷，后重里急，似痢非痢也；亦有痢后发疟者，因下多亡阴，荣卫失调，寒热交争，似疟非疟也。俱不可纯用攻剂。若疟痢兼发者，内有积滞，外受风寒，可双解之。《医统》

死症

下痢纯血者死，如尘腐色者死，如屋漏水者死，如鱼脑如猪肝者，半死半生。气短呃逆者死，唇若涂朱者死，大孔如竹筒者死，身热脉弦者，半生半死。脉细，皮寒，气少，泄痢前后，饮食不入，五虚者死。直肠自下者死。久痢，忽大下结粪者死。小儿出痘，即发痢者死。妇人新产，即发痢者亦死。汇补

脉法

肠澼下脓血，脉沉小滑利者吉；浮洪弦数者凶。又

洪弦者重，浮大者未止。微弱者自愈，虽发热不死，惟弦急者难治。汇补

治法

和血则便脓自愈，行气则后重自除。《内经》后重则宜下，腹痛则宜和，身重则除湿，脉弦则祛风。东垣因于湿热者，去其湿热；因于积滞者，去其积滞。因于气者调之。因于血者和之。新感而实者，可以通因通用；久病而虚者，可以塞因塞用。《必读》

初痢忌涩

初痢之法，化滞清热，直候积消毒散，脾胃已和，气血将复，方可调补。不可遽用肉蔻、诃子、白术辈以补住湿热，不可妄投粟壳、龙骨、乌梅等，以秘涩肠胃。恐邪得补而愈甚，腹痛欲死，变症百出，日久延迁而未已也。《心法》

久痢忌攻

气本下陷，而再行其气，后重不益甚乎。中本虚衰，而复攻其积，元气不愈竭乎？湿热伤血者，自宜调血。若过行推荡，血不转伤乎？津亡作渴者，自宜止泄。若但与渗利，津不转耗乎？《必读》

痢有汗法

初起发热恶寒，头疼身痛，表症见者，即宜发散。所谓风邪内结者，汗之是也。《医统》

痢有补法

脉来微弱者可补，形色虚薄者可补，病后而痢者可补，因攻而剧者可补。《必读》

痢久补脾

久痢体虚，气弱滑脱，徒知止涩，竟难奏效。殊不知元气下陷，当用升提补气，如参、芪、白术、升麻之属，自能渐愈。甚者灸气海、天枢、百会穴。《医统》如食少者，专调脾胃，饮食进而气血和。盖痢以胃气为本也。《入门》

痢久补肾

肾为胃关，开窍于二阴。未有久痢而肾不虚，故治痢不知补肾，非其治也。盖病在火衰，土位无母，设非桂、附大补命门，以复肾中之阳，以救脾家之母，则门户何由而固，真元何由而复？士材

用药

主以保和丸。赤痢，加川芎、当归；白痢，加苍术；腹痛，加当归、芍药；后重，倍槟榔、枳壳；小水赤涩，加茯苓、木通；肛门热痛，加大黄、朴硝。此通导之法，凡实热者用之。

若赤痢久而血虚者，四物汤加阿胶、陈皮、白术、甘草。白痢久而气虚者，四君子汤加黄芪、扁豆、木香、砂仁；痢久而后重不去，此元气下陷，补中益气汤；痢久而积滞不化，为脾气不运，六君子汤。中焦寒者，理中汤；下焦虚者，四神丸。此温补之法，凡虚寒者用之。

若血瘀痢者，用当归、桃仁、赤芍、枳壳、甘草、黄芩、香附、陈皮、肉桂；若食积痢者，用化滞汤加山楂、枳壳、木香、砂仁。此疏利之法，凡内伤气食者宜之。

若时疫痢者，用防风汤加羌活、白芷、柴胡、川

芎。此发散之例，凡外感风寒者用之。

若噤口痢者，香连丸，同石莲肉、竹茹、枇杷叶、苍术，徐徐呷下。此清解之例，凡虚热者宜之。

若积尽气虚，用芍药汤加参、芪、苓、术、诃黎、粟壳、乌梅、肉果、香椿皮。此兜涩之剂，凡滑脱者宜之。

若阳邪陷入阴中，脉沉数有力，肌肤晦黑者，初则升散，用人参败毒散；后则升补，用补中益气汤。服药时外宜坐殿肛门，努力忍便，直待药势已行，皮间汗润而止。务使内陷之邪，提之转从表出，所以挽其下趋之势也。凡初痢腹痛，不可骤用参、术，虽胃气虚弱，亦当禁之。

选方

保和丸

芍药汤 治下痢脓血，里急后重诸症。

芍药二两 当归 黄连 黄芩各半两 大黄三钱 肉桂二钱五分 槟榔 甘草各三钱 木香一钱

每服五钱，水煎。加枳壳，名导气汤。

化滞汤 治下痢，因于食积气滞者。

青皮 陈皮 厚朴 枳实 黄芩 黄连 当归 芍药各二钱 木香五分 槟榔八分 滑石三分 甘草四分

加味平胃散 治下痢，因于湿蒸热郁者。

苍术 陈皮 甘草 黄芩 黄连 槟榔 茯苓 木香 泽泻 木通

加味防风汤 治下痢，因于风邪时疫者，必有表症，乃可用之。

麻黄　防风　苍术　川芎　藁本　羌活　白芷　桔梗　芍药　甘草

香连丸《直指》　统治痢疾初起，乃和平之剂。

黄连十两　木香四两

末之，醋糊丸，淡姜汤下。随症加入。

芩术汤　统治痢疾，积去调理之剂。

白术一两　黄芩七钱　甘草三钱

每服三钱，水煎。

黄芩汤

黄芩二钱　芍药一钱半　甘草五分

真人养脏汤《和剂》治痢久脾肾俱虚，肠胃不固，经年不愈者。

人参　白术　当归各六钱　白芍　木香各一两六钱　甘草　肉桂各八钱　肉果半两　粟壳蜜炙，三两半　诃子一两二钱

每服四钱，水煎。久病，加附子。

四神丸　治下焦不固，下痢不止。

卫生汤

即异功散加山药、苡仁、泽泻、黄连。

钱氏白术散　治脾虚泄痢肌热。

即四君子加木香、藿香、干葛。

四君子汤　治白痢久而不愈，属气虚者。

六君子汤　治痢久而积滞不减，脾气不运者。

补中益气汤　治痢久而后重不去，属脾气下陷者。

胃风汤　治中焦虚寒，下痢不止。

人参　白术　茯苓　当归　芍药　川芎各等分　肉

桂减半

水煎。一方加干葛。

理中汤

四物汤 治赤痢久而不愈，属血虚者。

便血章

大意

结阴者，便血一升，再结二升，三结三升。《内经》盖因邪犯五脏，内伤三阴，或循经之阳血，阻结不和，漏泄于外；或居络之阴血，着留不运，僻裂而出。《准绳》

内因

皆由七情六淫，饮食不节，起居不时，或坐卧湿地，或醉饱行房，或生冷停寒，或酒面积热，触动藏腑，以致荣血失道，渗入大肠。《入门》

外候

纯下清血者，风也；色如烟尘者，湿也；色黯者，寒也；鲜红者，热也。糟粕相混者，食积也；遇劳频发者，内伤元气也。后重便减者，湿毒蕴滞也；后重便增者，脾元下陷也。跌伤便黑者，瘀也；先吐后便者，顺也。汇补

粪前粪后

先血后便，此近血也，由手阳明随经入肠渗透而出也；先便后血，此远血也，由足阳明随经入胃，淫溢而下也。《准绳》

挟寒挟热

富贵之人，酒色厚味；藜藿之人，劳役忧思。均致热积于中，风生于内，血溢流走，尽属于热。惟病久真气渐虚，或过服凉药，脾胃伤损，然后可用温补。《原病式》

脉法

尺脉芤涩，关脉微缓，俱为便血。脉小留连者，生；数疾浮大者，死。右关沉紧，是饮食伤脾，不能摄血而下走也；右寸浮洪，是积热肺经，下传大肠而便血也。汇补

治法

大要：初起当清解肠胃之湿热，久则调和中焦之气血。服凉药不愈者，必佐以辛味；服辛味不愈者，必治以温中。《医统》下陷既久，升提可用。汇补益精气血气，皆生于谷气，胃气一复，血自循轨。《入门》

用药

主以四物汤。风，加荆芥、防风；湿加苍术、秦艽；热，加槐角、芩、连；寒，加木香、干姜；气，加香附、枳壳；瘀，加桃仁、韭汁；久虚者，加参、芪、术、草；下陷者，加升麻、柴胡；虚热者，加阿胶、生地；虚寒者，加附子、炮姜。古方：阴结用平胃地榆汤。汇补

附：肠风

肠风者，自外感而得，邪气内客，随感随见。戴氏属足阳明经。《卮言》或外风从肠胃经络而入客，或内风因肝木过旺而下乘，故曰肠风，风有以动之也。外症腹中有痛，所下清血、纯血，当先解肠胃之风邪，次分

内外以调理。内风用胃风汤，外风用槐角丸。《准绳》

附：脏毒

脏毒者，自内伤而得。蕴积毒气，血色浊黯，久而始见。戴氏属大肠经积热，久而生湿，湿从而下流也。《卮言》外症腹内略疼，浊血兼脓，或肛门肿胀，或肠头突出，或大便难通。先以拔毒疏利之剂，逐出恶血，然后以凉血祛风之剂，兼助胃气。《准绳》二黄柏叶主之。或用干柿烧灰，每朝米饮调下，以其能消宿血，解热毒，且健脾敛肺故也。汇补

附：肠澼

肠澼者，原因胃风飧泄，久则湿热成澼，注于大肠，传于少阴，名曰肠澼。俗呼血箭，因其便血唧出，有似于箭也。又有如筛，四散漏下。《入门》有恒发于长夏者，因湿热令行，客气盛而主气弱，故肠澼之病甚也，宜升阳防风汤，加炒柏、酒芩、当归、陈皮主之。《准绳》

附：蛊毒

脏腑败坏，下血如猪肝，如烂肉，心腹绞痛，涎唾沉水，嚼豆不腥者，中蛊也。《准绳》在膈者，以胆矾溶化，升麻煎汤探吐；在下者，以郁金为末，米饮调下。取泻后，以平胃散将养之。《入门》

附：血痔

血痔者，湿毒留于脏腑，注于大肠。既有病根，复遇劳思饮酒，后即下血，由内热而妄行也，宜四物汤加芩、柏、槐花治之。如年高气弱，或误用攻下，血来不止者，四君子主之。劳役即发，觉重坠者，补中益气加

黄芩、槐花。又有脓汁浊液化生虫物，匶食肛门，傍生小窍，滴血淋沥，射如血线，当以芜荑、艾叶、楝根等物化虫可耳。外以血竭末敷之，或以鳗鲤骨，烧烟熏亦效。汇补

选方

胃风汤

黄连汤洁古

黄连　当归各五钱　炙草二钱半

每服五钱，水煎。加大黄一钱，芍药五钱，淡桂五分，名芍药黄连汤。水煎，调木香、槟榔末五钱。

胶艾汤《和剂》

即四物汤加阿胶、艾叶、甘草。

平胃地榆汤谦甫　治阴结便血。

即异功散加炮姜、附子、苍术、厚朴、神曲、益智、升麻、干葛、当归、白芍、姜、枣。

槐花丸　治肠风痔血。

槐角　地榆　黄芩　当归　防风　枳壳

加秦艽、升麻。

黄连阿胶丸

黄连三两　阿胶一两　茯苓二两

以连、苓为末，水煮阿胶膏为丸，空心米饮下。

黄土汤《金匮》

甘草　白术　黄芩　阿胶　熟地　附子炮，各二两

伏龙肝半升煮，分服。

三黄补血汤

黄芪一钱半　生地二钱　熟地　川芎各一钱　芍药

丹皮　柴胡　升麻各五分

柏叶散　治脏毒。

侧柏叶二两　黄芩一两半　大黄五钱

米饮下。

升阳防风汤东垣　治肠风。

苍术酒浸炒，四钱　白术　茯苓　芍药各一钱　防风二钱

理物汤

即理中、四物汤合用。

四物汤

六君子汤

补中益气汤

四君子汤

棕灰散

败棕煅存性，每服二钱，或酒或米饮下。

溺血章

大意

胞移热于膀胱，则溺血。《内经》是溺血未有不本于热者，但有各藏虚实之不同耳。汇补

内因

或肺气有伤，妄行之血，随气化而下降，胞中或脾经湿热内陷之邪，乘所胜而下传水府；或肝伤血枯，或肾虚火动，或思虑劳心，或劳力伤脾，或小肠结热，或心胞伏暑，俱使热乘下焦，血随火溢。汇补

外候

全无疼痛，血从精窍而出。非若血淋茎痛，血随溺窍而出也。汇补

治法

暴热实火，宜甘寒清火；房劳虚损，宜滋阴补肾。此病日久中枯，非清心静养，不可治也。汇补

用药

实热，用导赤散加山栀、黄芩、淡竹叶、赤苓，煎成，调滑石末饮之；虚热，宜四物汤加生地、茯苓、山栀、牛膝、麦冬，煎成，调髮灰饮之。久不止者，胶艾四物汤；虚甚者，鹿角秋石丸。阻塞不通，加冬葵子、生蒲黄以化之。汇补

选方

导赤散

生地　木通　甘草

胶艾汤

小蓟饮

小蓟　山栀　当归　生地　滑石　甘草　蒲黄　通草　淡竹叶　加冬葵子

鹿角胶丸

鹿角　熟地　髮灰

茅根汁为丸，盐汤下。

便浊章

大意

水液混浊，皆属于热。《内经》故赤白浊，皆因湿热浊气，渗入膀胱而为病。《入门》

内因

其因有二：肥人多湿热，瘦人多肾虚。丹溪肾虚者，因思想过度，嗜欲无节，肾水虚少，膀胱火盛，小便去涩，所以成浊。《医鉴》湿热者，因脾胃湿热，中焦不清，下流膀胱，故便溲浑浊。《正传》又有思虑劳心者，房欲伤肾者，脾虚下陷者，脾移热于肾者，下元虚冷者，湿痰流注者，有属虚者，有因伏暑者。汇补

外候

小溺浊涩，茎中大痛，其状漩面如油，光彩不定，漩脚下澄，凝如膏糊。《心法》若初起先有消渴善饮，而后下便见浊者，即下消症也汇补

浊分气血

血虚而热甚者，则为赤浊，心与小肠主之；气虚热微者，则为白浊，肺与大肠主之。《正传》

浊分虚实

大约窍端结盖者，为多火；不结盖者，为兼湿。小水赤涩而痛，或浊带赤色者，为小肠湿热；小水不涩不痛，而所下色白，或渗利转甚者，为脾气下陷；茎中痛痒，而发寒热，或有结痛者，为毒邪所侵。汇补

浊分精溺

要知浊出精窍，淋出溺道。由败精瘀腐者，十常六七；由湿热流注，与脾虚而下陷者，十中二三。汇补

脉法

两尺洪数，为阴火不宁；左寸短小，为心虚不摄。右脉大而涩，按之无力，或微细，或沉紧而涩，皆为虚。尺脉虚浮，急疾者难治，迟者易治。汇补

治法

赤者当清心泻火，白者当滋阴补肾，使水火既济，阴阳叶和，精气自固。《正传》若属湿痰者，宜燥中宫之湿；属虚滑者，宜提下陷之气。甚有色欲太过，阳虚生寒者，当壮火锁阳。此虽仅见，亦宜审也。汇补

治禁

不可纯用寒凉伤血，不可纯用热药助火。盖寒则坚凝，热则流通，均非当理，但宜清上固下。《入门》其必佐以甘淡者，以甘能化气，淡能利窍。若用涩剂，则邪无从出，反增胀闷。汇补

用药

阴虚火动，主以地黄汤去山萸，加萆薢、黄柏；心虚火动，主以清心莲子饮；湿痰下注，主以苍白二陈汤；湿热不清，主以四苓散；中气下陷，主以补中益气汤；下元虚冷，主以八味地黄汤。若暑月冒热便浊者，辰砂六一散。

附：精浊症

精浊者，因败精流于溺窍，滞而难出，故注中如刀割火灼，而溺自清。惟窍端时有秽物，如疮脓目眵，淋漓不断，与便溺绝不相混，此心肾二经火起精溢，故败精流出，而为白浊。虚滑者，血不及变，而为赤浊，宜滋阴药中加牛膝、冬葵子、萆薢，去其败精，然后分治。挟寒者，脉迟无力，溺色清白；挟热者，口渴便黄，脉滑数有力。寒者，萆薢分清饮；热者，清心莲子饮。

选方

地黄加减汤 治阴虚火动便浊。

即地黄汤加知母、黄柏、麦冬。

清心莲子饮 治心虚便浊有热。

茯苓 黄芪 石莲子各七钱半 地骨皮 麦冬 人参各一钱半 远志 菖蒲各一钱 车前 黄芩 炙草各一钱

水煎，加辰砂调服。

苍白二陈汤 治湿痰下注便浊。

苍术 白术 半夏 茯苓 陈皮各八分 甘草四分

一方：加升、柴各三分。

加味四苓散 治湿热不清便浊。

茯苓 白术 猪苓 泽泻各等分

水煎。加山栀、麦冬、木通、黄芩。

加减八味丸 治下元虚冷便浊。

即桂附八味丸去茯苓、泽泻，加菟丝、五味子。

萆薢分清饮

萆薢 菖蒲 益智 乌药各等分

每服四钱，水煎，入盐一捻服。

珍珠粉丸 治阴虚火旺而白浊。

真蛤粉四两 黄柏四两

水丸，酒下。

小菟丝丸 治虚劳遗浊。

石莲肉 山药各二两 茯苓一两 菟丝五两

为末，山药糊丸。盐酒下。

辰砂六一散

水陆二仙丹

补中益气汤

遗精章

大意

遗精之主宰在心，精之藏制在肾。凡人酒色过度，思虑无穷，《直指》致真元下渗，虚火流行，精气滑脱。《指掌》

内因

有思想无穷，相火妄动而精走者；有用心过度，心不摄肾而失精者；有饮酒厚味，痰火湿热，扰动精府者；有淫欲太过，闭藏失职，精窍清脱者；有脾虚下陷者；有肝火炽强者。汇补

外候

其为证状，亦复不同。或小便后，出多不可禁者；或不小便而自出者；或茎中痛痒常欲如小便者；丹溪或睡中无梦，流出不自觉者。大抵夜睡而自遗者轻，昼觉而自遗重。汇补

五脏遗精

五脏各有精，肾则受而藏之。故遗精之病，五脏皆有，不独肾也。如心病而遗者，必血脉空虚，本纵不收；肺病而遗者，必皮革毛焦，喘急不利；脾病而遗者，必色黄肉脱，四肢懈惰；肝病而遗者，色青筋痿；肾病而遗者，色黑髓枯。更当以六脉参详，昭然可辨。若肾脏自病者，专治其肾。如他脏移病者，则他脏与肾两治之。汇补

脉法

遗精之脉，当验于尺。结芤动紧，二症之的。微涩阴伤，洪数火逼。紫虚

治法

治宜抑火清心，安脾实肾，则水火既济，坎离合同。何病之有?《玉策》

用药

心火妄动者，茯神汤；心肾不交者，妙香散。脾胃湿热者，二陈汤加苍术、黄柏、升麻、柴胡；肾元不固者，山药丸加牡蛎、龙骨、鹿茸、韭子。脾气下陷者，补中益气汤；肝火炽盛者，加味逍遥散。汇补

附：梦遗

昼之所思，为夜之所见。凡男女性淫者，则心肝与肾之相火，无时不动，故劳怯之症，多梦鬼交。《正传》盖心藏神，肝藏魂。梦中所主之心，即心之神也；所见之形，即肝之魂也。所泄之精，即肾之精也。故心为君，肾为相，未有君火动，而相火不随之者。《指掌》所以寐则神游于外，魂化为形，神魂相感，俾君相二火，吸摄三焦之气，尽趋阴窍而跃出。《准绳》故治此病者，当先求其心，非君不能动其相，非相不能使其精。故宁心益肾为要药也。《绳墨》若寡欲之人，亦患此者，当作脾湿治。盖脾湿则气化不清，而分注于膀胱者，亦混浊而稠厚，是扰动阴火，精随火泄，《指掌》治宜定志丸、珍珠丸、水陆二仙丹之类。

附：鬼交症

鬼魅相感者，其状不欲见人。如有人晤对，时独言笑悲泣，脉来乍大乍小，乍有乍无，及脉绵绵不知度

数，而颜色不常，乃其候也。《必读》治以苏合香丸，或朱砂、雄黄、麝香、鬼箭、虎骨之类。或灸鬼哭穴二三十壮，良瘥。汇补

选方

茯苓汤 治欲火太盛，君火妄动而遗精。

茯苓 远志 枣仁 菖蒲 人参 茯神 黄连 生地 当归 甘草

妙香散荆公 治心虚神弱，不能摄肾而精遗。

龙骨 益智 人参各一两 茯苓 远志 茯神各五钱 朱砂 甘草各二钱

为末，每服二钱，空心温酒下。

山药丸子和 治肾气虚脱，腰痛体瘦，目暗耳鸣而遗精者。

赤石脂煅 茯神 山萸肉 熟地 巴戟 牛膝 泽泻各一两 杜仲 菟丝子 山药各三两 五味六两 肉苁蓉四两

为末，炼蜜丸。空心，温酒或盐汤下。

二陈汤 治膏粱太过，脾胃湿热遗精。

补中益气汤 治脾元下陷，精气不统而精遗。

加味逍遥散 治肝火妄动，疏泄太过而精遗。

水陆二仙丹 治相火动而精遗，以致烦躁者。与补阴药同用。

金樱子入粗袋，擦去刺，捣碎，水浸二宿，滤去渣。又将汁澄清，入锅熬成膏 芡实去壳为末

入金樱膏内，和为丸，如梧子大。每服百丸，淡盐汤下。

珍珠粉丸洁古　治虚热遗精。

黄柏瓦上炒　真蛤粉各一斤

为末，滴水丸，温酒下。

内补鹿茸丸《宝鉴》　治虚寒遗精。

鹿茸酥炙　菟丝　白蒺藜　沙蒺藜　肉苁蓉　紫菀　蛇床子酒浸，蒸　黄芪　桑螵蛸　阳起石　附子　肉桂各等分

为末，蜜丸，温酒下。

癃闭章

大意

膀胱者，州都之官，津液藏焉，气化则能出矣，故膀胱不利为癃；三焦者，决渎之官，水道出焉，故三焦实则闭癃。《内经》癃与闭，二症也。暴病为溺闭，小便点滴，内急，胀满而难通。久病为溺癃，欲解不解，屡出而短少。《必读》

内因

有心肾不交，阴阳不通，而内外关格者。有热结下焦，壅塞胞内，而气道涩滞者；有肺中伏热，不能生水，而气化不施者；有脾经湿热，清气郁滞，而浊气不降者；有痰涎阻结，气道不通者。有久病多汗，津液枯耗者；有肝经忿怒，气闭不通者。有脾虚气弱，通调失宜者。汇补

外候

凡人鼻色黄，小便必难。热微则小便难而仅有，热甚则小便闭而绝无。《入门》小便胀满，气急上逆，心

腹俱闷，叫痛欲死。巢氏甚有肺气壅极，横行脐中，小肠为之突出，外肾为之挺长。《寓意草》

脉法

脉紧而滑直者，不得小便也。又尺脉或浮，或涩，或缓，皆小便难，溺有余沥也。右寸关滑实者，痰滞上焦；细微者，中气不运。左尺脉洪数者，热结下焦；虚浮者，肾气不足。汇补

治法

一身之气关于肺，肺清则气行，肺浊则气壅。故小便不通，由肺气不能宣布者居多，宜清金降气为主，并参他症治之。若肺燥不能生水，当滋肾涤热。夫滋肾涤热，名为正治；清金润燥，名为隔二之治；燥脾健胃，名为隔三之治。又有水液只渗大肠，因而燥竭者，分利而已。有气滞不通，水道因而闭塞者，顺气为急。实热者，非咸寒则阳无以化；虚寒者，非温补则阴无以生。痰闭者，吐提可法；瘀血者，疏导兼行。脾虚气陷者，升提中气；下焦阳虚者，温补命门。汇补

用药

肺气受热，清肺饮；膀胱热结，八正散。气滞于内者，利气散。阴虚者，地黄汤；阳虚者，八味丸。脾虚不运者，补中益气汤；气虚不化者，六君子汤。血瘀者，牛膝汤；痰闭者，导痰汤，先服后吐。又有因小便不通，过服寒凉渗利诸剂，致气闭于下，寒郁于中，阴翳否隔，不能气化而不通者，用干姜、升麻，煎服而愈。于此可悟夫天地升降之道，阴阳消长之理，故志之。《汇补》

附：转胞

转脬者，胞系转戾，脐下并急而痛，小便不通者是也。巢氏凡强忍小便而疾走，或饱食大怒而入房，使水气逆上，并迫于胞，故屈戾而不舒张也。治以甘遂末，水调，敷脐下，内饮甘草汤。其药汁至脐，二药相反，胞必自转，小便自通。或用甘遂末一钱，猪苓汤下即愈。若妊妇小便不通，因胎肥压胞，宜升举其胎，胞转而水道自利，不可专用淡渗，宜补中益气汤探吐以提其气，或外用稳婆手托法，亦可。汇补

附：胞痹

胞痹者，小腹膀胱，按之内痛，若沃以汤，涩于小便，上为清涕。《内经》盖因风寒湿气客于胞中，则气不能化，故胞满而小便不通。其为清涕者，以膀胱之脉，络脑而下贯鼻中。宜散胞中之邪，调下焦之气，肾沥汤主之。《医统》

附：关格

关格者，脉名也。左手人迎脉，大于右手四倍，曰关。关者，热在下焦，必下绝小便。右手气口脉，大于左手四倍，曰格。格者，寒在上焦，必上为呕逆。若脉象既关且格，必小便不通，旦夕之间，陡增呕恶。此因浊邪壅塞，三焦正气不得升降，所以关应下而小便闭，格应上而生吐呕。阴阳闭绝，一日即死，最为危候。宜二陈汤加防风、桔梗芦探吐。若吐不出，以二陈汤加槟榔、大黄、枳壳、厚朴、木香、木通、杏仁、泽泻降之。古法，治虚人关格，有用补中益气汤加槟榔者。若上不得吐，下不得通，愦愦无奈，头汗不止者死。至于

寻常腹痛，二便不通而呕吐，其脉沉静不紧盛倍大者，非关格也，乃痰食之症，宜二陈汤加白芥子、山楂、枳实、青皮治之。汇补

选方

清肺饮东垣　治肺热口渴，小便不通。

茯苓　黄芩　桑皮　麦冬　车前　山栀　木通等分

水煎。

八正散《宝鉴》治膀胱热郁，小便不行。

瞿麦　萹蓄　车前　滑石　甘草　山栀　木通　大黄等分

每服二钱，加灯心，水煎。

导赤散　治心经客热溺闭。

生地　木通　甘草　加连翘、黄连。

五苓散　治清浊溷行于大肠，致泄泻小便不通者。

白术　茯苓　猪苓　泽泻　肉桂

利气散　治气壅小便不通。

枳壳　陈皮　木通　甘草

通闭散　可与前方合用。

香附　陈皮　赤苓

牛膝汤　治血瘀小便不通。

牛膝　归尾　黄芩　加琥珀末少许。

地黄汤　治阴虚小便不通。

即地黄汤去萸肉，加麦冬、牛膝、车前。

肾气丸　治阳虚小便不通。

即金匮肾气丸料。

补中益气汤　六君子汤　导痰汤

外治法

葱头二十茎，紫苏二两，煎汤熏洗外肾小腹，或以盐炒热，绢包熨脐上下。或姜渣、枳壳亦可。或葱饼灸脐亦效。

又法：取田螺泥涂脐中，法见淋症，加麝香一二厘，或盐半匙填脐中扎紧，更效。

又法：独颗蒜一枚，栀子三十，盐花少许，研烂摊纸上，贴脐。甚者连阴囊涂之，即通。

又小便不通欲死者，用桃枝、柳枝、木通、枯矾、旱莲子、汉椒各一两，葱白一握，灯心一束，细锉，入水三斗煎，耗一半，用磁瓶盛汁，熏外肾。周围以被围绕，不得入风，冷则换汁，再熏即通。一方无旱莲子。

遗溺章

大意

三焦者，中渎之府，水道出焉，属膀胱，是孤之府也。故上焦脉虚则不约，下焦则遗溺。《内经》

内因

水潴于膀胱，而泄于小肠。若心肾亏损，阳气衰冷，传送失度，必具遗尿之患。《大全》又有挟热者，因膀胱火邪妄动，水不得宁，故不禁而频来。王纶可见遗尿一症，有寒有热之不同也。汇补

外候

色白者，虚寒也；色赤者，虚热也。戴氏大抵患热者，频数而绝少；寒者，不觉而恒多。汇补

脉法

尺中脉虚，小便不禁。凡遗溺者，脉当沉滑而反浮大，其色当黑而反现黄，此土克水为逆，不治。汇补

治法

上焦虚者，宜补肺气；下焦虚者，宜固膀胱。挟寒者，壮命门阳气，兼以固涩之剂；挟热者，补肾膀阴血，佐以泻火之品。汇补

睡中遗尿

睡则遗尿，此为虚症。所以婴儿脬气未固，老人下元不足，皆有此患。但小儿挟热者多，老人挟寒者多，不可不辨。《六要》

用药

虚寒，主以四君子汤，加益智、山药、五味、破故纸、肉桂、升麻；虚热，主以四物汤，加丹皮、山栀、黄柏、知母、麦冬、桔梗。如欲止涩，加牡蛎、赤石脂、桑螵蛸、鸡肶胵；久不愈，属下元虚极，十全大补汤、补中益气汤、缩泉丸、秘元丹、肾气丸等，加减选用。汇补

选方

家韭子丸《三因》治肾寒，阳气不能闭藏而遗尿。

家韭子　鹿角　肉苁蓉　熟地　当归　菟丝子　巴戟　杜仲　石斛　肉桂　山萸肉　干姜

桑螵蛸散　治心不摄肾遗尿。

桑螵蛸盐炒　远志　龙骨　菖蒲　人参　茯神　龟甲　当归等分

为末，参汤服。

又方

桑螵蛸　鹿茸酥炙　黄芪各三两　牡蛎　人参　赤石脂　杜仲各二两

为末，米饮调下。

秘真丹河间　能固精止溺。

龙骨三两　砂仁一两　诃子十枚　灵砂二两

加味逍遥散　治肝火疏泄。

补中益气汤　治脾气不升。

淋病章

大意

滴沥涩痛谓之淋，急满不通谓之闭。五淋之别，虽有气、砂、血、膏、劳之异，然皆肾虚而膀胱生热也。《心法》

内因

由膏粱厚味，郁遏成疾，脾土受害，不能化精微，别清浊，使肺金无助，而水道不清，渐成淋病。或用心过度，房欲无节，以致水火不交，心肾气郁，遂使阴阳乖格，清浊相干，蓄于下焦膀胱，而水道涩焉。《正传》

外候

小便涩痛，欲去不去，不去又来，滴沥不断，甚则闷塞。《入门》

淋病分辨

气淋涩滞，余沥不断；血淋溺血，遇热则发；石淋茎痛，溺有砂石，又名砂淋；膏淋稠浊，凝如膏糊，又名肉淋；劳淋遇劳即发，痛引气冲，又名虚淋。汇补

五淋微甚

淋虽五，总属于热。丹溪初为热淋，重为血淋，久则煎熬水液，或凝块如血，或稠浊如膏，或火烁而成砂石。《绳墨》此即煮海为盐之义也。《医方考》

虚淋宜审

淋有虚实，不可不辨。如气淋脐下妨闷，诚为气滞，法当疏利，若气虚不运者，又宜补中；血淋腹硬茎痛，知为死血，法当去瘀，然血虚血冷者，又当补肾。惟膏淋有精溺混浊之异，非滋阴不效；劳淋有脾肾困败之状，非养正不除。汇补

脉法

少阴脉沉数，妇人为阴疮，男子为气淋。凡淋症，盛大而坚者，生；虚微而涩者，死。汇补

治法

治淋之法，在渴与不渴。热在气分，渴而小便不利者，肺中伏热，火不能降，宜气薄淡渗之药，清金泻火以滋水之上源；热在血分，不渴而小便不利者，肾膀无阴而阳气不化，宜气味俱阴之药，除热泻秘，以滋水之下源。《入门》

淋症忌补

凡小肠有气，小便胀；小肠有血，小便涩；小肠有热，小便痛。禁用补气之剂，盖气得补而愈胀，血得补而愈涩，热得补而愈盛。水实不行，加之谷道不通，未有见其能生也。《医统》

淋病治禁

淋病发汗者死。轻者必便血，为重亡津液也。又淋症口渴多汗者，不可轻用淡渗。仲景

用药

膀胱热结，用五淋散；肺脾气燥，用清肺饮。下焦阴虚，滋肾丸；下焦阳虚，肾气丸。脾经湿痰，二陈汤加苍术、泽泻、升麻、萆薢；肝经气滞，逍遥散加黄柏、泽泻、山栀、青皮。大抵淋病茎痛，必用甘草梢；溺赤，用淡竹叶。有瘀，用牛膝；有热，用木通；行气，用青皮、木香；开郁，用琥珀、郁金。此东垣法也。血淋，用三生益元散；气淋，用木香汤；膏淋，用萆薢分清饮；砂淋，用石韦散；劳淋，用清心莲子饮。又有积久淋病，用前法不效者，以补中益气汤升提阳气。汇补

附：冷淋

膀胱为津液之腑，气化则出，今寒邪客于胞中，则气不化而成淋，必先寒栗，而后溲便涩数，窍中肿痛。盖冷气入胞，与正气相争，寒气胜，则战寒而作淋；正气胜，则战寒而得便。治宜散寒扶正，用四君加茴香、木香、益智、肉桂、木通、泽泻主之。《医统》

附：虚淋

虚淋者，肾虚精败也。童子精未盛而御女，老人阴已痿而思色，则精不出而内败，茎中涩痛成淋者，惟金匮肾气汤可救。若精已竭而复耗之，则大小便牵引而痛，愈痛则愈便，愈便则愈痛，宜倍加桂、附以滋化源。不可误用知、柏淡渗等剂，既泻其阳，复耗其阴也。立斋

附：小便频数

有先因大便燥热，水液只走小肠，小便频数，不计

度数，茎中热痛，大便愈燥，甚则浑身壮热，烦躁思水。此皆贪酒嗜色，或过食辛热荤秽，使热毒腐瘀，随虚注入小肠，故便时亦痛，与淋涩痛者不同，宜萆薢盐炒煎服。仍以葱汤频洗谷道，令水液转入大肠，而便数自已。杨仁斋

选方

五淋散 治淋因膀胱热结。

茵陈 淡竹叶各一钱 木通 滑石 甘草各一钱半 山栀 赤芍 赤苓各二钱

清肺饮 治淋因肺脾气燥。

茯苓 黄芩 桑皮 麦冬 山栀 泽泻 木通 车前

滋肾丸 治膀胱阴虚溺淋。

黄柏 知母各二两 肉桂二钱

麦冬汤服。

瞿麦汤 治心经蕴热，小便淋痛。

瞿麦七钱半 冬瓜子 茅根各五钱 黄芩六钱 木通二钱半 滑石二两，研 冬葵子二两 竹叶一把

为末，分三剂水煎。入滑石末，调匀服。

琥珀散 治五淋溺痛，脓血相杂。

琥珀 海金砂 没药 蒲黄等分

为末，每服三钱，通草汤下。

立效散 治小便淋闭作痛，有时尿血。

瞿麦穗 山栀 甘草各三钱

水煎。

牛膝膏 治死血作淋。

桃仁　归尾各一两　牛膝四两　赤芍　生地各一两半　川芎五钱

锉片，水十五盅，煎二盅，入麝少许，分四次服。

木香汤

木香　木通　槟榔　茴香　赤芍　青皮　陈皮　泽泻　甘草

草豆饮　治砂石淋。

黑大豆一百粒，生甘草水煎，入滑石末一钱服。

石韦散

石韦　冬葵子　瞿麦　滑石　车前

六味丸　治阴虚热淋。

八味丸　治阳虚膀胱溺淋。

补中益气汤

二陈汤　治脾胃湿痰下注而淋。

逍遥散　治肝经热郁气滞。

清心莲子饮

萆薢分清饮

三生益元散

即六一散加生柏叶、藕节、车前，同捣汁各一杯，调服。

捷径方　治五淋。

车前子为末，牛膝汤下。

外治法　治热淋痛甚，或不通者。

猪胆一枚，去汁少许，入麝香三厘，以阴茎纳其中，外线兜住，于内良久，即愈。

治血淋胀痛

藕节汁，调髮灰，每服二钱。或用大蒜、淡豆豉和，纸包煨熟，露一夜，新水下。

治热淋不通者。

田螺十五枚，水养。待螺吐出泥，澄去清水，以泥入腻粉半钱调涂脐上，尿立通。将螺放之，如杀害之，则不效。

秘结章

大意

肾主五液，故肾实则津液足而大便润，肾虚则津液竭而大便秘。《正传》虽有热燥、风燥、火燥、气血虚燥、阴结、阳结之不同，要皆血虚所致。大约燥属肾，结属脾，须当分辨。汇补

内因

或房劳过度，饮食失节，或恣饮酒浆，多食辛辣，饮食之火，起于脾胃，淫欲之火，起于命门，以致火盛水亏，传送失常，渐成燥结之症。《正传》

外候

胃实而秘者，善饮食，小便赤；胃虚而秘者，不能食，小便清。热秘者，面赤身热，六脉数实，或口疮喜冷；冷秘者，面白或黑，六脉沉迟，或溺清喜热。气秘者，气不升降，谷气不行，则多噫；风秘者，风抟肺脏，传于大肠，则筋枯。汇补

病久变膈

有津液干枯，三脘俱燥，初则幽门不通，渐至上冲吸门，拒格饮食，变为噎膈。此即三阳结，谓之膈也。

汇补

脉法

脉多沉伏，阳结沉数，阴结沉迟，风燥脉浮，血燥脉洪。老人虚人，脉雀啄者，不治。《脉诀》

治法

如少阴不得大便，以辛润之；太阴不得大便，以苦泄之。阳结者，清之；阴结者，温之；气滞者，疏导之；津少者，滋润之。大抵以养血清热为先，急攻通下为次。汇补

峻剂宜戒

如老人津液干枯，妇人产后亡血，后发汗利便，病后气血未复，皆令秘结。治宜滋养气血，不可概用牵牛、巴豆之类，损其津液，燥结愈甚，复下复结，遂成不救。《秘藏》或变肺痿，咳唾脓血，或饮食不进而死。汇补

发汗宜戒

血虚脉大，发热便燥者，慎不可发汗，汗之则重亡津液。《正传》所谓燥者濡之、养血之义也。汇补

用药

主以四物汤，加杏仁、枳壳。热加条芩、黄连；风加防风、麻仁；寒加木香、肉蔻；血少加桃仁、红花；气滞加槟榔、厚朴。老人虚人，病后汗多，不可用通法者，皆宜胆导、蜜导法；壮实人可下者，承气汤。冷闭，用酱、生姜导之；久虚者，煮猪血脏汤加酥食之。血仍润血，脏仍润脏，此良法也。汇补

附：脾约症

有平素津液燥结之人，因患伤寒热病，邪热未至于胃，津液先已消烁，故胃强脾弱，水饮不能四布，但输膀胱，致小便数而大便难者，用脾约丸以开结。若邪传至阳明腑症而秘结，自有承气汤法，不在此例。汇补

附：阴结

阴结者，阴寒固结，肠胃血气凝滞而秘结也。外症不渴不食，肢冷身凉，大便硬闭，脉沉而迟，宜四物合附子汤。如久不大便而脉反微涩者，黄芪建中汤。

选方

导滞通幽汤 统治便燥之病属少阴者。

当归 生地 熟地 桃仁 升麻 大黄 红花

大承气汤 统治便结之病属太阴者。

大黄 芒硝 枳实 厚朴

脾约丸《和剂》 治气滞血热便结。

厚朴 芍药 枳实各二两 大黄四两 麻仁二两，另研 杏仁一两半

炼蜜丸，温水下。通利即止。

润肠丸东垣 治风秘症。

羌活 归梢 大黄各五钱 麻仁 桃仁各一两

仁另研，蜜丸，白汤下。

麻仁丸 治气滞血凝之症。

麻仁 桃仁 杏仁 郁李仁 大黄 枳实 厚朴 当归 芍药

去枳朴，加生熟地、升麻，名润燥汤。

五仁丸《得效》

桃仁 杏仁各一两 柏子仁五钱 松子仁一钱半 郁

李仁五钱　陈皮四两

蜜丸，米饮下。

苁蓉丸《济生》　治津少血虚之症。

肉苁蓉二两　沉香一两，另研

为末，麻仁汁打糊丸，米饮下。

益血丹海藏　治亡血便燥。

当归　熟地等分

蜜丸，弹子大，细嚼，酒下。

黄芪汤　治老人便涩。

黄芪　陈皮各五钱

为末，每三钱，用麻仁一合，研烂，投水一杯，取浆去渣，煎候乳起，入白蜜一大匙，再煎令沸，调药，空心服。秘甚者两服愈。

通导法

用猪胆去汁少许，入醋在内，将芦管相接缚定，纳谷道中，以手捻之，胆汁入内即通。

或用白蜜炼成，入盐、皂荚、麝香少许，捻如指大，入谷道，待欲便时乃去。

火熨法

用大黄一两，巴豆五钱，为末，葱白十枚，酒曲和成饼，加麝香三分，贴脐上，布护火熨，腹中响甚，去之。

捷径方

用白蜜化汤，入玄明粉三钱，空心服。如血热便燥者，加当归五钱，煎服。

又法：取麻仁、苏子合研细，入水再研，取汁煮粥啜之。

脱 肛 章

大意

肺与大肠，相为表里。故肺热则肛藏，肺虚则肛脱。《心法》

内因

肠风痔漏，久服寒凉，坐努下脱，久痢久泄，里急后重，窘迫下脱。男子房欲过度，产妇用力太早，小儿叫号伤气，俱有此症。《医鉴》

外候

因气血空虚，不能内守，肛门无力收摄，以致或大或小，块物外坠，有似去白之卵黄，故曰脱肛。《绳墨》

治法

病之虚实，入者为实，出者为虚。《难经》肛门脱出，非虚而何？治须温肺脏，补肠胃，耐心久服，渐见收缩也。汇补

死症

如元气大脱，饮食不进，气逆肿喘者，不治。《类案》

用药

主以补中益气汤。挟热，加黄芩、槐花；挟寒，加木香、炮姜。止涩，加赤石脂、禹余粮；兜住，加诃子、椿皮。外用香荆散浴之即收；或五倍为末，托而上之；或用葱头汤熏洗。又有肛门燥涩，大便努责而下脱者，此属内热，用收肛散治之。汇补

选方

补中益气汤　统治脱肛。

人参　白术　当归　黄芪　升麻　柴胡　广皮　炙草　姜　枣

捷径方

蓖麻子捣烂，酒调敷病人头顶正心，少顷即收，收即洗去。

又方：用熊胆三分，儿茶三分，冰片一分，共为末，入人乳调涂肛上，热汁下而自愈。

方剂索引

二画

三画

四画

五画

六画

七画

八画

九画

十画

十一画

十二画

十三画

十四画

十五画

十六画以上